COMMENT J'AI VAINCU
LA DOULEUR
ET L'INFLAMMATION CHRONIQUE PAR
L'ALIMENTATION

JACQUELINE LAGACÉ, PH. D.

COMMENT J'AI VAINCU
LA DOULEUR
ET L'INFLAMMATION CHRONIQUE PAR
L'ALIMENTATION

FIDES

CRÉDITS PHOTOGRAPHIQUES

Première de couverture

Assiette: © Cardoni Gianluca/iStockphoto; tomate: © Antagain/iStockphoto; poivron: © Specnaz/ Shutterstock images; pois: © Yellowj/Shutterstock images; pomme: © AnnalA/Shutterstock images; artichaut: © Andrjuss/Shutterstock images; orange: © Nikola Bilic/Shutterstock images; silhouette: © Rocket400 Studio/Shutterstock images.

Quatrième de couverture

De haut en bas: © Gregory Gerber/Shutterstock images; © Stefano Tiraboschi/Shutterstock images; © Jiang Hongyan/Shutterstock images; © Marco Mayer/Shutterstock images; © Madlen/ Shutterstock images.

Illustrations: © Éditions Saint-Martin

Catalogage avant publication de Bibliothèque et Archives nationales du Québec et Bibliothèque et Archives Canada

Lagacé, Jacqueline

Comment j'ai vaincu la douleur et l'inflammation chronique par l'alimentation

Comprend des réf. bibliogr.

ISBN 978-2-7621-3103-1 [édition imprimée]
ISBN 978-2-7621-3309-7 [édition numérique]

1. Maladies chroniques – Aspect nutritionnel. 2. Douleur – Traitement.
3. Régimes alimentaires. 4. Arthrite – Aspect nutritionnel. I. Titre.
RC108.L33 2011   616'.044   C2011-940403-6

Dépôt légal: 2e trimestre 2011
Bibliothèque et Archives nationales du Québec
© Éditions Saint-Martin, 2011

La maison d'édition reconnaît l'aide financière du Gouvernement du Canada par l'entremise du Fonds du livre du Canada pour ses activités d'édition. La maison d'édition remercie de leur soutien financier le Conseil des Arts du Canada et la Société de développement des entreprises culturelles du Québec (SODEC). La maison d'édition bénéficie du Programme de crédit d'impôt pour l'édition de livres du Gouvernement du Québec, géré par la SODEC.

IMPRIMÉ AU CANADA EN JUIN 2011

Remerciements

Je veux remercier les membres de ma famille et mes amis qui ont grandement contribué à cet ouvrage par la lecture méticuleuse du manuscrit et par leurs commentaires. Ils sont nommés ici, par ordre alphabétique : Hélène Cadieux, Claire Charbonneau, Diane Duchesne, Claire Fortin, Yves Lagacé, Michel Poirier, Jocelyn Richer, Magali Simard et Paul-André Simard. Un merci spécial à mon fils Paul-André Simard qui a été mon critique le plus sévère ; il m'a sans cesse poussée à simplifier et clarifier davantage mes écrits pour tenter de les rendre compréhensibles pour tous. Je le remercie également pour son aide précieuse dans la réalisation des figures.

Je suis extrêmement reconnaissante à Dre Christine Angelard qui m'a fortement encouragée à publier dans les meilleurs délais et qui a accepté avec beaucoup de générosité d'écrire la préface du présent ouvrage.

Je tiens à remercier tous les collaborateurs des Éditions Saint-Martin/Fides pour leur professionnalisme et leur enthousiasme, plus particulièrement Michel Maillé, directeur de l'édition, Carole Ouimet, directrice de la production, Marie-Claude Bressan, responsable des communications, Jenny de Jonquières et Bruno Lamoureux. Merci également à Yvan Dupuis pour son talent de réviseur et à Gianni Caccia pour sa magnifique page couverture.

À Hubert pour son amour et son soutien sans faille.
Ainsi qu'à ma fille Magali et à mon fils Paul-André Simard
pour leur courage et leur créativité.

Préface

Lorsque j'ai rencontré Madame Lagacé pour la première fois, elle finissait d'écrire cet ouvrage et se demandait – comme le fait souvent un auteur arrivé au terme de son livre – si ses travaux et les recherches consignées dans ce volume seraient publiés sans trop de difficultés. En tant que naturopathe, bien consciente du rôle de l'alimentation dans de nombreuses pathologies, je l'ai fortement encouragée à terminer et à publier rapidement son livre. C'est donc avec une profonde conviction et un plaisir certain que j'ai accepté d'écrire cette préface.

Dans son livre, Madame Lagacé nous parle d'un des facteurs clés de notre santé: l'alimentation, qui, dans nos sociétés modernes, est devenue totalement inadaptée à notre physiologie... Elle nous parle du rôle primordial de l'intestin dans les capacités de défense de l'organisme et comment ce que nous mangeons trop vite, en trop grande quantité et de manière inappropriée, est responsable de pathologies chroniques graves telles que la polyarthrite rhumatoïde, la sclérose en plaques, la fibromyalgie, le diabète de type 2 et d'autres encore...

Le génie de Madame Lagacé a été de tenter de rendre accessibles à tous les nombreux travaux scientifiques dans ce domaine. S'appuyant au départ sur les travaux du Dr Seignalet, Madame Lagacé a poursuivi ses recherches en explorant ce qui s'est fait ou écrit ces dernières années concernant l'influence de certains aliments sur l'hyperméabilité intestinale, susceptible de provoquer l'exacerbation du système de défense immunitaire et le développement de maladies inflammatoires chroniques.

Nous le savons de façon certaine: ce que nous mangeons peut fragiliser notre santé et, selon les prédispositions génétiques, aggraver, voire déclencher, une pathologie inscrite dans le patrimoine génétique de l'individu, mais non «active» tant que n'interviennent pas des facteurs déclenchants ou activateurs. Nous parlons ici de pathologies où un facteur génétique est en place, telles que la sclérose en plaques, la polyarthrite rhumatoïde et le diabète, mais où le cofacteur d'une alimentation désordonnée «met le feu aux poudre» en quelque sorte, et fait apparaître dans un premier temps la maladie, puis l'aggrave. Reprenant les termes de Dr Seignalet, elle nous parle aussi de pathologies «d'encrassage» telles que celles du côlon irritable (que j'ai rebaptisé pour mes patients «côlon irrité»), du psoriasis, de l'acné, de l'arthrose, etc.

Nous avons là entre les mains un ouvrage complet, clair, basé sur de solides références scientifiques qui nous délivre ENFIN de fausses croyances et nous donne des outils pour reprendre en main notre santé. Partant de sa propre expérience clinique, puis de recherches toutes répertoriées, documentées et comparatives, Madame Lagacé nous livre ici un superbe travail proposant des outils pratiques qui permettent d'entrevoir la lumière au bout du tunnel de la douleur et de la chronicité.

Ce livre est essentiel à tous, puisqu'il nous donne de façon claire et brillante le moyen de corriger notre alimentation et d'apporter des solutions là où la médecine classique est dans l'impasse. Après avoir lu ce livre, vous saurez que votre santé dépend en bonne partie de vous, et de vous uniquement. Vous pourrez continuer à vous intoxiquer tranquillement et sûrement en consommant toutes sortes d'anti-inflammatoires, d'anti-douleur, etc. Ou, au contraire, décider de prendre en main votre santé en corrigeant votre alimentation et, ce faisant, redevenir le sujet de votre pathologie… et non l'objet de la surconsommation médicale occidentale.

Comment j'ai vaincu la douleur et l'inflammation chronique par l'alimentation propose finalement un retour aux sources. Hippocrate, médecin grec de l'Antiquité, n'affirmait-il pas déjà que le seul médicament se trouvait dans notre nourriture?

Merci à Jaqueline Lagacé de nous libérer de fausses croyances, de mettre en lumière un véritable chemin de guérison et de nous fournir un passeport simple et efficace vers un mieux-être assuré. À nous de l'utiliser et de faire ce premier pas!

Bonne lecture!

Christine Angelard
Thérapeute en santé globale (Montréal)

Docteure en médecine (France) homéopathie, naturopathie
Médecine traditionnelle chinoise
www.christineangelard.com
Auteure de *La médecine soigne, l'amour guérit* (Fides, 2010)
et de *Voyage en pays d'intériorité* (Fides, 2011)

Introduction

Pourquoi avoir écrit ce livre ?

J'ai écrit ce livre avant tout pour informer ceux qui souffrent de douleurs chroniques que des changements dans leur alimentation pourraient leur permettre de mettre fin à leurs douleurs et leur redonner une qualité de vie qu'ils ne croyaient plus possible. Les changements alimentaires préconisés dans ce livre sont le fruit d'observations, de réflexions et d'expérimentations de chercheurs et de médecins qui n'ont pas craint de remettre en question certaines traditions alimentaires considérées comme bonnes pour la santé, mais qui se révèlent néfastes à moyen et à long terme pour une proportion significative de la population.

Au départ, c'est grâce aux travaux du Dr Jean Seignalet, un médecin-chercheur d'origine française spécialisé en immunologie, rhumatologie et finalement en nutrithérapie, que je me suis intéressée à cette dernière science, qui est en relation avec les maladies inflammatoires chroniques et la douleur qui leur est associée. Le Dr Seignalet, après avoir travaillé comme chercheur et praticien pendant une vingtaine d'années, a réorienté ses recherches et sa pratique médicale vers la nutrithérapie, en raison de l'incapacité de la médecine traditionnelle à aider de façon efficace et durable les patients atteints de maladies inflammatoires chroniques. C'est ainsi qu'il a consacré les dix-huit dernières années de sa carrière de médecin-chercheur à élaborer une méthode nutritionnelle capable d'aider réellement à combattre la douleur chronique et à contrôler l'évolution de plusieurs maladies inflammatoires. Il a appliqué les résultats de ses travaux de recherche en nutrithérapie dans le traitement de plus de 2500 patients affectés de douleurs chroniques liées à diverses maladies inflammatoires. Des 115 maladies inflammatoires chroniques qu'il a traitées, 91 ont répondu positivement à son régime nutritionnel chez environ 80% des patients lorsque le régime alimentaire était suivi correctement. Il a ainsi observé chez la grande majorité des patients traités une rémission de la maladie ainsi qu'une disparition généralement totale de la douleur. De plus, les malades traités avec succès ont pu à moyen et à long terme retrouver graduellement des fonctionnalités perdues lorsque les tissus affectés par la maladie n'avaient pas été détruits de façon irréversible par les processus inflammatoires. De tels résultats sont ignorés ou niés par la très grande majorité des professionnels de la santé, qui affirment qu'un changement d'alimentation est incapable de contrôler les maladies inflammatoires et les douleurs chroniques qui leur sont associées.

Pour ma part, malgré mon scepticisme certain et le négativisme de quelques médecins traitants, je suis parvenue, en appliquant les principes alimentaires de base de la méthode du Dr Jean Seignalet, à mettre fin à des douleurs chroniques sévères et incontrôlables dues à l'arthrite/arthrose des mains. J'ai appliqué le régime Seignalet parce que:

1) la médecine traditionnelle a complètement échoué pour moi;

2) j'étais exaspérée par une douleur chronique insupportable qui ne me laissait pratiquement plus de répit;

3) les arguments scientifiques du Dr Seignalet me semblaient plausibles eu égard à ma formation et à mon expérience de recherche en microbiologie et immunologie;

4) les succès surprenants recensés sur une période de 18 ans par le Dr Seignalet auprès d'environ 2500 patients affectés par des maladies inflammatoires chroniques paraissaient bien réels;

5) je consommais quotidiennement en abondance les deux variétés d'aliments désignés comme cofacteurs susceptibles de déclencher des maladies inflammatoires chroniques lorsqu'il y a prédisposition génétique;

6) il semblait possible de vérifier assez rapidement l'effet du régime, car l'auteur affirmait que des améliorations sensibles commençaient à se manifester généralement après environ trois mois de suivi du régime;

7) vu l'intensité de mes douleurs aux mains, je n'avais rien à perdre à essayer un régime alimentaire qui, contrairement à la prise de médicaments, ne présentait pas de risque d'effets secondaires néfastes;

8) enfin, la curiosité de la chercheuse que je suis a certainement joué un rôle déterminant dans ma décision de tester ce régime.

Il est important de mentionner que mes attentes face à ce régime étaient très modestes. Dans le meilleur des cas, j'espérais tout au plus une diminution quelque peu sensible de mes douleurs aux mains. Jamais je n'ai pensé que je pourrais recouvrer l'usage normal de mes mains, et je n'attendais absolument rien en ce qui concernait d'autres problèmes de santé dont je parlerai plus loin. La surprise fut donc totale lorsque j'ai constaté, après seulement 10 jours de régime, que mes douleurs aux mains s'étaient complètement éteintes. Plus surprenant encore, à partir du troisième mois de suivi du régime, j'ai commencé à redevenir graduellement capable de plier une à une les différentes articulations bloquées de mes doigts. Ces progrès, qui ont été accomplis sur une période d'environ seize mois suivant le début du régime alimentaire, étaient accompagnés de la disparition graduelle de la sensibilité des articulations des doigts à la pression. Je dois préciser que ces résultats ont été obtenus sans que j'aie pratiqué quelque exercice que ce soit visant à assouplir les articulations de mes doigts. La prise de conscience des progrès réalisés se faisait généralement lors du dérouillage matinal: je réalisais alors que telle articulation était de nouveau mobile. Un autre élément de surprise, après plus d'un an de régime Seignalet, a été de constater des améliorations sensibles dans les articulations de mes genoux et de ma colonne vertébrale, qui avaient été affectés par de l'arthrose symptomatique respectivement depuis plus de trois et vingt ans.

En raison des résultats exceptionnels que j'ai obtenus personnellement en suivant le régime nutritionnel du Dr Seignalet, il m'arrivait fréquemment de parler de ce sujet lorsque l'occasion se présentait. Je me suis alors aperçue que les travaux du Dr Seignalet étaient totalement inconnus au Québec. Jusqu'en 2010, je n'ai rencontré personne, même dans le domaine de la santé, qui connaissait les travaux du Dr Seignalet. Pourtant, ces travaux portent en grande partie sur l'arthrite, une maladie qui touche la majorité des individus à un moment ou l'autre de leur vie. En fait l'arthrite englobe une centaine d'affections différentes, dont les plus connues sont la polyarthrite rhumatoïde, l'arthrose, la fibromyalgie, la goutte, le lupus érythémateux, la sclérodermie, la spondylarthrite ankylosante, le syndrome du canal carpien, pour ne nommer que les plus connues (www.arthritis.ca)[1]. De façon générale, la pathologie de toutes ces maladies fait intervenir un phénomène inflammatoire chronique. Même l'arthrose, souvent décrite comme une arthrite non inflammatoire, présente, selon des études récentes, un processus inflammatoire chronique non négligeable[2]. La cause de l'arthrite est inconnue et les traitements traditionnels appliqués actuellement sont incapables de guérir ce type de maladie. En fait, les médicaments actuels tentent avant tout de diminuer la douleur et de ralentir la progression de la maladie, avec des succès généralement très modestes.

Pour toutes ces raisons, il me semblait très important de faire connaître les travaux du Dr Seignalet au Québec. Dans ce but, j'ai décidé de décrire mon expérience personnelle de l'arthrite dans un ouvrage et de vulgariser les enseignements du Dr Seignalet contenus dans *L'Alimentation ou la troisième médecine*, son dernier livre, paru en 2004[3]. Ce livre de 600 pages n'est pas facilement accessible au grand public en raison du langage utilisé, peu aisément compréhensible si on n'a pas reçu de formation médicale. Il est important d'insister sur les notions de base du régime Seignalet, car une bonne compréhension des théories scientifiques sur lesquelles repose ce régime constitue un élément motivateur très important dans le suivi à long terme d'un régime qui impose des modifications sensibles aux habitudes alimentaires de la plupart des individus.

J'ai donc écrit ce livre pour rendre accessibles au grand public les enseignements du Dr Seignalet. J'ai fait une revue exhaustive de la littérature scientifique récente de façon à être au fait des nouveaux travaux concernant l'alimentation et des nouvelles théories ayant rapport avec les maladies inflammatoires chroniques. Mon but était de vérifier si d'autres travaux de recherche pouvaient expliquer, compléter, confirmer ou infirmer les principaux éléments des théories de Seignalet. Me fondant sur ma revue de la littérature scientifique, j'ai tenté d'apporter des informations complémentaires sur des sujets qui prêtent souvent·à controverse comme la consommation de soya, les eaux minérales, les probiotiques, la présence de micronutriments dans les aliments issus de l'agriculture industrielle, la prise de suppléments de vitamines et de minéraux, la prise de sulfate de chondroïtine et de glucosamine, etc. Ces recherches effectuées dans des banques de données médicales (PubMed, Medline, Google Scholar) m'ont permis de mettre en évidence la complémentarité de même que les analogies et les oppositions qui existent entre les théories du Dr Seignalet et celles se rapportant à des spécialités liées à la nutrition en relation avec les maladies inflammatoires chroniques et dégénératives. Enfin, mes vingt-cinq années d'expérience dans le domaine de la recherche biomédicale, dont dix-sept années en tant que professeure-chercheuse et directrice d'un laboratoire universitaire de recherche en microbiologie et immunologie, ont pesé fortement dans ma décision d'écrire le présent ouvrage.

En conclusion, j'espère que les informations contenues dans ce livre pourront aider de nombreuses personnes affectées par une ou plusieurs maladies inflammatoires chroniques à améliorer sensiblement leur qualité de vie. Je souhaite aussi voir les professionnels de la santé spécialisés dans le traitement des maladies inflammatoires chroniques et de la douleur prendre conscience du fait qu'une *alimentation ciblée* contribue à combattre les maladies inflammatoires chroniques.

Chapitre 1

1. Mon expérience de la douleur chronique

Dans l'introduction au présent ouvrage, j'ai beaucoup insisté sur mon arthrite/arthrose des mains, car c'est cette pathologie qui m'a causé le plus de douleurs et qui a affecté le plus ma qualité de vie à partir de 2004. Cette pathologie m'a poussée à chercher du côté de la nutrithérapie des moyens de soulager mes douleurs chroniques, car la médecine traditionnelle et les médecines douces comme l'acupuncture, l'ostéopathie, la physiothérapie et la kinésithérapie avaient échoué à soulager de façon notable mes douleurs chroniques aux mains. La perte de l'usage normal de mes mains m'affligeait énormément, mais c'était la douleur chronique aiguë devenue pratiquement constante qui était le plus intolérable. Ma maladie, qui présentait à la fois des caractéristiques de la polyarthrite rhumatoïde et de l'arthrose, m'avait également rendue insomniaque, ce qui avait affecté encore davantage ma qualité de vie entre 2004 et 2007. Pour donner une idée globale des effets que le régime alimentaire du Dr Seignalet a eu sur l'ensemble de ma qualité de vie à partir de juin 2007, il me paraît nécessaire de décrire l'ensemble des manifestations de l'arthrite/arthrose.

2. Douleurs à la colonne vertébrale

Comme quantité d'autres personnes, j'ai souffert périodiquement de maux de dos au niveau de la cinquième vertèbre lombaire. Tout a commencé à l'âge de trente ans à la suite d'une collision entre autos tamponneuses dans un parc d'attractions. Au moment du choc, j'ai ressenti une douleur dans le bas du dos qui s'est localisée durant les deux ou trois semaines suivantes autour du nerf sciatique, situé dans le muscle fessier et la cuisse gauche. Par la suite, le problème s'est graduellement résorbé même s'il m'arrivait parfois d'éprouver de la douleur dans la région lombaire. La douleur était supportable et passagère, et la prise d'aspirine la faisait disparaître. Vers l'âge de quarante-cinq ans, les épisodes douloureux sont devenus plus fréquents et plus aigus. À certains moments, le simple fait de me redresser pour marcher me causait une douleur extrême. J'ai consulté des médecins qui ont posé un diagnostic d'arthrose. On m'a conseillé de prendre de l'aspirine ou du Tylenol pour diminuer l'inflammation et la douleur, et d'essayer la physiothérapie. Je me suis fait traiter en physiothérapie, mais sans grands résultats. Par la suite, une connaissance m'a conseillé une physiothérapeute spécialisée en ostéopathie qui l'avait traitée avec grand succès malgré des problèmes lombaires sérieux et extrêmement douloureux. Pendant plusieurs années, j'ai consulté cette physiothérapeute lors des crises les plus aiguës et je dois dire que ces traitements m'aidaient réellement. De plus, je faisais chaque matin au lever les exercices prescrits par cette dernière. Ces exercices qui à la fois assouplissaient et renforcissaient les muscles de ma colonne vertébrale m'aidaient à prévenir les rechutes. Mon dos me laissait tranquille la plupart du temps lorsque j'exécutais mes exercices matinaux et que j'évitais d'exiger de trop grands efforts de ma colonne lombaire. En définitive, mon problème de dos était sous contrôle et les crises aiguës ne survenaient plus que deux ou trois fois par année.

Au début de la cinquantaine, j'ai également commencé à ressentir de vives douleurs cervicales qui irradiaient souvent dans l'épaule gauche. Des radiographies ont indiqué la présence d'arthrose. Des traitements d'ostéopathie, d'acupuncture et de kinésithérapie me procuraient généralement des périodes d'accalmie de quelques mois. Depuis la fin de 2008, un an et demi après le début du régime hypotoxique, je ne souffre plus de douleurs cervicales.

Lorsque, le 10 juin 2007, j'ai commencé à suivre le régime alimentaire du Dr Seignalet pour soigner mon arthrite/arthrose des mains, je n'avais aucune attente en ce qui concernait mes autres affections. Environ un an après le début du régime hypotoxique, soit au printemps 2008, je me suis aperçue que je ne ressentais plus la moindre douleur lombaire au lever, ce qui était vraiment inhabituel. Cédant à la paresse et ayant perdu de ma motivation, j'ai cessé peu à peu d'accomplir quotidiennement mes exercices pour le dos. J'ai même commencé à commettre des imprudences comme de manier la pelle dans le jardin et de pelleter de la neige. En janvier 2009, à la suite d'une chute, j'ai dû admettre que l'état de ma colonne lombaire, même si celle-ci était devenue plus résistante, nécessitait que je me remette à faire mes exercices quotidiens pour le dos. Il me paraît maintenant évident que, bien qu'il ait arrêté la progression de l'arthrose au niveau lombaire et ait renforcé ma colonne, le régime Seignalet n'a pas tout réparé au niveau des articulations vertébrales. Par contre, je peux affirmer que le progrès est d'au moins 90%. Je n'ai plus de douleurs au bas du dos, sauf très rarement en cas d'excès, et lorsque je quitte mon siège après un long repas ou après un film, je n'ai plus aucune difficulté à me redresser comme c'était le cas auparavant.

3. Arthrose des genoux

Durant l'automne 2004, j'ai commencé à ressentir de la raideur et des douleurs dans les deux genoux, et spécialement dans le genou gauche. Au début de 2006, je me suis procuré un tapis roulant pour faire systématiquement chaque matin, pendant 15 minutes, de la marche plus ou moins rapide selon mes capacités du moment. Au début, durant ces exercices, je ressentais dans le genou gauche une sensation de grattement accompagnée d'une douleur plus ou moins sensible selon les jours. Cette année-là, durant l'hiver 2006-2007, pour pratiquer le ski alpin, j'ai dû mettre des genouillères élastiques, car mes genoux avaient perdu de leur résistance et ils devenaient douloureux durant et après cet exercice. Au mois de mai 2007, à la suite d'un voyage de plusieurs heures en avion, j'ai ressenti, une fois descendue de l'appareil, comme une masse ronde dans la partie interne arrière du genou gauche. Cette boule m'empêchait d'étendre complètement la jambe et rendait la marche difficile et douloureuse même si la douleur ne m'importunait pas trop la plupart du temps. Le médecin généraliste, consulté au retour du voyage, m'envoya subir un examen Doppler veineux (ultrasons) des membres inférieurs, et on diagnostiqua la présence d'un kyste de Baker. Il me fut recommandé de consulter un orthopédiste. L'orthopédiste, après avoir examiné mon genou, me dit que le kyste de Baker avait été causé par de l'arthrose. Selon lui, il n'y avait rien à faire sinon poser un genou artificiel dans trois à quatre ans, lorsque mon genou serait devenu totalement invalide.

Lorsque j'ai reçu ce diagnostic en août 2007, j'avais commencé à suivre le régime du Dr Seignalet depuis deux mois, et mes douleurs aux mains étaient déjà choses du passé. Au cours des mois suivants, le kyste de Baker est disparu et les douleurs aux genoux ont diminué progressivement lorsque j'effectuais les exercices sur tapis roulant en respectant mes capacités. À cette époque, il s'agissait d'une marche lente et, à l'automne 2008, je m'aperçus que je n'avais plus de sensation de grattement ni de douleur. J'ai alors opté pour une marche un peu plus rapide. Je pratique depuis l'hiver 2008-2009 le ski alpin sans genouillères élastiques et je peux même dévaler des pentes de ski très abruptes sans avoir la sensation que mes genoux ne pourront plus supporter une autre descente, comme c'était le cas au cours des années antérieures. L'amélioration de l'état des articulations de mes genoux et de mon dos se sont faites tellement graduellement qu'il m'a fallu un certain temps pour vraiment prendre conscience de son ampleur. Il faut dire que, alors qu'une douleur aiguë se laisse rarement oublier, un état de bien-être attire peu notre attention, surtout s'il s'installe très progressivement et si, au départ, les douleurs étaient intermittentes.

4. Arthrite/arthrose des mains

Au début de 2004, j'ai commencé à souffrir de douleurs intermittentes de type élancements dans les articulations métacarpo-phalangiennes, lesquelles relient les os de la main appelés métacarpes et les os des doigts appelés phalanges. Ces douleurs sont rapidement devenues aiguës et, après quelques mois, j'ai consulté un médecin. N'ayant pas observé de rougeur ni d'enflure dans les articulations des mains, ce dernier m'a dit que je n'avais rien. La situation a continué à évoluer au cours de 2004 et 2005, les phases aiguës devenant de plus en plus fréquentes. Au début, la prise de Tylenol avait généralement pour effet de rendre mes douleurs supportables. Rapidement toutefois, la douleur s'est aggravée en même temps que s'installait une insomnie grave. En novembre 2006, au sortir d'une grippe qui s'était éternisée, toutes les articulations métacarpo-phalangiennes des deux mains sont devenues très douloureuses. Il est possible que l'affaiblissement de ma condition générale et immunologique ait alors favorisé la progression de l'arthrite. La douleur s'est alors étendue aux deux autres articulations des annulaires, des auriculaires et aussi à celles des pouces. Le simple fait d'appuyer sur les articulations de mes mains me causait une douleur intolérable. Rapidement, je suis devenue tout à fait incapable de plier les deux articulations de mon pouce gauche, alors que le pouce droit gardait une amplitude d'environ 50 %. Pour leur part, les deux annulaires acceptaient tout juste de plier suivant un angle maximal d'environ 90 degrés, même si j'exerçais une pression sur eux. Mes auriculaires (petits doigts) avaient perdu une grande partie de leur flexibilité et rebondissaient comme des ressorts lorsque j'essayais de les plier. En définitive, je ne pouvais plus fermer les mains, je ne pouvais plus m'en servir normalement et j'avais des douleurs intenses presque continuelles aux articulations métacarpo-phalangiennes. Je n'étais même plus capable d'ouvrir une bouteille d'eau, tant les articulations de mes mains étaient sensibles et dépourvues de force. Je recourais à des subterfuges pour éviter les poignées de main, qui étaient un véritable supplice. Les comprimés de Tylenol ne soulageaient plus la douleur. J'ai essayé en vain toutes les pommades supposément efficaces pour soulager la douleur.

À l'occasion de mon bilan de santé annuel, mon médecin de famille me dirigea vers un rhumatologue. La seule possibilité qui m'était offerte était de consulter un interniste. Ce dernier me prescrivit du Celebrex (100 mg), deux fois par jour, car ni le Tylenol ni l'aspirine ne soulageaient mes douleurs chroniques. Le Celebrex provoqua des maux de tête dont l'intensité amplifiait de jour en jour sans que mes douleurs chroniques ne diminuent de façon sensible. Ce que j'appris par la suite sur les effets secondaires et le mode d'action du Celebrex m'ont alors confortée dans ma décision d'éviter ce médicament[4]. Malgré mes efforts pour approfondir mes connaissances sur l'arthrite/arthrose à l'aide de livres de références, d'articles scientifiques récents, de l'Internet, des informations données par les associations professionnelles, des conseils diététiques, etc., aucune de mes démarches n'a réussi à solutionner mon problème de douleurs chroniques. J'ai également consulté des thérapeutes en médecine douce qui avaient dans le passé soulagé mes douleurs cervicales, lombaires et aux genoux. Malheureusement, les traitements en ostéopathie, en acupuncture ou en kinésithérapie ne sont parvenus à diminuer mes douleurs aux mains que pendant quelques heures.

Chapitre 2

1. Ma découverte des travaux du Dr Jean Seignalet

Si j'ai découvert les travaux du Dr Seignalet, ce n'est pas vraiment par hasard. L'arthrite/arthrose des mains dont je souffrais depuis trois ans me préoccupait beaucoup à cause de l'incapacité de la médecine traditionnelle à me soulager. Comme je n'acceptais ni la douleur ni la perte graduelle de mes capacités physiques, j'étais décidée à examiner toutes les solutions possibles pour remédier à la situation. Connaissant le rôle de l'alimentation dans l'apparition de nombreuses affections, je me suis demandé si ma façon de m'alimenter n'était pas à l'origine de ma maladie. Entre autres, j'ai pensé que certains aliments que je mangeais pouvaient agir comme cofacteurs dans le développement de maladies inflammatoires chroniques. Un cofacteur, en médecine, est un élément qui ne peut pas à lui seul causer une maladie, mais qui peut, s'il est associé à une prédisposition génétique, déclencher une maladie. Par exemple, pour déclencher une polyarthrite rhumatoïde, il faut être prédisposé génétiquement à cette maladie, c'est-à-dire avoir une anomalie génétique particulière qui favorise l'apparition de la maladie. La prédisposition génétique ne peut à elle seule causer une polyarthrite, il faut qu'il y ait un autre facteur, un facteur environnemental par exemple. Au sens large, l'environnement comprend l'alimentation.

En supposant que des aliments puissent être un cofacteur dans l'arthrite, je n'avais alors absolument aucun moyen de découvrir lesquels étaient en cause. Je savais que j'étais intolérante vis-à-vis des œufs et des noix lorsque j'en consommais plus d'une fois par semaine, mais le fait de les avoir éliminés complètement de mon alimentation n'a pas atténué mes douleurs chroniques. Donc, je me conformais généralement aux principes d'une bonne alimentation, mais je croyais qu'il était possible que certains aliments considérés comme sains devenaient dans certains cas néfastes en raison de prédispositions génétiques ou d'une sensibilité personnelle. De plus, il était très difficile de déterminer la durée nécessaire pour pouvoir observer les effets bénéfiques de la privation d'un aliment. Pour trouver de l'information sur les aliments susceptibles d'agir comme cofacteurs dans l'arthrite, j'ai fait de nombreuses recherches avec des moteurs de recherche scientifique et sur Google, mais je n'ai trouvé aucune réponse vraiment pertinente.

Au début de juin 2007, les douleurs insupportables que je subissais m'ayant mise dans un état d'exaspération, j'ai fait une nouvelle tentative de recherche sur Internet, bien décidée à trouver de l'information pertinente concernant les aliments susceptibles de jouer un rôle de cofacteurs dans les maladies inflammatoires chroniques. Après quelques heures de recherche, je suis tombée sur le site Internet du Dr Jean Seignalet[5]. Le fait que ce médecin était à la fois clinicien et chercheur, qu'il était spécialisé en rhumatologie, immunologie et nutrithérapie me paraissait éminemment positif. En second lieu, son régime nutritionnel reposait essentiellement sur l'élimination de deux groupes d'aliments que je consommais en abondance tous les jours. Je me suis aussitôt procuré son livre intitulé *L'Alimentation ou la troisième médecine* afin de tester son régime alimentaire hypotoxique qualifié d'ancestral[6].

2. Les effets thérapeutiques de l'observance du régime hypotoxique sur mon arthrite/arthrose des mains

Le 10 juin 2007, je commençai à suivre le régime nutritionnel hypotoxique qui prescrivait l'élimination de tout produit laitier provenant d'animaux ainsi que leurs dérivés, toutes les céréales (blé, orge, maïs, seigle, etc.), et plus particulièrement les grains entiers et les farines de ces céréales, à l'exception de la farine de sarrasin et de riz. Les graines de sésame étaient également autorisées. J'ai de plus cuit de préférence les légumes à la vapeur douce et mangé le plus possible de légumes crus. Même si j'étais loin d'être persuadée que ce régime alimentaire m'aiderait vraiment, je jugeais préférable d'essayer ce régime pendant trois mois, temps minimal recommandé par l'auteur pour évaluer un début d'efficacité plutôt que de ne rien faire du tout.

Comme je consommais de façon quotidienne du lait, du beurre, des fromages et du yaourt ainsi que du pain de blé entier, la privation brutale de ces aliments a été un réel sacrifice. Mais le désir d'apaiser mes douleurs, d'échapper ne serait-ce qu'un peu à l'enfer de la douleur, était tellement fort que je n'ai pas hésité à me priver totalement de ces aliments très appréciés. À ma très grande surprise et malgré mes incrédulités, dix jours seulement après le début du régime, je n'ai plus ressenti de douleur aux mains. Seule une pression exercée sur les articulations des doigts et plus particulièrement sur les jointures métacarpo-phalangiennes provoquait encore de la douleur. Cette sensibilité a commencé à diminuer après trois mois de régime, principalement aux jointures des doigts les moins affectés par la maladie. Ce n'est qu'au bout de seize mois qu'a disparu complètement la douleur à la pression aux articulations métacarpo-phalangiennes des doigts qui avaient été le plus affectés par l'arthrite/arthrose, soit les pouces, les annulaires et les auriculaires. En même temps que la sensibilité à la pression s'atténuait, j'ai commencé à recouvrer lentement l'usage de mes mains sans avoir pratiqué aucun exercice. Trois mois après le début du régime, je pouvais remuer mes pouces et les plier suffisamment pour toucher l'auriculaire. Six mois après le début du régime, j'étais capable de plier mes pouces au niveau de l'articulation des deux phalanges. Douze mois de régime m'ont permis de plier mes annulaires et mes auriculaires et de fermer les mains, bien que les troisièmes phalanges ne pussent pas encore se replier sur la main. Après seize mois de régime, j'étais capable de replier l'extrémité de mes doigts, c'est-à-dire les troisièmes phalanges des doigts, à l'intérieur de la main.

C'était totalement inattendu de recouvrer ainsi l'usage normal de mes mains. Autant le Dr Seignalet est affirmatif quant à l'efficacité de son régime pour supprimer la douleur chronique et enrayer la progression de la maladie, autant il est prudent en ce qui concerne le recouvrement des fonctionnalités perdues. Il est très clair sur un point: son régime nutritionnel ne guérit par la maladie, il met fin aux symptômes et empêche la maladie de progresser tant que le régime est suivi. Il faut donc suivre celui-ci durant tout le reste de la vie pour conserver les acquis, car il y a non pas guérison, mais rémission. Si on ne peut pas changer son héritage génétique, c'est-à-dire sa prédisposition à contracter telle maladie, on peut au moins, lorsqu'ils sont connus, éliminer les cofacteurs qui contribuent à déclencher la maladie. Le grand mérite du Dr Seignalet a été de mettre en évidence deux familles de cofacteurs responsables du déclenchement de nombreuses maladies groupées entre autres sous le terme d'arthrite. Selon Seignalet, les inflammations chroniques apparaîtraient généralement après de nombreuses années de consommation d'aliments qui sont nocifs pour certains individus génétiquement sensibles. Dus à des prédispositions génétiques particulières, des phénomènes d'encrassage se produiraient dans certains tissus plutôt que dans d'autres. Alors que certains individus vont souffrir d'arthrite rhumatoïde, d'autres vont souffrir des symptômes de la fibromyalgie ou d'une autre forme de maladie inflammatoire. Bien que le régime alimentaire doive être suivi tout le reste de la vie, mon expérience personnelle m'a appris que, une fois que le régime a désencrassé l'organisme, il est possible de faire quelques incartades ponctuelles sans compromettre les effets positifs du régime. Naturellement, c'est une question de sensibilité individuelle et chacun doit être attentif à ses réactions propres. Par contre, d'après ma propre expérience et quelques exemples donnés par Seignalet, il est important que les manquements au régime soient uniquement ponctuels. Par exemple, une patiente du Dr Seignalet atteinte gravement de polyarthrite rhumatoïde et mise en rémission par le régime hypotoxique a vu par la suite son état se détériorer parce qu'elle a introduit dans son alimentation la consommation quotidienne d'un seul petit biscuit de blé entier. Heureusement, l'abandon de cette habitude a permis à la patiente de mettre fin à la réactivation de la maladie.

3. L'effet global du régime hypotoxique sur mon arthrite

Il ne fait aucun doute pour moi que le régime alimentaire hypotoxique du Dr Seignalet a permis d'éliminer complètement en 10 jours mes douleurs d'arthrite/arthrose des mains. De plus, le régime m'a permis de recouvrer complètement l'usage de mes mains au bout de seize mois. En fait, la seule séquelle qui reste est une légère perte de souplesse dans les articulations de l'annulaire et de l'auriculaire de la main droite, ce qui se traduit par une fermeture un peu moins totale de la main avec ces deux doigts. Il m'apparaît également évident que le régime a contribué grandement à redonner leur souplesse et leur résistance aux articulations de mes genoux. En ce qui concerne la colonne cervicale, la situation est plus qu'encourageante puisque, depuis la fin de 2008, je n'ai plus eu aucune douleur à ce niveau. Pour ce qui est de la colonne lombaire, je considère que ma situation s'est améliorée de 90%. La douleur ne se manifeste plus qu'occasionnellement, lorsque je fais des excès. De plus, sauf de très rares exceptions, elle est minime comparativement à celles que je subissais auparavant. J'apprécie particulièrement le fait d'être maintenant capable de me lever de mon siège et de me remettre en mouvement sans aucune difficulté après être restée assise pendant des périodes prolongées.

4. Précisions d'ordre méthodologique concernant le présent ouvrage

Tous les articles scientifiques cités dans le présent ouvrage proviennent exclusivement de banques de données telles que PubMed, MEDLINE et Google Scholar. Aucun des articles scientifiques cités par Seignalet n'est mentionné dans le présent ouvrage, car ils étaient incorporés dans ses textes. Le lecteur pourra lire les résumés des articles cités dans le présent ouvrage sur le site de la Bibliothèque nationale de médecine des États-Unis, Institut national de la santé (NCBI) : www.ncbi.nlm.nih.gov/sites/entrez. On peut écrire dans la fenêtre les noms des auteurs avec ou sans l'année de la publication (p. ex., Visser J, Rozing J), le titre de l'article au complet ou le titre et le numéro du périodique (par exemple, *Eur J Nutr*, 41, 2002, 132-137). Il est également possible de consulter les articles complets dans les bibliothèques universitaires de médecine ou les acheter en ligne.

Le premier objectif du présent ouvrage est de faire connaître les enseignements du Dr Seignalet et de les rendre accessibles à tous. Pour atteindre cet objectif, les principes et les théories du Dr Seignalet ont été allégés et simplifiés. Sur le conseil de mes «premiers critiques», j'ai ajouté des illustrations pour aider à la compréhension des notions complexes.

J'ai fait une revue exhaustive de la littérature scientifique récente afin de vérifier si les théories de Seignalet s'accordent avec les résultats les plus récents de la recherche scientifique dans le domaine de la nutrition et des maladies inflammatoires chroniques. Comme le lecteur pourra le constater, non seulement les nombreux articles scientifiques cités confirment la validité des théories du Dr Seignalet, mais de plus ils apportent des données nouvelles qui viennent les corroborer. La revue de littérature avait également pour but de convaincre les professionnels de la santé de l'utilité d'une diète ciblée pour traiter les personnes atteintes de maladies inflammatoires chroniques. Bon nombre de travaux scientifiques ont établi que certains aliments recommandés par les nutritionnistes sont particulièrement nocifs pour certains groupes d'individus. À la lumière des nouvelles données de la recherche montrant l'importance d'une alimentation ciblée pour le maintien d'une bonne santé, il n'est guère surprenant de constater qu'une modification de l'alimentation peut avoir pour effet d'amener une rémission des maladies inflammatoires chroniques considérées comme intraitables et la disparition des douleurs qui les accompagnent. À cet égard, des travaux comme ceux du Dr Richard Béliveau[7] ont montré qu'une alimentation ciblée peut prévenir et traiter certains cancers. Il importe que le monde médical considère d'autres moyens que les médicaments pour prévenir et soigner les maladies chroniques et pour enrayer les douleurs qui leur sont associées.

Chapitre 3

1. Qui était le Dr Jean Seignalet ?

Jean Seignalet (1936-2003) fut interne des hôpitaux de Montpellier en France, chef de clinique-assistant, maître de conférences et praticien à la Faculté de médecine de Montpellier. Grand spécialiste de l'immunologie, il a dirigé le laboratoire HLA de Montpellier de 1969 à 1999. Il était de plus diplômé en gastroentérologie et hématologie.

De 1959 à 1968, le Dr Seignalet a pratiqué la médecine, parfois comme spécialiste et souvent comme généraliste. De 1968 à 1983, il a surtout fait de la recherche, particulièrement en immunologie et en génétique, en conservant quelques activités cliniques. Il a été un précurseur dans les greffes de reins. À partir de 1983, tout en continuant ses recherches, il a repris l'exercice de la médecine générale. C'est à son avis cette double culture, qui, en lui fournissant une base solide dans plusieurs branches de la médecine ainsi qu'en médecine générale, lui a permis d'acquérir une vision globale de la nutrithérapie en relation avec les maladies inflammatoires chroniques. Avant de s'intéresser à la nutrithérapie, le Dr Seignalet était un scientifique très apprécié de ses collègues. Il a publié plus de 230 articles, dont 78 dans des revues internationales avec comité de lecture. À partir de 1983, parce qu'il était troublé par l'incapacité de la médecine traditionnelle à aider efficacement les malades atteints de maladies inflammatoires chroniques, le Dr Seignalet s'est totalement investi dans l'étude du rôle joué par les aliments dans ce type de maladie. Ainsi, il a fait une revue exhaustive de l'ensemble de la littérature scientifique sur les sujets susceptibles d'avoir un lien avec la physiologie, les maladies chroniques et la nutrition, et il a commencé à jeter les bases d'un régime alimentaire qualifié d'hypotoxique ou d'ancestral. Son principal mérite a été d'avoir combiné différentes théories et connaissances de façon à pouvoir élaborer un régime nutritionnel capable de juguler plusieurs maladies inflammatoires chroniques.

Les principaux scientifiques qui ont influencé Seignalet lors de l'élaboration de son régime ancestral

Seignalet fut surtout influencé par les théories et travaux de médecins visionnaires qui ont fait preuve de beaucoup de créativité et d'empathie envers leurs malades.

1) Il s'agit en premier lieu du Dr Edward Bach (1886-1936), originaire de Grande-Bretagne, qui a mis en évidence le rôle majeur joué par l'intestin dans la conservation de la santé ainsi que la relation entre certaines bactéries de la flore intestinale et les maladies chroniques.

2) Le Dr Paul Carton (1875-1947), d'origine française, a pour sa part bâti une théorie sur les processus d'encrassage et d'élimination comme causes des maladies chroniques.

3) La Dre Catherine Kousmine (1904-1992), d'origine russe, fit ses études de médecine en Suisse. Elle a exposé les dangers des techniques industrielles dans la préparation des aliments et le rôle qu'elles jouent dans le développement de maladies chroniques dégénératives. Elle a aussi mis en évidence l'existence d'une porosité intestinale ainsi que l'importance de l'équilibre acido-basique du pH urinaire.

4) Le Dr Jacques Fradin (Institut de médecine environnementale, Paris) a vu dans les carences en acides gras oméga-3, la cuisson à

forte température, les produits laitiers, les céréales cuites et les toxines lipophiles des facteurs susceptibles d'expliquer la forte augmentation des pathologies dites dégénératives.

5) Le Dr Seignalet s'est également inspiré des travaux du physicien suisse Guy-Claude Burger, qui a construit, entre autres, une théorie sur l'inadaptation des enzymes humaines à certains aliments actuels et qui a défendu le principe de manger cru.

Premiers essais de sa théorie sur des volontaires

Ayant ébauché son régime nutritionnel hypotoxique, le Dr Seignalet a commencé à le tester à partir de 1985. Il prenait en charge des patients volontaires aux prises avec des maladies inflammatoires chroniques graves que la médecine traditionnelle était incapable de traiter. Rapidement, les résultats qu'il a obtenus avec son régime nutritionnel ont dépassé ses attentes, tant au point de vue du nombre de rémissions que du nombre de maladies concernées. Des patients de tous les coins de la France sont venus le consulter. Le Dr Seignalet a consigné scrupuleusement ses résultats et a tenté de les publier dans les revues qui accueillaient ses travaux. Il s'est alors heurté à des refus systématiques. Ses travaux n'étaient plus jugés dignes d'être publiés dans des revues scientifiques, sous prétexte qu'ils n'avaient pas été conduits suivant la méthode en « double aveugle », qui est la plus souvent utilisée pour évaluer un médicament.

La méthode en double aveugle exige, afin de s'assurer qu'il n'y a aucune distorsion possible dans l'interprétation des résultats, que personne, ni le patient ni le professionnel de la santé qui administre le médicament, ne sache qui reçoit la molécule active ou le placebo, c'est-à-dire la molécule inactive. Les études en double aveugle permettent d'évaluer avec une grande efficacité des médicaments ou des molécules qui peuvent être introduites dans un comprimé, comme les vitamines. L'étude en double aveugle convient mal à l'analyse d'un régime alimentaire complet. Comment contrôler exactement ce que le patient mange et comment est-il possible que ni le patient ni le professionnel de la santé ne connaissent le régime alimentaire suivi par le patient? D'autre part, le Dr Seignalet, pour des raisons d'ordre éthique, s'opposait à ce que les patients qui prenaient part à ses recherches soient exclus des avantages de son régime en étant confinés à des groupes témoins.

Effets placebos

Certains peuvent penser que les résultats obtenus par le Dr Seignalet pourraient être dus à l'effet placebo. Si on examine les nombreux travaux de recherche sur le sujet, on s'aperçoit rapidement que l'effet placebo est très variable et généralement limité aux évaluations subjectives de la douleur[8]. De plus, des méta-analyses* portant sur l'effet placebo ont apporté un nouvel éclairage sur la valeur réelle du placebo. Ainsi, une revue systématique de 32 essais cliniques au cours desquels les patients recevaient au hasard un placebo ou aucun traitement dans une étude comportant 3795 patients n'a démontré aucun effet clinique significatif du placebo. Dans la seconde partie de cette publication, 82 essais cliniques comportant le suivi continu de 4730 patients ont fait également l'objet d'une méta-analyse. Les placebos ont eu un effet bénéfique, mais cet effet diminuait lorsque l'échantillon de patients était plus important[9]. La différence entre placebo et absence de traitement était significative lorsque le point à traiter était de nature subjective (par exemple, le degré personnel de la douleur qui est difficilement quantifiable), mais elle ne l'était pas lorsque le point à traiter était de nature objective (par exemple, l'analyse quantitative d'une substance présente dans le sang). Dans les 27 études qui impliquaient le traitement de la douleur, le placebo a eu un effet bénéfique minime, il a correspondu à une diminution de l'intensité de la douleur de 6,5 mm sur une échelle d'évaluation

---

* Méta-analyse : procédé d'analyse statistique combinant les résultats d'une série d'études indépendantes sur un même sujet pour tirer une conclusion globale que les études isolées ne peuvent fournir.

de 100 mm. Les auteurs concluaient qu'il y avait peu d'évidence que les placebos en général aient un effet clinique important[10]. Dans une méta-analyse ultérieure basée sur 42 nouvelles études portant sur l'effet placebo, Hrobjartsson et Gotzsche[11] concluent à nouveau qu'ils n'ont trouvé aucune évidence d'un effet clinique important et généralisé dû aux placebos; ils concèdent toutefois qu'il peut y avoir chez certains patients un léger effet, spécialement en ce qui concerne la douleur. D'autres études expérimentales récentes bien contrôlées qui visaient à déterminer la durée de l'effet placebo concernant l'atténuation de la douleur suggèrent fortement que l'effet placebo est de courte durée[12]. Toutes les études démontrent qu'aucun placebo ne peut donner des taux de succès d'environ 80 %, comme ceux obtenus par le Dr Seignalet dans le traitement de 91 maladies inflammatoires chroniques, pour lesquelles, d'ailleurs, des rémissions ont été obtenues depuis plusieurs années dans la majorité des cas.

Études épidémiologiques

La méthode scientifique la plus utilisée pour évaluer les effets d'un régime nutritionnel consiste à comparer par le moyen d'études épidémiologiques deux groupes d'individus ayant des habitudes alimentaires différentes et à analyser les résultats de façon à déterminer si de grandes tendances se dégagent. C'est ainsi qu'il a été démontré que le régime crétois ou méditerranéen à base d'huile d'olive vierge réduisait de façon significative le risque de maladies cardiovasculaires[13]. En raison des multiples facteurs qu'elles impliquent, les études épidémiologiques doivent, pour être fiables statistiquement, être menées pendant plusieurs années sur un nombre très élevé de personnes. Elles impliquent donc des sommes d'argent considérables, sommes dont ne disposait pas le Dr Seignalet. Il importe de souligner que, en excluant de notre alimentation occidentale toutes les céréales (à l'exception du riz et du sarrasin) et tous les produits laitiers provenant d'animaux, il pouvait difficilement obtenir des subventions de recherche des organismes gouvernementaux.

De façon générale, lorsqu'il est question d'utiliser la nutrition comme traitement des maladies, il y a de l'opposition de la part de l'*establishment* médical. À cet égard, le Dr Caldwell B. Esselstyn, un éminent chirurgien américain qui a démontré dans une étude ayant duré 12 ans qu'un changement d'alimentation était beaucoup plus efficace que les actes chirurgicaux dans le traitement des maladies cardiaques[14], affirme: «Le seul fait que les patients puissent avoir une mainmise sur leur propre santé pose un défi pour bien des médecins. Intellectuellement, cela leur est difficile de penser que les patients peuvent s'occuper d'eux-mêmes avec davantage d'empressement et de sécurité, et qu'il s'agit là de quelque chose de durable[15].» Pour Esselstyn, une part importante de l'offensive pour améliorer la santé des Américains est d'éliminer la nourriture toxique. Pour ce faire, les groupes qui ont à établir les guides de diététique pour le public devraient baser leurs décisions sur la science. Toutefois, le Département de l'Agriculture des États-Unis (USDA) est soumis à un «lobbying» intensif de l'industrie qui compromet sa capacité d'être équitable et objectif[16].

Témoignages

On trouve sur Internet de nombreux témoignages de personnes qui ont suivi avec succès le régime hypotoxique ou ancestral du Dr Jean Seignalet. Le site officiel de Seignalet présente plusieurs témoignages. On peut également lire quelques témoignages sur le site de Passeport-Santé[17]. J'ai cité intégralement dans le présent ouvrage le témoignage de Julie, trouvé avec Google en 2007. Ce témoignage m'a particulièrement intéressée, car il permet d'avoir une idée de la personnalité du Dr Seignalet.

Posté le 21-10-2003 à 15 : 01 par Julie.

Je lis les échanges ci-dessus depuis des semaines, en hésitant à intervenir. J'ai appris le décès du Dr Seignalet à la mi-juillet, avec douleur et consternation, et un profond sentiment d'injustice.

Je fais partie des gens guéris de façon spectaculaire par son régime hypotoxique et je lui dois une éternelle reconnaissance. Il ne s'agit, comme pour toutes les maladies que le régime soigne, que d'une rémission permanente, et le régime doit être continué à vie. Normalement, ces thyroïdites auto-immunes évoluent constamment vers l'aggravation (la destruction de la thyroïde) et les patients atteints doivent prendre des hormones à vie, souvent de plus en plus. La mienne a été stoppée parce qu'elle a été prise dès le début, en phase inflammatoire, mais avant toute destruction de la thyroïde. Depuis un an, je ne prends plus aucun médicament, et mes taux d'hormones sont redevenus normaux, et même meilleurs qu'avant la thyroïdite. Je n'exclus pas une récidive même si je n'y crois pas, je constate seulement que mon endocrinologue n'admet pas l'action du régime, mais n'a aucune autre explication à me donner... la médecine classique n'est pas prête à accepter ce genre de méthodes, trop simples, trop bon marché, trop globales, trop justes, et qui remettent en cause les énormes marchés de la pharmacie et de l'agroalimentaire. Il y a aussi apparemment des gens que cela rend très agressifs, peut-être que cela les renvoie à eux-mêmes, ils préfèrent être pris en charge et avaler des pilules... Mais pourquoi ne veulent-ils pas (patients et médecins) simplement ESSAYER ? répétait le Dr Seignalet.

Son décès n'a pas remis en cause un instant ma détermination et la confiance que j'ai en l'efficacité de son régime, pour moi et les quelques personnes guéries ou très améliorées que je connais. Les statistiques de ses succès dans bon nombre de maladies jugées incurables (ce qui ne veut pas dire mortelles) par la médecine classique sont aussi impressionnantes. Je connaissais le Dr Seignalet en tant que patiente et je peux affirmer que cet homme modeste, qui vous raccompagnait à sa porte avec une chaleureuse poignée de main en guise de paiement, était tout sauf orgueilleux. Aucun charisme, aucun ascendant chez cet homme, presque irritant à force de vous délivrer implicitement le message : je vous ai expliqué, maintenant la balle est dans votre camp. Son approche immunologique, clinique et statistique était des plus sérieuses. À chacun d'en prendre et d'en laisser dans le reste de ses idées, proposées par hypothèse et peut-être un peu trop globalisantes. L'erreur serait d'amalgamer la partie médicale, et la partie idéologique. En dehors de son livre qui nous reste, j'espère que d'autres médecins auront l'intelligence de reprendre la diffusion de sa méthode.

2. Les bases théoriques et les observations pratiques sur lesquelles s'est fondé le Dr Seignalet pour élaborer son régime nutritionnel hypotoxique

Le Dr Seignalet avait constaté que les maladies inflammatoires chroniques, souvent appelées «maladies dégénératives», étaient de plus en plus communes et que la médecine traditionnelle était incapable ou presque incapable de soigner ce type de maladie. Selon lui, la méconnaissance de la pathogénie* de nombreuses maladies expliquait pourquoi la médecine actuelle s'occupait de traiter les symptômes plutôt que la cause des maladies, ce qui a pour effet de heurter le médecin sur le plan professionnel. Il s'est donc demandé: «Comment se fait-il, avec les importants progrès réalisés dans de nombreuses sciences, que nous soyons encore incapables d'élucider le mécanisme de tant de maladies?» Il affirmait de plus: «La complexité croissante de la médecine a conduit la plupart des cliniciens et des chercheurs de haut niveau à une spécialisation de plus en plus étroite. Dès lors, ils ne connaissent que quelques facettes d'un état pathologique et non les autres. Cette vision partielle leur interdit d'aboutir à une conception globale du problème.» À cet égard, le fait que Dr Seignalet a étudié dans différentes branches de la médecine ainsi que son activité comme clinicien et chercheur lui ont donné une base solide pour conduire des recherches en nutrithérapie. De plus, en tant que clinicien, il s'est astreint chaque semaine, pendant plusieurs heures, à lire des articles médicaux dans différents secteurs de la médecine traitant de rhumatologie, de gastro-entérologie, d'endocrinologie, de psychiatrie, de dermatologie, d'ophtalmologie, de pneumologie, de cancérologie et de diététique. En tant que chercheur, il a orienté ses lectures sur les secteurs de recherche suivants: immunologie, génétique, anthropologie, bactériologie, biologie moléculaire, biologie du vieillissement et physiologie, avec une attention particulière pour la physiologie cellulaire et l'intestin grêle, en particulier sa paroi et

---

* Pathogénie: étude du processus à l'origine du développement d'une maladie.

sa flore bactérienne. Se fondant sur son expérience, ses lectures et ses réflexions, il a énoncé des hypothèses sur la pathogénie de plus de 90 maladies considérées jusqu'à présent comme partiellement ou totalement inexplicables.

Selon ses hypothèses, la cause première de l'apparition des maladies inflammatoires chroniques serait le plus souvent l'alimentation «moderne». Ses analyses l'ont conduit à distinguer trois variétés de mécanismes susceptibles d'expliquer le développement des maladies inflammatoires chroniques:

1) la pathologie auto-immune, c'est-à-dire les maladies qui surviennent lorsque certaines cellules et molécules du système immunitaire d'un individu attaquent ses propres cellules et tissus.

2) la pathologie d'encrassage qui est déclenchée par l'accumulation progressive, dans certains tissus, de déchets ou de molécules toxiques provenant de grosses molécules bactériennes ou d'aliments insuffisamment digérés; ces molécules ont traversé la paroi devenue très perméable de l'intestin grêle.

3) la pathologie d'élimination consiste dans le fait que les molécules qui ne peuvent être dégradées par les enzymes humaines deviennent trop nombreuses pour être éliminées efficacement par les divers organes émonctoires représentés principalement par les reins, le foie, la peau, les muqueuses, les poumons et les intestins. Toutes les maladies que la méthode Seignalet a permis de stopper sont dues à une ou à deux de ces pathologies.

Progression des essais cliniques du régime hypotoxique

En 1985, il a effectué son premier essai de diététique et obtenu son premier succès chez une femme atteinte de polyarthrite rhumatoïde. Après trois ans d'observance du régime, en 1988, il a échafaudé sa première théorie sur la pathogénie de la polyarthrite rhumatoïde et, en 1990, il la révisait en prenant en compte la plupart des maladies auto-immunes. Il s'est appliqué à vérifier ses théories sur des patients souffrant de fibromyalgie, d'arthrose, de diabète de type 2 (non insulino-dépendant), de psoriasis, de la maladie de Crohn, d'asthme, etc.

En 1994, il étendait son hypothèse de l'encrassage aux affections malignes, ayant trouvé que sa théorie pouvait s'appliquer à environ 66% des cas de cancers. Chaque fois qu'une maladie lui a paru pouvoir être combattue à l'aide de son régime diététique, il a recruté des volontaires prêts à essayer sa méthode, particulièrement chez les personnes souffrant de maux pénibles qui avaient résisté aux divers traitements déjà appliqués. Après dix-huit ans d'application clinique de son régime hypotoxique et l'obtention de nombreux résultats extrêmement positifs dont il avait rendu compte dans les ouvrages qu'il avait publiés, le Dr Seignalet était en mesure de démontrer que l'alimentation hypotoxique avait un effet thérapeutique majeur dans de nombreuses pathologies. Ainsi, en 2003, il a préparé la cinquième édition de *L'Alimentation ou la troisième médecine*, qui a paru après son décès, en 2004. Dans ce dernier livre, il décrit le suivi de 2500 patients, il fait la démonstration de l'efficacité de son régime sur 91 affections chroniques avec des taux de succès d'environ 80%. Il rapporte également que son régime s'est révélé inefficace dans 24 autres affections. Dans cette édition de *L'Alimentation ou la troisième médecine*, Seignalet a révisé certaines de ses théories. Ses conclusions sont de plus en plus solides car il disposait alors d'un recul appréciable avec un grand nombre de patients appliquant ses principes diététiques depuis au moins cinq ans. Par ailleurs, l'examen de la cause des échecs enregistrés dans certaines maladies peut aider à élucider en partie ou en totalité le mécanisme de ces affections.

Il ressort principalement de ces études que les 91 maladies qui répondent bien à sa méthode sont polyfactorielles: elles dépendent à la fois de facteurs génétiques et de cofacteurs environnementaux. Il est possible de déterminer si une maladie est polyfactorielle par des études sur des jumeaux identiques. Par exemple, si on étudie la polyarthrite rhumatoïde sur des groupes de jumeaux identiques, on peut démontrer que, lorsqu'un des jumeaux a la maladie, l'autre jumeau a 15% de risques d'être touché également par la maladie, comparativement à seulement 1% dans la population générale. Cela démontre qu'il y a un facteur héréditaire en jeu, mais pour qu'il s'exprime, il est nécessaire qu'un ou plusieurs cofacteurs soient présents. Le cofacteur peut être lié à l'environnement, comme l'est un aliment, par exemple. Il s'agit donc dans ce cas d'une maladie polyfactorielle.

3. Liste des maladies qui ont répondu positivement au régime hypotoxique

Le Dr Seignalet a testé son régime hypotoxique sur 115 maladies, dont 91 ont répondu positivement. Quarante-trois de ces dernières ont été testées sur 2390 patients, soit en moyenne 55 patients par maladie. Quarante-trois autres maladies qui ont répondu positivement ont été testées sur un nombre total de seulement 188 patients, soit une moyenne d'environ 4 patients par maladie. Pour cette raison, seuls les résultats obtenus avec les 43 maladies qui touchaient un nombre appréciable de patients ont été détaillés dans les trois tableaux suivants: le premier tableau dresse la liste des maladies auto-immunes; le deuxième se rapporte aux maladies que le Dr Seignalet qualifie de maladies d'encrassage (dans cette catégorie, le Dr Seignalet a ajouté la maladie d'Alzheimer, l'infarctus du myocarde, le cancer et la lithiase biliaire car son régime hypotoxique a eu un effet préventif marqué sur ces maladies); le troisième tableau englobe les maladies qu'il appelle des maladies d'élimination.

Maladies auto-immunes

Maladie	Nombre de malades	Rémission complète	Rémission à ≥ 90 %	Rémission à ≥ 50 %	Échecs	Taux de succès (%)
Lupus érythémateux disséminé	20	10	6	3	1	95
Polyarthrite rhumatoïde	297	127	100	18	52	82
Pseudopolyarthrite rhizomélique	17	12	4		1	94
Rhumatisme psoriasique	39	15	10	11	3	92
Rhumatisme inflammatoire	15	12		2	1	93
Gougerot-Sjögren	86	15	11	48	12	86
Sclérodermie	14		14			100
Sclérose en plaques	46	13	20	8	1	98
Spondylarthrite ankylosante	122	76	40		6	95
Uvéite antérieure aiguë ou iridocyclite	14	10	2		2	86

Maladies d'encrassage

Maladie	Nombre de malades	Rémission complète	Rémission à ≥ 90 %	Rémission à ≥ 50 %	Échecs	Taux de succès (%)
Angine	15	14		1		100
Arthrose	118	47	52	12	7	94
Céphalée de tension	15	11	3		1	93
Dépression endogène	30	25	5			100
Diabète type 2	25	20		5		100
Dyspepsie	63	62		1		100
Fatigue inexpliquée	10	5		3	2	80
Fibromyalgie	80	58	10	4	8	90
Maladie de Parkinson	11		7	3	1	91
Migraines	57	41	12		4	93
Ostéoporose	20	Blocage de	l'évolution	70 fois	sur 100	70
Spasmophilie	52	46	2	1	3	94
Surpoids	100	30	21	21	28	72
Hypoglycémie	16	13		1	2	87
Hypercholes-térolémie	70	Abaissement	de 35 %	du taux de	cholestérol	98
Tendinites	17	13	2		2	88

+ Prévention de la maladie d'Alzheimer, de l'infarctus du myocarde et du cancer
tel que démontré par des études statistiques (voir p. 49-50).

Maladies d'élimination

Maladie	Nombre de malades	Rémission complète	Rémission à ≥ 90%	Rémission à ≥ 50%	Échecs	Taux de succès (%)
Acné	42	40	2			100
Aphtose*	14	10	4	1		100
Asthme	85	80		3	2	98
Bronchite chronique	42	39		3		100
Colite	237	233			4	98
Conjonctivite allergique	30	26	1	2	1	97
Eczéma constitutionnel	43	36	4		3	93
Gastrite	19	18		1		100
Infections ORL récidivantes	100	80			20	80
Maladie de Crohn	72	62	2	7	1	99
Œdème de Quincke	27	22	2	2	1	96
Psoriasis	72	45	7	8	12	83
Rhinite chronique	63	58		3	2	97
Rhume des foins	75	71		2	2	97
Sinusite chronique	50	38		8	4	92
Reflux gastro-œsophagien	16	6	5		5	69
Urticaire	34	29	5			100

* Lésions superficielles de la muqueuse buccale.

Maladie complexe classée à part :
Maladie de Behçet : 12 patients, 100 % de succès.

Maladies (nombre : 43) qui ont répondu positivement
au régime hypotoxique sur des nombres limités de patients,
soit entre un et neuf patients

Maladie de Still, arthrite chronique juvénile polyarticulaire, arthrite chronique juvénile oligoarticulaire, rhumatisme palindromique, dermatomyosite, polymyosite, connectivite mixte, lupus cutané, fasciite « syndrome de Shulman », polychondrite chronique atrophiante, maladie de Basedow, thyroïdite de Hashimoto (lorsque traitée avant la destruction des cellules glandulaires de la thyroïde), maladie cœliaque, maladie de La Peyronie, hépatite auto-immune, cirrhose biliaire primitive, cholangite sclérosante primitive, pemphigus, syndrome de Guillain et Barré, neuropathie périphérique, granulomatose de Wegener, périartérite noueuse, Addison auto-immun, goutte, chondrocalcinose, autisme, dystonie, artérite des membres inférieurs, aplasie médullaire, glaucome, fibrose pulmonaire idiopathique, colites microscopiques, rectocolite ulcéro-hémorragique, vascularite urticarienne, prurit, polypes nasosinusiens, histiocytose, mastocytose cutanée, néphropathie à IgA (blocage de l'évolution), le SAPHO (synovite, pustulose palmo-plantaire, hyperostose et ostéite).

Prévention de la maladie d'Alzheimer, de l'infarctus du myocarde et
du cancer par le régime hypotoxique

Seignalet a effectué des études statistiques dans le but d'évaluer l'effet de son régime hypotoxique sur la maladie d'Alzheimer, l'infarctus du myocarde et le cancer. Pour ce faire, il a recensé pendant une longue période le nombre de cas de maladie d'Alzheimer, d'infarctus du myocarde et de cancer chez au moins 1200 de ses patients traités à l'aide de la nutrithérapie. Il a comparé le nombre de ses patients qui étaient atteints d'une de ces trois maladies à celui d'un groupe témoin comportant un nombre comparable d'individus, de même provenance et du même groupe d'âge mais qui ne suivaient pas le régime hypotoxique. Ses études ont permis de démontrer le potentiel préventif du régime hypotoxique: alors que, dans le groupe témoin, il a observé 30 cas de maladie d'Alzheimer, aucun cas de cette maladie n'a été détecté chez ses patients; 5 cas d'infarctus du myocarde ont été détectés chez ses patients, comparativement à 28 dans le groupe témoin; et enfin 3 cas de cancer ont été recensés chez ses patients, comparativement à 30 dans le groupe témoin.

4. Liste des maladies qui ont répondu négativement au régime hypotoxique

Amylose, Anémie de Biermer, Arthrite chronique juvénile oligoarticulaire, Diabète juvénile de type 1, Eczéma de contact, Gammopathie monoclonale, Leucémie lymphoïde chronique, Maladie de Churg et Strauss, Maladie de Vaquez, Mélanomes, Myasthénie, Narcolepsie, Pelade, Purpura thrombocytopénique idiopathique, Rectocolite ulcéro-hémorragique, Sarcomes, Sarcoïdose, Sensibilité chimique multiple, Syndrome de fatigue chronique, Syndromes myélodysplasiques, Thrombocytémie, Tumeurs bénignes, Thyroïdite de Hashimoto (sauf si le régime est pratiqué au tout début de la maladie), Vitiligo.

Chapitre 4

Les éléments clés du régime nutritionnel du Dr Seignalet

Il est établi que les divers constituants de notre corps se renouvellent progressivement au fil des ans et que les substances nécessaires à ce renouvellement sont puisées dans notre nourriture. C'est également de la nourriture que les cellules tirent l'énergie nécessaire à leur fonctionnement. Par conséquent, le choix de nos aliments a une incidence importante sur le bon fonctionnement de notre organisme. Si nous consommons trop d'aliments que nous sommes incapables de digérer convenablement et que nos systèmes émonctoires ou d'élimination (reins, foie, poumons, intestins, peau et muqueuses) ne suffisent pas à la tâche, des déchets vont s'accumuler dans notre corps et vont entraver l'activité normale de nos métabolismes. En ce sens, les travaux du Dr Seignalet ont démontré que les maladies qui ont bénéficié de sa méthode nutritionnelle seraient causées à la fois par une susceptibilité génétique et des facteurs environnementaux. Parmi les facteurs environnementaux, certains aliments agiraient comme cofacteurs dans le déclenchement de maladies d'origine partiellement génétique. L'alimentation moderne amènerait un déséquilibre de l'intestin grêle à cause de l'accumulation de trop nombreuses molécules alimentaires mal digérées et de bactéries nocives favorisées par cet encombrement.

Ce déséquilibre serait responsable de 90% des maladies qui ont en commun d'avoir un mécanisme mystérieux et d'être réfractaires aux traitements classiques.

Contrairement à celle des hommes préhistoriques qui étaient des cueilleurs-chasseurs, l'alimentation moderne repose sur la consommation de céréales, de grandes quantités de produits laitiers (particulièrement en Amérique du Nord) et de viandes d'élevage ainsi que sur la cuisson des aliments. Les hommes de la préhistoire mangeaient, bien sûr, de la viande, mais il s'agissait de viande crue provenant d'animaux sauvages, donc beaucoup moins grasse que celle que nous consommons. La différence d'alimentation s'est accrue encore davantage depuis l'avènement de l'industrialisation de l'agriculture et de l'élevage au milieu du siècle dernier. Ainsi, l'industrialisation et la mondialisation ont grandement modifié les méthodes de culture et le mode d'alimentation des animaux, ce qui a affecté la valeur des aliments (voir le chapitre 6, section 5). Enfin, étant donné que nous consommons toujours plus, depuis les années 1960, de nourriture préparée industriellement, toujours plus de quantités de sucre raffiné, de sel, de gras et de substances chimiques, l'embonpoint, l'obésité et les maladies chroniques touchent un pourcentage croissant de la population.

La cause première de ces dérèglements est, selon le Dr Seignalet, l'incapacité des enzymes digestives et des mucines (glycoprotéines* contenues dans le mucus intestinal) humaines à s'adapter à l'alimentation moderne. Cette inadaptation des enzymes digestives, qui favorise l'accumulation dans l'intestin grêle de déchets et de bactéries néfastes, provoquerait une hyperméabilité du grêle. Cette hyperméabilité du grêle, qui permet le passage dans le sang et les tissus de molécules nocives d'origine alimentaire et bactérienne, entraînerait à son tour des pathologies auto-immunes, d'encrassage ou d'élimination. Il est donc essentiel de savoir quels sont les aliments qui nous conviennent et ceux que nous devons éviter.

---

* Glycoprotéine : molécule constituée par la liaison d'une protéine et d'un glucide (sucre).

1. Les enzymes

Le rôle des enzymes dans la digestion des aliments

Les enzymes sont des protéines produites par les cellules qui ont pour rôle d'activer les réactions biochimiques chez les êtres vivants. La majorité des molécules sur lesquelles agissent les enzymes ou qui influent sur l'activité des enzymes sont apportées par l'alimentation. Les enzymes accélèrent grandement les vitesses de réaction, agissent en très petites quantités et demeurent intactes à la fin des réactions. Elles sont des molécules très spécialisées, donc très nombreuses. Chaque enzyme reconnaît un site déterminé sur un substrat (molécule sur laquelle agit l'enzyme) et induit un seul type de réaction. Les enzymes occupent une place de premier plan dans les hypothèses du Dr Seignalet concernant les maladies traitées avec succès par son régime. Elles permettraient d'expliquer à la fois les mécanismes de ces maladies, leur prévention et leur traitement selon Seignalet.

Mode d'action des enzymes

Pour agir, une enzyme doit être placée dans des conditions précises. La complémentarité entre une enzyme et son substrat doit être très précise. On peut comparer l'enzyme à une clef et le substrat à une serrure. Une fois que l'enzyme et le substrat se sont associés, deux facteurs favorisent l'activité des enzymes: 1) une température généralement proche de 37 °C; 2) un degré d'acidité correspondant à un pH* inférieur à 7 ou un degré d'alcalinité correspondant à un pH supérieur à 7. Le degré de pH optimal varie selon les enzymes. Par exemple, l'enzyme pepsine, dont le rôle est de dégrader les protéines dans l'estomac, requiert un pH de 2 à 4, donc très acide,

---

* pH: Le potentiel hydrogène (ou pH) est un indice servant à mesurer l'activité chimique des ions hydrogènes (H^+) dans un liquide. Le pH des liquides chez les êtres vivants est déterminant: la survie est impossible si le pH du sang humain n'est pas maintenu entre 7,3 et 7,4, soit à un degré légèrement alcalin.

alors que la trypsine, qui joue le même rôle dans l'intestin grêle, exige un pH de 8 à 9, donc très basique.

Comme les enzymes sont des molécules très puissantes qui peuvent causer des dommages aux tissus de l'hôte si elles ne sont pas bien contrôlées, plusieurs mécanismes interviennent pour les inhiber ou les activer. L'immense majorité des enzymes décomposent les substrats tels que les aliments dans l'intestin grêle. Il convient de mentionner que les humains disposent d'un arsenal enzymatique dont l'efficacité varie selon leur hérédité. Ainsi une enzyme peut avoir une efficacité différente d'un individu à un autre. Un individu dont certaines enzymes essentielles fonctionnent moins bien que la normale sera plus souvent qu'un autre sujet aux maladies d'encrassage et d'auto-immunité.

Les ennemis des enzymes

Les principaux ennemis des enzymes sont les radicaux libres* en excès, les pesticides, divers médicaments dont les antibiotiques, le tabac, les polluants de l'air, des eaux et des sols. Mais, selon Seignalet, les pires ennemis des enzymes digestives seraient des molécules alimentaires provenant de l'alimentation moderne que nos enzymes sont incapables de bien digérer. En s'accumulant dans l'intestin grêle, ces molécules alimentaires favoriseraient la multiplication de bactéries pathogènes avec comme conséquence la perte d'intégrité des parois de l'intestin grêle et une augmentation de sa perméabilité.

Conséquence du dysfonctionnement enzymatique

Lorsque les enzymes sont incapables de réduire les aliments en molécules suffisamment petites, il se produit des phénomènes

---

* Radicaux libres (en biologie) : molécules d'oxygène instables qui, en s'associant à des molécules ou à des cellules de l'organisme, entraînent la désorganisation et la destruction, un peu à la façon de la rouille sur le métal.

de putréfaction dans les intestins avec croissance exagérée de bactéries nocives, ce qui affecte à la longue l'intégrité des parois du grêle. Le dysfonctionnement des enzymes digestives serait une des principales causes de l'apparition des maladies d'encrassage et d'auto-immunité. Le processus d'encrassage touche le milieu extracellulaire et aussi des éléments du milieu intracellulaire. L'encrassage peut bloquer de façon plus ou moins complète certaines cascades enzymatiques, c'est-à-dire des séries de réactions biochimiques médiées par des enzymes selon un ordre précis. Si on tient compte de ces données, il est assez aisé d'identifier les aliments à exclure pour prévenir ou guérir, dans une forte proportion, de nombreuses maladies considérées comme difficilement curables ou incurables.

2. L'importance d'un intestin grêle intègre pour le maintien de la santé

Caractéristiques de l'intestin grêle

L'intestin grêle est un organe clef, car il assure la digestion des aliments alors que sa muqueuse sert de barrière entre le milieu intérieur de l'organisme humain et les éléments nutritifs et autres provenant de l'environnement. L'intestin grêle veille à l'absorption de l'eau et des nutriments (annexe 1). L'intégrité de la barrière intestinale est déterminante pour les fonctions physiologiques normales et la prévention des maladies. Chez certains individus, la barrière joue mal son rôle et se laisse traverser par trop de macromolécules qui sont insuffisamment dégradées par les enzymes digestives. Ces substances sont parfois nocives et leur accumulation, s'il y a des facteurs héréditaires prédisposants, peut favoriser l'apparition de nombreuses maladies.

L'intestin grêle mesure de 5 à 6 mètres et sa muqueuse est constituée par un épithélium comportant une seule épaisseur (1/40 de mm) de cellules appelées entérocytes. Lorsque l'on examine une coupe transversale de l'intestin grêle, on observe de nombreux replis (annexe 2a) qui portent les villosités intestinales (annexe 2b). La surface fonctionnelle des villosités d'un intestin grêle dépasse 100 mètres carrés. Chaque villosité contient une artériole, un réseau capillaire, une veinule et des vaisseaux lymphatiques (annexe 2c). Les cellules de l'épithélium intestinal, c'est-à-dire les entérocytes, sont soudées les unes aux autres par différents types de jonctions. Les jonctions qu'on appelle jonctions serrées jouent un rôle particulièrement important, car ces liaisons entre les cellules épithéliales de la muqueuse servent de barrières aux molécules insuffisamment digérées, donc trop grosses et nocives[18] (annexe 2d).

Chez les individus en santé, les jonctions serrées intactes d'un intestin mature jouent donc un véritable rôle de barrière principale vis-à-vis des macromolécules. Différents éléments comme des cytokines*, des hormones et autres molécules font office de messagers et régularisent le fonctionnement des jonctions entre les entérocytes, assurant le passage de petites molécules dans le milieu intérieur.

Autres types de cellules présents dans l'épithélium intestinal

Dans la paroi épithéliale de l'intestin grêle sont disséminés différents types de cellules: les cellules M, qui joueraient un rôle de premier plan dans l'immunité spécifique vis-à-vis des antigènes situés à l'intérieur de l'intestin, et les cellules à Goblet qui sont des cellules spécialisées dans la sécrétion du mucus (annexe 2c). Le mucus contribue au maintien de l'intégrité de la muqueuse intestinale et à la cicatrisation de ses blessures; il est composé d'un gel protecteur insoluble dans l'eau et d'une couche visqueuse constituée de glycoprotéines solubles dans l'eau, dont les mucines. Ce gel insoluble constitue une barrière physique entre les entérocytes et

---

* Cytokines : petits peptides sécrétés principalement par des cellules du système immunitaire qui jouent le rôle de messagers en modulant les réactions immunitaires. Les cytokines exercent leur action en se liant à des récepteurs spécifiques sur leurs cellules cibles.

les microorganismes et autres éléments nocifs. Un troisième type de cellules, les cellules de Paneth, sécréteraient, en riposte à des attaques de pathogènes, un large spectre de peptides antimicrobiens contre les bactéries, les champignons, les protozoaires et les virus[19]. Enfin, des lymphocytes intraépithéliaux sont localisés à la base de la couche épithéliale de l'intestin. Ces lymphocytes, étant ainsi exposés à une grande variété d'antigènes* alimentaires et microbiens, protègent l'hôte contre l'invasion des microorganismes qui pénètrent dans le tractus gastro-intestinal.

Fonctions principales de l'intestin grêle

L'intestin grêle, par l'action des enzymes digestives, participe à la digestion des aliments en dégradant les grosses molécules complexes en petites molécules simples. Les polysaccharides sont dégradés en sucres simples, les lipides en corps gras simples et les protéines en petits peptides et en acides aminés. Le grêle, au niveau des villosités, assure une absorption sélective des substances digérées. Les produits de la digestion peuvent franchir la barrière intestinale par deux voies. La grande majorité des protéines absorbées (≥ 90 %) traversent la barrière intestinale et pénètrent directement dans les entérocytes à l'aide des microvillosités (annexe 2d). Les protéines subissent alors une dégradation lysosomale (par des enzymes de digestion) qui a pour effet de convertir les protéines en peptides trop petits pour provoquer une réponse immunitaire[20]. Les protéines restantes peuvent passer entre les entérocytes par l'intermédiaire des jonctions serrées (annexe 2d) qui sont régulées avec précision pour permettre une tolérance antigénique, c'est-à-dire l'évitement de réactions immunitaires[21]. Le passage direct à travers les entérocytes se fait à l'aide d'un transport actif nécessitant un apport d'énergie, alors que les molécules traversent par transport

---

* Antigène : vient des mots *anti* qui signifie « contre » ainsi que du mot « générer ». Le mot désigne toute molécule susceptible de provoquer une réponse immunitaire de défense consistant à la neutraliser ou à la détruire.

passif les jonctions serrées situées entre les entérocytes. L'intégrité de la barrière intestinale peut être compromise par des anomalies dans les jonctions serrées situées entre les cellules épithéliales. Lorsque des jonctions serrées altérées (annexe 2d) ne peuvent bloquer efficacement le passage de grosses molécules d'origine alimentaire ou bactérienne, ces dernières traversent la muqueuse intestinale et peuvent alors induire l'apparition de maladies auto-immunes ou d'allergies[22].

Enfin, les produits de la digestion sous forme de chaînes moyennes, donc digérés seulement en partie, sont drainés par le sang et passent par le foie. Les produits de la digestion des lipides sont drainés par la lymphe*. Les substances alimentaires et autres dont la digestion n'est pas terminée constituent le chyle. Le chyle chemine à l'intérieur du grêle et passe dans le côlon. La contraction des muscles lisses, appelée péristaltisme, fait progresser le bol alimentaire à travers les intestins, le tout étant facilité par la présence de mucus. Le péristaltisme ressemble à une vague qui agirait toujours dans le même sens, provoquant des rétrécissements successifs qui font progresser les aliments vers l'extrémité du tube digestif (annexe 3).

La flore bactérienne du grêle

Le tractus digestif de l'humain contient environ 10^{14} bactéries, soit à peu près dix fois le nombre total de cellules de son organisme. Ces microorganismes restent normalement confinés dans l'intestin. Dans le côlon, on retrouve jusqu'à environ 10^{11} ou quelques centaines de milliards de microorganismes par gramme de contenu alors qu'on compte entre 10 et quelques centaines de microorganismes par gramme de substances contenues dans la première partie de l'intestin grêle, ce nombre augmentant dans la dernière partie

---

* Lymphe : liquide blanc extracellulaire qui provient du sang et qui s'accumule dans les tissus. La lymphe est ramenée par les vaisseaux lymphatiques à travers le système lymphatique jusqu'au canal thoracique d'où elle retourne dans la circulation sanguine.

précédant le gros intestin[23]. Cette microflore est essentielle au développement et au fonctionnement normaux du tractus digestif et du système immunitaire, puisqu'elle assure la maturation du système immunitaire intégré à l'intestin[24]. Dans le côlon, les bactéries sont de type anaérobie, c'est-à-dire qu'elles ne requièrent pas d'oxygène et que leur activité dépend de la fermentation dans 99 % des cas. Dans les deux premières parties du grêle, le duodénum et le jéjunum, on trouve essentiellement des bactéries de type aérobie, lesquelles nécessitent la présence d'oxygène pour se développer. Dans la dernière partie du grêle, soit l'iléon, les anaérobies sont prédominants.

Au total, de 400 à 500 espèces de bactéries cohabitent dans l'intestin. Certaines bactéries ne sont que de passage alors que d'autres s'y implantent. Il est établi qu'une alimentation comportant de la viande favorise le développement d'une flore de putréfaction alors que le régime végétarien amène la formation d'une flore de macération. À l'état normal, la flore bactérienne qui colonise les intestins est une flore saprophyte. Ceci signifie que les bactéries vivent alors en symbiose avec l'humain, c'est-à-dire qu'elles lui rendent service. Elles complètent la digestion de certains aliments, dégradent les pigments biliaires, participent à la fabrication de la vitamine K, freinent le développement des levures et des champignons, libèrent des polyamines (molécules ayant plus d'une fonction en rapport avec leur constituant aminé) qui, à doses physiologiques, sont nutritives pour les entérocytes. Il arrive des cas où la flore bactérienne devient pathogène, c'est-à-dire qu'elle peut favoriser l'apparition de maladies. Dans ces cas, une ou des bactéries dangereuses prolifèrent à l'excès et vont provoquer des maladies soit en sécrétant des toxines, soit en lésant, voire en traversant, l'épithélium de la muqueuse intestinale. Les bactéries qui meurent dans le grêle sont décomposées en peptides, lipopolysaccharides (molécules qui sont formées de molécules de sucre et de lipides), et autres substances plus ou moins dangereuses, particulièrement lorsqu'elles traversent l'épithélium de la muqueuse devenue trop perméable.

Nous avons vu que les jonctions serrées situées entre les cellules endothéliales de l'intestin régularisent le transport des molécules nutritives vers le milieu intérieur de l'organisme en empêchant la migration des grosses molécules d'origine alimentaire et microbienne et même le passage de microorganismes à travers la membrane intestinale[25]. Cependant, cette perméabilité sélective peut être altérée directement par des bactéries ou indirectement par les cytokines produites par la réponse immunitaire de l'hôte[26]. Ainsi, le fait qu'il y ait surcroissance de bactéries dans l'intestin grêle peut faciliter le passage de ces dernières ou de leurs composantes antigéniques à travers la barrière intestinale, ce qui entraîne des effets négatifs sur la santé.

Les défenses du grêle

On peut comparer l'intestin grêle à un immense filtre très mince, car les cellules de la muqueuse, appelées entérocytes, sont disposées en une seule couche. Il s'agit pourtant de la seule barrière qui sépare notre milieu intérieur de certains agents nocifs de l'environnement présents à l'intérieur du grêle: parasites, bactéries, virus, aliments.

Les moyens de défense du grêle comprennent les défenses de première ligne non immunitaires telles que l'acidité gastrique, qui a des propriétés bactéricides, les enzymes digestives et la bile, la motricité de l'intestin, les bactéries saprophytes, qui s'opposent à la multiplication des germes pathogènes, les sécrétions intestinales de peptides antimicrobiens et le mucus capable de neutraliser des pathogènes.

Les cellules immunitaires disséminées dans la muqueuse de l'intestin sont représentées par des globules blancs ou leucocytes. Les leucocytes qui sont responsables de la réponse immunitaire spécifique proviennent d'une cellule lymphoïde de la moelle osseuse. Ces leucocytes comprennent les lymphocytes B, les plasmocytes issus des lymphocytes B, qui sont sécréteurs d'anticorps capables de reconnaître de façon très précise un antigène ainsi que des cellules mémoires à longue vie (annexe 4). Le second groupe des leucocytes responsables de l'immunité spécifique comprend les lymphocytes T, qui, lorsqu'ils sont activés par un antigène qui leur est spécifique, se différencient en cellules T auxiliaires, sécrétrices de cytokines, en cellules T tueuses appelées cellules cytotoxiques et en celllules T mémoires (annexe 5). Une autre lignée apparentée aux lymphocytes est constituée des cellules NK (*natural killer*) mais ces cellules ne possèdent pas de spécificité antigénique. Les lymphocytes B et T sont concentrés surtout dans les tissus lymphoïdes tels que les ganglions lymphatiques. On peut retrouver également des leucocytes responsables de la réponse immunitaire innée ou non spécifique. Ces leucocytes proviennent d'une cellule souche myéloïde de la moelle osseuse et comprennent les monocytes/macrophages, les mastocytes, les cellules dendritiques et le groupe des polynucléaires, qui comprend les neutrophiles, les éosinophiles et les basophiles (annexes 6 et 7).

Nécessité de la tolérance immunitaire

La muqueuse du grêle constitue une barrière protectrice contre les antigènes étrangers, mais cette barrière est imparfaite. Chez l'adulte normal, des macromolécules telles que des lipopolysaccharides, des peptides et même des protéines peuvent généralement traverser la paroi intestinale en quantité relativement faible sans entraîner d'effets néfastes; c'est ce que l'on appelle la tolérance immunitaire. Chez le jeune enfant, ce phénomène peut déclencher plus fréquemment une réponse immunitaire qui serait due à la grande perméabilité de l'intestin immature. Il y a donc généralement une tolérance immunitaire à l'égard des antigènes étrangers lorsque la quantité de macromolécules qui traversent le grêle est peu considérable.

L'hyperméabilité du grêle

On sait depuis les années 1980 que, même chez un sujet normal, l'étanchéité du grêle est imparfaite et que des petits peptides franchissent la barrière intestinale aussi aisément que les acides aminés. Même des protéines traversent la muqueuse en quantité faible mais non négligeable. On parle d'hyperméabilité du grêle, donc d'une condition pathologique, lorsqu'il y a passage de protéines alimentaires en quantité excessive. Ainsi, on peut observer des manifestations d'intolérance au lait de vache et au gluten chez un certain nombre d'adultes. Les migraines dues au lait, au blé et aux œufs guérissent par la suppression de l'aliment en cause. D'après Seignalet, une augmentation de la perméabilité du grêle a été prouvée chez la plupart de ses patients atteints de maladies inflammatoires chroniques.

Causes de l'hyperméabilité du grêle

Selon Seignalet, dans l'intestin grêle, la voie qui passe à travers les entérocytes serait solide et rarement perturbée; par contre, le chaînon faible de la muqueuse serait constitué par les jonctions serrées qui relient les entérocytes entre eux et qui peuvent se briser ou se détendre chez des sujets fragilisés (annexe 2d). Les facteurs qui prédisposent à une hyperméabilité du grêle sont représentés par les aliments issus de l'alimentation moderne auxquels nos enzymes digestives seraient mal adaptées. Les médicaments anti-inflammatoires, dont les plus connus sont les salicylés (genre aspirine) et l'ibuprofène (genre Advil), les corticostéroïdes et certains antibiotiques, sont également reconnus pour leurs effets nocifs sur la paroi du grêle. Les antibiotiques sont particulièrement nocifs lorsqu'ils sont utilisés sur de longues périodes; ils entraînent alors chez certains individus un véritable délabrement de l'intestin grêle, en modifiant profondément la flore bactérienne et en altérant les cellules de la muqueuse. Ces différents facteurs ont pour effet de multiplier de façon excessive les bactéries pathogènes qui vont léser les cellules de la muqueuse intestinale et provoquer des lésions inflammatoires plus ou moins graves.

Récemment, des chercheurs ont démontré que d'autres facteurs hormonaux tels que les cytokines peuvent également fragiliser le grêle en altérant la composition lipidique des membranes cellulaires, et en particulier ses jonctions serrées. Les cytokines sont en fait des molécules messagères se présentant sous la forme de petits peptides libérés par des cellules de l'organisme, généralement des cellules du système immunitaire, souvent en réponse à la présence de microorganismes pathogènes. Certaines cytokines ont la capacité d'augmenter de façon marquée la perméabilité de la muqueuse du grêle en distendant les jonctions situées entre les entérocytes, ce qui permet aux grosses molécules insuffisamment digérées de passer de l'intérieur de l'intestin dans la circulation sanguine et lymphatique et dans le liquide interstitiel qui baigne les cellules. Les autres ennemis du grêle sont les radicaux libres en excès, les pesticides, certains polluants, la radiothérapie et la chimiothérapie, sans oublier les médicaments déjà cités.

Influence des caractères génétiques sur le développement de l'hyperméabilité intestinale

Pour conserver son intégrité physique et physiologique, un organisme doit mettre en œuvre des stratégies qui lui permettent d'éviter d'être envahi par des cellules, des molécules ou des organismes étrangers. L'évolution a doté notre organisme d'un système de reconnaissance qui le rend apte à faire la différence entre le « soi* » et le « non-soi » par l'intermédiaire de glycoprotéines appelées HLA (*human leukocyte antigen*) qui sont incorporées à la surface de la plupart de ses cellules. Les molécules HLA font partie de la grande famille des gènes du complexe majeur d'histocompatibilité (CMH), des gènes spécialisés dans la reconnaissance du « soi » et du « non-soi ». Le terme HLA s'applique uniquement aux molécules du CMH humain. Les gènes du CMH codent pour des molécules HLA

---

* Soi : Le soi comprend toutes les molécules antigéniques qui déterminent un individu X. Ces molécules antigéniques proviennent de sa génétique propre alors que le « non-soi » est constitué par toute molécule antigénique qui est étrangère à cet individu X (par exemple, les antigènes alimentaires, microbiens, tumoraux ou les antigènes qui proviennent des autres êtres vivants).

de classe I et des molécules HLA de classe II. Lorsqu'une molécule HLA s'associe à une substance antigénique du «non-soi» ou considérée comme telle, cette association est décelée par un système de reconnaissance et de signalisation qui commande aux cellules immunitaires spécifiques de combattre l'intrus en tant que «non-soi». Les molécules HLA-I ont pour rôle de signaler la présence d'antigènes endogènes tels que les antigènes tumoraux provenant d'une cellule transformée ou parasitée par un virus ou une bactérie intracellulaire. Les antigènes en question sont traités comme des «non-soi» puisqu'ils diffèrent des antigènes de la cellule normale. Par contre, ces antigènes étrangers sont nécessairement d'origine endogène puisqu'ils ont été produits à l'intérieur même des cellules porteuses de la HLA-I (annexe 8). Les molécules HLA-II ont pour rôle de déceler les substances antigéniques et les microbes qui se sont introduits dans l'organisme par une blessure ou par un intestin hyperméable ou blessé. Ces substances antigéniques proviennent de l'extérieur de l'organisme, elles sont donc d'origine exogène et représentent des substances appartenant au «non-soi» (annexe 9). Sauf quelques exceptions, comme les globules rouges matures, toutes les cellules d'un individu portent les marqueurs HLA de classe I. Les molécules HLA de classe II ne sont présentes généralement que sur les cellules dont la fonction est de présenter les antigènes aux lymphocytes T qui portent des récepteurs spécifiques capables de reconnaître un antigène donné. Les cellules qui sont aptes à jouer le rôle de cellules présentatrices d'antigènes (CPA) sont les cellules dendritiques, les macrophages et les lymphocytes B. Les molécules HLA sont définies par le bagage génétique hérité de chacun de nos parents. Donc chaque enfant est en partie semblable et différent de chacun de ses parents au point de vue de ses molécules HLA et, par conséquent, les individus diffèrent plus ou moins entre eux, sauf les jumeaux identiques.

Un des principaux facteurs à l'origine de la perméabilité excessive de l'intestin grêle est la fragilité génétique vis-à-vis de certains antigènes. Ainsi les molécules HLA de classe II, telles HLA-DQ2 et HLA-DQ8, lorsqu'elles sont associées à certains antigènes de l'environnement peuvent délivrer des messages incorrects qui sont susceptibles d'induire le système immunitaire en erreur. La maladie cœliaque constitue un bon exemple de ce type de fragilité génétique face à un facteur de l'environnement, en l'occurrence le gluten contenu dans de nombreuses céréales (annexe 10). Dans de telles conditions, les cellules immunitaires présentatrices d'antigène (CPA) qui expriment un de ces deux HLA, peuvent se livrer à une attaque en règle contre les cellules ou les molécules de l'individu qui possèdent ce type de HLA associé à la gliadine. La gliadine est un peptide qui provient de la digestion du gluten. Cette situation peut entraîner l'apparition de maladies auto-immunes ou d'inflammation chronique. Il importe de rappeler que la molécule HLA-DQ2 ou DQ-8 ne peut déclencher la maladie immunitaire par elle-même. Cette maladie surviendra uniquement si le HLA sensible est associé à un ou plusieurs facteurs environnementaux ou aléatoires susceptibles de permettre le déclenchement de la maladie[27]. Ainsi, la susceptibilité à au moins 50 maladies, y compris la maladie cœliaque, a été associée à des allèles* spécifiques de HLA et à la présence d'un ou plusieurs facteurs environnementaux déclencheurs.

Conséquences de l'hyperméabilité du grêle

Par suite de l'hyperméabilité du grêle, des déchets bactériens et alimentaires en quantité excessive vont franchir la paroi du grêle (annexe 11). C'est au niveau des jonctions serrées de l'épithélium intestinal (annexe 2d), à la suite de leur modification par des infections microbiennes ou par une surstimulation du système immunitaire, que ces substances vont pénétrer dans la circulation générale pour aller se loger dans différents tissus ou parties de l'organisme, entre autres dans certaines articulations. Lorsqu'il y a des facteurs génétiques de susceptibilité, ces macromolécules

---

* Allèle : une des différentes formes que peut prendre un même gène.

peuvent entraîner l'apparition de maladies inflammatoires chroniques (annexes 10 et 11).

3. Données récentes de la recherche médicale confirmant le rôle du phénomène de l'hyperméabilité de l'intestin grêle dans l'apparition de maladies chroniques, tel que mis en évidence par Seignalet

Les maladies auto-immunes sont particulièrement importantes dans les pays occidentaux; elles affectent de 5% à 8% de la population américaine, soit entre 14 et 22 millions d'individus. Aux États-Unis, elles viennent au troisième rang parmi les maladies les plus répandues, après le cancer et les maladies cardiaques[28]. Dans de nombreuses maladies auto-immunes, un mauvais fonctionnement des jonctions serrées de l'épithélium intestinal semble être le défaut primaire[29]. Il y aurait une relation directe entre l'alimentation de type occidental et l'importance épidémiologique des maladies auto-immunes. Ainsi, le nombre de patients souffrant de colite ulcérative et de la maladie de Crohn a commencé à augmenter en Europe de l'Ouest et en Amérique du Nord dans la période de croissance économique qui a suivi la Seconde Guerre mondiale. De nombreuses études épidémiologiques portant sur le mode de vie occidental ont suggéré depuis 1990 que des facteurs environnementaux tels que la nourriture industrielle et les microbes intestinaux jouaient un rôle déterminant dans la pathophysiologie des maladies inflammatoires de l'intestin[30].

Les maladies inflammatoires de l'intestin au Japon

En 2008, une analyse des données épidémiologiques relatives à la population du Japon a montré que le nombre de patients souffrant de la maladie de Crohn et de colite ulcérative était en croissance depuis que cette population avait commencé à adopter des pratiques alimentaires de type occidental, une vingtaine d'années plus tôt[31]. Alors que jusque dans les années 1970, les Japonais souffrant de la maladie de Crohn et de colite ulcérative étaient très rares, à la fin des années 1980, la population atteinte de colite ulcérative comptait près de 20 000 personnes et celle qui était aux prises avec la maladie de Crohn environ 5000 personnes. En l'an 2000, 60 000 personnes souffraient de colite ulcérative, et 20 000 personnes de la maladie de Crohn. En 2006, dernière année de la compilation, le nombre de cas de colite ulcérative s'élevait à 90 000 alors qu'il y avait 25 000 cas de maladie de Crohn[32]. Des changements aussi considérables dans un laps de temps aussi court chez un grand nombre d'individus ne peuvent être dus qu'à des facteurs environnementaux, car des changements dans les gènes d'une population s'opèrent sur de très longues périodes de temps.

L'analyse des données épidémiologiques contenues dans cette étude a fait ressortir les points suivants:

1) la nourriture occidentalisée aurait pu affecter les microbes intestinaux, ce qui aurait entraîné des changements au niveau de l'épithélium intestinal;

2) les microbes intestinaux seraient responsables de l'apparition des maladies inflammatoires de l'intestin;

3) il semble y avoir eu une période de latence d'une vingtaine d'années entre le début d'une alimentation de type occidental et la survenue de maladies inflammatoires de l'intestin;

4) les changements les plus notables au régime des Japonais consistaient en une augmentation d'aliments provenant d'animaux et en une diminution de la consommation de riz;

5) une forte incidence de cas de colite ulcérative et de maladie de Crohn a été observée respectivement entre la deuxième et la troisième décennie de vie chez les gens affectés par la maladie de Crohn et la troisième et la quatrième décennie chez les gens affectés par la colite ulcérative. Il faudrait donc approximativement de deux à trois décennies pour voir apparaître les symptômes de ces maladies chez les humains;

6) une exposition à long terme à des antigènes présents dans l'intestin serait nécessaire pour voir apparaître les premiers signes cliniques de ces maladies.

Il ressort de cette étude que l'augmentation de la consommation quotidienne de viande et de gras animal, de lait et de produits laitiers ainsi que la diminution concomitante de la consommation de riz sont liées à une augmentation marquée des cas de colite ulcérative et de maladie de Crohn chez les Japonais, vingt ans après le début des changement alimentaires. Si on examine avec soin l'évolution des courbes des aliments consommés par les Japonais à partir des années 1950, les trois faits les plus notables concernent la baisse de la consommation de riz, qui passe d'environ 350 g/jour à environ 160 g/jour en 2002, l'augmentation de la consommation de lait et de produits laitiers, qui passe de moins de 10 g/jour à environ 135 g/jour en 2002, et l'augmentation de la consommation de viande qui passe de moins de 10 g/jour à environ 70 g/jour en 2002[33].

Les maladies inflammatoires de l'intestin en Occident

Dans les pays occidentaux, la majorité des maladies infectieuses de l'intestin sont généralement sous contrôle alors que les allergies alimentaires et les conditions inflammatoires idiopathiques, c'est-à-dire de cause inconnue, ont augmenté de façon dramatique. En d'autres termes, il s'agit d'inflammations sans infection, une caractéristique observée dans les maladies inflammatoires chroniques. Le rôle de la flore microbienne de l'intestin grêle, incluant les microorganismes commensaux et pathogènes, dans le maintien de la santé ou l'apparition de maladies chroniques, est reconnu depuis quelques années. En particulier, les maladies inflammatoires de l'intestin telles que la maladie de Crohn, la colite ulcérative et la maladie cœliaque ont fait l'objet de nombreux travaux de recherche. Il y a consensus concernant le rôle joué par la flore bactérienne dans l'apparition de phénomènes inflammatoires qui causent des dommages sérieux à la muqueuse intestinale et augmentent la perméabilité de l'épithélium intestinal[34]. Si la flore microbienne intestinale peut créer de tels dommages chez certains individus, c'est dû, d'une part, à des facteurs environnementaux tels que le mode d'alimentation et, d'autre part, à des caractéristiques génétiques qui affectent le fonctionnement du système immunitaire au niveau intestinal.

Des exemples de maladies auto-immunes dues à l'intolérance au gluten

Dans le cas de la maladie cœliaque, le gluten, et plus précisément un peptide appelé gliadine qui est présent dans le blé, l'orge, le seigle et les céréales apparentées, agit comme agent environnemental déclencheur de la maladie. Chez les individus prédisposés génétiquement à la maladie cœliaque, les cellules immunitaires, présentatrices d'antigènes (cellules dendritiques, macrophages et lymphocytes B) portent à leur surface des marqueurs moléculaires génétiques appelés HLA DQ2 ou DQ8. La présence de cette particularité génétique, qui joue un rôle dans la reconnaissance du soi et du non-soi, provoque, ainsi que nous l'avons vu plus haut, des aberrations dans la reconnaissance de certains antigènes (annexe 10). Les lymphocytes T réagissent alors en induisant une sécrétion excessive de cytokines pro-inflammatoires. L'action de ces cytokines a pour effet de relâcher les jonctions serrées de l'épithélium intestinal, ce qui augmente la perméabilité de la muqueuse intestinale. Donc des molécules qui normalement ne devraient pas franchir la barrière intestinale, parviennent à la traverser, provoquant des maladies[35]. Très tôt dans le développement de la maladie cœliaque, les jonctions serrées sont ouvertes[36] du fait de la désorganisation des protéines qui les composent, causant des dommages intestinaux sévères[37]. Le dérèglement des protéines des jonctions serrées est directement induit par l'exposition à la gliadine[38]. De nombreuses évidences suggèrent que l'augmentation de la perméabilité intestinale jouerait également un rôle central dans la pathogenèse des autres maladies inflammatoires de l'intestin. Dans le cas de la maladie de Crohn, on a observé chez un certain nombre de patients une augmentation de la perméabilité de l'épithélial intestinal environ un an avant le stade clinique de la maladie[39]. Cela indique que l'excès de perméabilité intestinale serait un événement précoce dans le développement de la maladie.

Le processus auto-immun pourrait être arrêté

Initialement, on pensait qu'une fois que le processus d'auto-immunité était activé, il était irréversible[40]. Une nouvelle vision suggère que le processus auto-immun pourrait être arrêté si le bon fonctionnement de la barrière intestinale est rétablie à la suite de l'élimination du ou des facteurs environnementaux qui interagissent négativement avec des facteurs génétiques de prédisposition à des maladies auto-immunes[41]. La suppression du gluten dans l'alimentation des individus ayant une suceptibilité génétique à la maladie cœliaque amène la réparation graduelle de la muqueuse intestinale et le recouvrement d'un fonctionnement intestinal normal. L'influence de la diète sans gluten montre bien que les facteurs environnementaux sont au moins aussi importants dans le développement de la maladie cœliaque que la susceptibilité génétique[42].

Le diabète de type 1 et la flore intestinale

On sait depuis plusieurs années que le développement du diabète de type 1 résulte d'une susceptibilité génétique et de facteurs liés à l'environnement. Le diabète de type 1, à la différence du diabète de type 2, est insulino-dépendant. Cela signifie qu'il s'agit d'une maladie auto-immune au cours de laquelle les cellules du pancréas qui sécrètent l'insuline sont détruites. De nombreuses données récentes suggèrent que la susceptibilité génétique au diabète de type 1 aboutit à la maladie lorsque les facteurs environnementaux suivants sont présents: une flore intestinale anormale, une muqueuse intestinale trop perméable et une altération de l'immunité de la muqueuse intestinale[43]. Il est reconnu que la présence d'une flore intestinale commensale (flore normale qui participe au bon fonctionnement de l'intestin) durant l'enfance est critique pour un développement physiologique normal ainsi que le bon développement et la stimulation du système immunitaire inné et adaptatif[44]. Des études scientifiques réalisées sur des animaux de laboratoire ont montré que des changements dans la flore microbienne peuvent entraîner l'apparition d'un diabète auto-immun et que la prise de probiotiques par des souris NOD (diabétiques non obèses) amène la sécrétion de cytokines anti-inflammatoires qui préviennent le développement de diabète de type 1[45].

Hyperméabilité de la muqueuse intestinale

Des études ont démontré que, lorsqu'il y a une propension à développer un diabète de type 1 ou d'autres maladies auto-immunes, on observe souvent que la barrière intestinale est anormalement perméable[46], ce qui serait dû à une altération des jonctions serrées situées entre les cellules épithéliales de la muqueuse intestinale[47]. Du fait de la perméabilité accrue de la muqueuse intestinale, le système immun intestinal se trouve davantage exposé aux antigènes étrangers[48]. Ce phénomène favoriserait le développement du diabète de type 1.

L'immunité intestinale

Le troisième élément qui joue un rôle clé dans le développement du diabète de type 1 est l'immunité intestinale. Des examens de biopsies prélevées chez des enfants affectés par le diabète de type 1 montrent une activation du système des cytokines dans la lamina propria, le site où résident les cellules immunitaires sous l'épithélium intestinal[49]. Chez des individus affectés par le diabète de type 1, on a de plus rapporté une réponse aberrante à l'égard de la nourriture, qui se traduit par une augmentation de l'immunité envers le blé et le lait de vache, ce qui pourrait favoriser l'inflammation de l'intestin[50]. Ce phénomène n'a pas été observé sur des biopsies provenant d'enfants en santé[51]. Toutefois, une fois la maladie installée, un régime excluant ces substances ne modifie pas la réponse auto-immunitaire des patients atteints de diabète de type 1[52]. On soupçonne actuellement que des entérovirus (virus entrant dans l'organisme par le système gastro-intestinal) pourraient déclencher les problèmes d'immunité intestinale chez les patients atteints de diabète de type 1. Ainsi, les entérovirus, en modifiant la sécrétion de cytokines, induiraient une augmentation de la perméabilité de l'intestin, pouvant mener à un accroissement de l'immunité envers les protéines alimentaires[53].

Une étude pilote menée sur une période moyenne de 4,7 ans chez des enfants génétiquement susceptibles de développer le diabète de type 1 a permis de réduire de 50 % les réactions auto-immunitaires dirigées contre les cellules du pancréas (cellules qui sécrètent l'insuline). Ce résultat a été obtenu lorsque les enfants étaient nourris pendant une période minimale de 6 à 8 mois avec une formule à base de caséine hydrolisée (une protéine du lait décomposée en ses différents acides aminés) plutôt qu'avec une préparation ordinaire à base de lait de vache[54]. Les auteurs sont d'avis que cette modification du régime alimentaire normaliserait la composition de la flore microbienne intestinale, donc diminuerait la perméabilité intestinale et, par le fait même, les phénomènes inflammatoires puisque l'exposition aux antigènes alimentaires serait retardée jusqu'au moment où l'intestin arrive à une maturation suffisante.

La fibromyalgie et la flore intestinale

La fibromyalgie, une condition d'hypersensibilité du système musculo-squelettique, montre de façon éloquente le lien existant entre la surcroissance des bactéries dans l'intestin grêle et l'hypersensibilité des cellules en général[55]. L'intensité des douleurs causées par la fibromyalgie serait corrélée avec le degré de surcroissance des bactéries de l'intestin grêle[56]. Cette maladie est généralement liée à une augmentation de la perméabilité de l'intestin[57]. L'hyperméabilité intestinale est en étroit rapport avec le développement de la maladie, puisque les substances alimentaires ou bactériennes traversant une muqueuse intestinale altérée seraient mises en contact de façon anormale avec le système immunitaire intestinal et extra-intestinal[58]. Par la suite, ces substances pourraient stimuler des cellules du système immunitaire qui causeraient des maladies systémiques telles que des maladies intestinales inflammatoires, des allergies et des maladies arthritiques[59]. Il y aurait un lien entre la fibromyalgie et le syndrome de l'intestin irritable puisque entre 30 et 75 % des patients souffrant de fibromyalgie présentent des symptômes de l'intestin irritable[60]. Le rôle joué par les microbes intestinaux dans la fibromyalgie est suggéré par deux études montrant qu'entre 84 % et 100 % des patients souffrant de fibromyalgie ont été testés positivement pour la production de gaz hydrogène/méthane[61]. Ces observations suggèrent qu'une croissance excessive des bactéries dans l'intestin grêle et une microflore intestinale anormale peuvent contribuer à induire une hypersensibilité somatique ou viscérale chez les patients qui ont reçu un diagnostic de syndrome de l'intestin irritable, ou de fibromyalgie, ou les deux[62].

La polyarthrite rhumatoïde et la flore intestinale

La polyarthrite rhumatoïde est une maladie auto-immunitaire dans laquelle le système immunitaire attaque les articulations. L'inflammation débute au niveau de l'enveloppe de l'articulation, soit la synoviale, elle provoque généralement de la douleur et entraîne graduellement des lésions permanentes. La maladie peut affecter aussi les yeux, les poumons et le cœur.

Les études ayant pour but l'analyse de la relation entre la diète et la polyarthrite rhumatoïde sont rares et souvent contradictoires, ce qui peut s'expliquer par la complexité des études épidémiologiques[63].

Une recherche publiée en 2007 est venue appuyer la thèse selon laquelle la polyarthrite rhumatoïde résulte d'une réaction à l'égard des antigènes alimentaires et que le processus de la maladie commence à l'intérieur de l'intestin[64]. Cette recherche vient confirmer des études antérieures qui avaient démontré qu'un régime alimentaire sans viande, sans gluten ou céréales et sans produits laitiers améliorait les symptômes de patients souffrant de polyarthrite rhumatoïde[65]. Il faut noter qu'une étude menée sur 82 063 femmes entre 1980 et 2002 éliminait la viande rouge, le poulet et le poisson comme facteurs susceptibles de déclencher une polyarthrite rhumatoïde[66]. Dans l'étude mentionnée plus haut[67], un groupe de patients atteints de polyarthrite rhumatoïde en phase active était alimenté pendant deux semaines à l'aide d'une diète élémentaire, c'est-à-dire un régime excluant les protéines et comprenant seulement des acides aminés, des mono/disaccharides et des triglycérides avec ajout de vitamines et des traces de minéraux. Les contrôles, qui étaient également des patients atteints de polyarthrite rhumatoïde en phase active, recevaient un traitement de prednisolone, à raison de 15 mg/jour pendant deux semaines. La prednisolone est un médicament anti-inflammatoire administré aux patients atteints de polyarthrite rhumatoïde pendant des périodes n'excédant pas deux semaines[68]. À la fin de l'étude, tous les paramètres cliniques normalement évalués chez les patients atteints de polyarthrite rhumatoïde étaient améliorés pour les deux groupes, à l'exception de l'enflure au niveau des jointures dans le groupe qui suivait le régime élémentaire. Les résultats obtenus démontrent que le régime élémentaire est aussi efficace qu'un traitement avec un anti-inflammatoire tel que la prednisolone pour améliorer les signes cliniques des patients souffrant de polyarthrite rhumatoïde. Cette étude vient appuyer la thèse selon laquelle la polyarthrite rhumatoïde serait due, chez les individus prédisposés génétiquement, à une réaction à des antigènes alimentaires, le processus pathologique prenant son origine au niveau intestinal[69].

Une équipe de chercheurs dirigée par Ebringer tente depuis plusieurs années de démontrer l'existence d'un lien entre la bactérie

Proteus mirabilis et l'arthrite rhumatoïde[72]. Ce lien consisterait dans la présence de similitudes entre des antigènes protéiques appartenant à la fois à *Proteus mirabilis* et à des antigènes tissulaires de l'hôte. Ces similitudes entraîneraient comme conséquence qu'une réponse immunitaire qui était dirigée au départ contre un pathogène microbien serait redirigée vers certains tissus de l'hôte. Ce phénomène appelé mimétisme moléculaire s'accorde avec l'hypothèse de base du Dr Seignalet selon laquelle les infections bactériennes seraient à l'origine de l'hyperméabilité de l'intestin grêle et selon laquelle aussi certains antigènes bactériens seraient la cause des réactions d'auto-immunité. Il faut souligner toutefois que *Proteus mirabilis* ne serait pas le seul microorganisme à présenter des ressemblances avec des protéines de l'hôte[71]. Comme nous l'avons vu plus haut, la susceptibilité génétique à développer des réactions d'auto-immunité dépend de facteurs de risque tels que la présence de certaines molécules HLA à la surface des cellules, molécules qui constituent en quelque sorte un passeport établissant notre «soi». Dans le cas de la polyarthrite rhumatoïde, on sait maintenant que les individus qui possèdent l'antigène HLA-DR1-4 sur leurs cellules sont sujets à développer cette maladie. On sait également que, pour que la maladie se développe, la sensibilité génétique ne suffit pas, il faut en outre un facteur déclenchant provenant de l'environnement. Dans ce cas-ci, il est possible qu'une infection à *Proteus mirabilis* agisse comme facteur déclenchant en entraînant la formation de clones de lymphocytes antérieurement séquestrés ou interdits parce qu'apparentés au soi, qui s'attaqueraient au collagène des articulations[72].

Conclusion

Avant les années 1980, la médecine traditionnelle n'avait pas encore réalisé à quel point la microflore intestinale humaine joue un rôle déterminant dans le maintien de la santé et dans les maladies humaines. Notre alimentation moderne semble perturber l'homéostasie, c'est-à-dire l'équilibre de la microflore intestinale, chez un nombre significatif d'individus qui présentent une fragilité génétique, et le phénomène devient de plus en plus courant chez les gens âgés. En réponse à la surcroissance des bactéries intestinales dans l'intestin grêle, la réponse immunitaire d'un individu risque d'être perturbée surtout s'il y a des facteurs héréditaires qui prédisposent à certaines maladies. Le mode d'alimentation occidental, la réponse de l'hôte et le passage d'antigènes bactériens et alimentaires à travers une muqueuse intestinale devenue trop perméable peuvent expliquer les manifestations cliniques observées dans de nombreuses maladies. Il est essentiel de reconnaître le rôle que jouent les interactions entre un hôte et sa flore intestinale dans le développement des maladies inflammatoires chroniques pour être en mesure d'établir un diagnostic juste et un traitement efficace.

4. Un élément essentiel de la théorie nutritionnelle du Dr Seignalet repose sur l'opposition entre l'alimentation ancienne et l'alimentation moderne

Le régime ancestral et le régime moderne

Le régime ancestral est apparu au paléolithique, lequel correspond à l'ère au cours de laquelle les préhominidés (primates bipèdes ayant fait leur apparition il y a environ 25 millions d'années) puis les hominidés (apparus il y a environ 6 millions d'années) se sont transformés physiquement pour aboutir durant le paléolithique supérieur à *Homo sapiens* (il y a environ 200 000 ans). Le régime du chasseur/cueilleur qui s'est développé durant l'ère du paléolithique a subi des transformations radicales il y a environ 10 000 ans, à l'ère du néolithique[73].

Ainsi, les besoins alimentaires des humains ont été définis par sélection naturelle durant des millions d'années au cours desquelles les ancêtres préhominidés puis les hominidés et par la suite *Homo sapiens* ont consommé des aliments qui provenaient exclusivement d'animaux sauvages et de végétaux non cultivées[74]. Ce mode d'alimentation a influé sur le développement et la sélection des caractéristiques génétiques des humains actuels, tels la masse et la forme du corps, la capacité de locomotion, l'appareil de mastication, les étapes de croissance et de développement, la taille relative du cerveau, les activités métaboliques, et en particulier la spécificité des enzymes digestives, etc.[75] Le passage à l'ère du néolithique il y a environ 10 000 ans correspond à la période au cours de laquelle les hommes se sont sédentarisés. Trois grands changements se sont alors produits: la domestication des céréales, principalement le blé et l'orge, l'élevage de chèvres et de vaches fournissant du lait et la cuisson de nombreux aliments. Cette période qui débuta avec le néolithique représente moins de un pourcent de la période qui a été le témoin du développement évolutif de l'homme. Les changements survenus au néolithique ont abouti au cours des deux derniers siècles au développement de la production industrielle de la nourriture[76].

Étant donné la lenteur de l'évolution, les changements liés à l'agriculture et à l'industrialisation ont été trop rapides pour que le génome humain ait eu le temps de s'y adapter. Cela est démontré par des études anthropologiques qui ont établi que les humains actuels ont les mêmes caractères génétiques que les hommes du paléolithique et que nous sommes par conséquent adaptés à un mode nutritionnel qui s'est élaboré dans la période qui a précédé l'agriculture[77]. Les humains de la période pré-agriculture étaient des chasseurs/cueilleurs nomades qui se nourrissaient de gibier, de poisson, de fruits, de légumes, de plantes non cultivées, et de miel lorsque c'était possible. Ils ne consommaient pas de produits laitiers, sauf le lait de leur mère, ni huiles, ni sels, ni nourriture transformée, ni sucres raffinés. Comparée à la nourriture occidentale actuelle, la nourriture du paléolithique fournissait beaucoup plus de fibres solubles et insolubles, et de deux à dix fois plus de micronutriments. En fait, les grains céréaliers ont commencé à interagir avec le génome humain il y a seulement environ 10 000 ans, et aucun primate vivant en liberté, à l'exception des humains, ne consomme ce type d'aliment. Depuis l'avènement de l'agriculture, les céréales telles que le blé, le riz et le maïs procurent aux humains de 40% à 90% de leurs besoins énergétiques, contrairement à ce qui s'est passé au cours des milliers d'années qui ont précédé l'ère de l'agriculture[78].

Industrialisation de l'alimentation

Le XXe siècle a vu se développer l'industrie agroalimentaire qui a entraîné des changements dans la préparation des huiles, dans l'alimentation des animaux d'élevage et dans la façon de cultiver les plantes, dans les méthodes d'élevage et de culture, les nouvelles méthodes débouchant souvent sur une carence en vitamines et surtout en minéraux[79]. Des changements aussi radicaux dans l'alimentation durant une si courte période par rapport à la durée de l'évolution humaine peut probablement expliquer la susceptibilité aux maladies chroniques qui affectent de 50% à 65% des individus de plus de cinquante ans dans la plupart des pays occidentaux[80]. Il est important de noter que les maladies chroniques liées à un régime sont rares ou complètement absentes chez les peuples chasseurs-cueilleurs ou chez les peuples qui ne sont pas occidentalisés. On peut objecter que la durée moyenne de vie de ces populations est très inférieure à celles des pays industrialisées, ce qui peut expliquer les différences observées. Par contre, si on considère les années 1950-1970 dans les pays occidentaux, on a mis en évidence le fait que les maladies inflammatoires chroniques, telles que le diabète de type 2, les différents types d'arthrite, les cancers et les maladies cardiaques, étaient beaucoup moins fréquentes chez les gens âgés de plus de cinquante ans qu'elles ne le sont actuellement.

En résumé, pendant des millions d'années, les hominidés et leurs descendants ont consommé une nourriture non transformée à laquelle leurs enzymes et mucines s'étaient adaptées au cours de l'évolution. L'alimentation moderne, qui remonte à la période néolithique, est riche en nouvelles molécules, auxquelles nos enzymes et mucines ne seraient pas nécessairement bien adaptées. La situation s'est aggravée au xxᵉ siècle, et plus particulièrement depuis les années 1980, en raison de l'industrialisation massive de l'agroalimentaire et de la mondialisation du mode nutritionnel.

5. Les céréales domestiques : une problématique alimentaire

Selon les références citées par Seignalet, les céréales désignent des espèces végétales dont les grains servent sous leur forme entière ou réduite en farine, à la nourriture des hommes et des animaux domestiques. Sont considérés comme des céréales le blé, l'orge, le seigle, l'avoine, le sarrasin, le riz, le mil, le millet, le sorgho, le maïs et les autres céréales apparentées. La plupart des céréales sont des graminées, le sarrasin faisant partie des exceptions.

Les céréales contiennent en moyenne 10 % de protéines, peu de lipides, beaucoup de glucides, des sels minéraux et des vitamines. Pendant la préhistoire, les cueilleurs/chasseurs consommaient déjà des graines de graminées sauvages, mais en petites quantités[81]. De nos jours, la pyramide nutritionnelle basée sur les grains est à l'opposé de l'expérience nutritionnelle correspondant à l'évolution des hominidés. Actuellement, les céréales représentent les deux tiers des calories et la moitié des protéines absorbées par les humains.

Les changements de structure des céréales

Depuis les débuts de l'agriculture, les céréales ont subi de nombreuses modifications et celles-ci sont dues à plusieurs causes : a) une sélection initiale à partir des populations sauvages de graminées pour ne retenir que les formes adaptées à la culture ; b) une sélection qui ne conserve pour les semis ultérieurs que les grains provenant des plus beaux épis, des grains plus volumineux qui résultent souvent de mutations génétiques, avec la conséquence que leurs protéines peuvent différer de celles des grains d'origine ;

c) les hybridations; d) la transplantation dans un nouveau milieu, ce qui implique une sélection des variants les mieux adaptés.

Les modifications subies par le blé, le riz et le maïs,
selon la revue de la littérature effectuée par Seignalet

L'ancêtre du blé, il y a environ 10 000 ans, possédait le génome diploïde AA avec sept paires de chromosomes. Des hybridations, des mutations et des recombinaisons ont conduit aux blés durs qui proviennent d'une céréale tétraploïde ayant 14 paires de chromosomes. Le blé dur sert à la fabrication des pâtes et de la semoule. Le blé kamut, dont on dit souvent qu'il est ancestral, est lui aussi transformé puisqu'il possède 14 paires de chromosomes. Le blé tendre ou froment possède 21 paires de chromosomes, il sert à la fabrication du pain, des pizzas, des croissants, des gâteaux, des biscuits et de la farine de blé. L'orge et le seigle ont sept paires de chromosomes et sont diploïdes, ils auraient des ancêtres communs avec le blé. Le blé est très proche de l'orge, un peu moins du seigle, un peu moins encore de l'avoine. Il est très éloigné du riz, du maïs et des céréales africaines. Le pain associe des grains d'amidon et des protéines dont certaines vont former, au cours du pétrissage, un réseau nommé gluten. Le riz possède 12 paires de chromosomes. Le riz se distingue des autres céréales en ceci que, malgré les manipulations effectuées par les agriculteurs, il a toujours tendance à revenir à son état sauvage initial. Le riz moderne est donc à peu près identique au riz préhistorique. Le maïs descend de la téosinte dont il se différencie par cinq mutations majeures et plusieurs mutations mineures. Il n'existe plus aujourd'hui de maïs sauvage.

Les effets nocifs des céréales

Les données citées par le Dr Seignalet indiquent que le blé et, à un degré moindre, le maïs ont été mis en cause dans plusieurs maladies: il s'agit de la polyarthrite rhumatoïde, de la sclérose en plaques, de la maladie cœliaque, de la dermatite herpétiforme, de certaines migraines, du diabète de type 1, de la schizophrénie et de la maladie de Crohn.

Seignalet était d'avis que le danger des céréales résidait dans la structure de certaines protéines du blé, du maïs et des céréales apparentées. Ces protéines auraient subi de profondes mutations au cours de la préhistoire. Seignalet affirmait que les enzymes et les mucines de certains humains n'étaient pas bien adaptées à ces mutations. Il a émis l'hypothèse que les protéines des céréales devenaient nuisibles après la cuisson du fait des nouvelles transformations quelles avaient subies. Cette hypothèse était liée au fait que tous les produits céréaliers sont cuits ou obtenus par des techniques requérant une température élevée. Selon lui, les protéines du riz, même altérées par la cuisson, étaient beaucoup mieux tolérées.

Études récentes confirmant la nocivité des céréales

L'hypothèse de Seignalet sur la nocivité des céréales résultant de leur transformation par des traitements à des températures élevées est maintenant confirmée. Les résultats scientifiques qui démontrent la réalité de cette hypothèse sont exposés en détail au chapitre 4, n° 7. Plusieurs problèmes de santé liés à la consommation de céréales ont été décelés à la suite de la découverte en 2003 de récepteurs pour des produits toxiques découlant de la cuisson à haute température des céréales. Au départ, le blé fait partie des huit aliments les plus allergènes, ceux-ci provoquant plus de 90% des réponses d'allergie[82]. Ces allergies sont associées à plusieurs protéines du blé, la plus importante étant le gluten[83]. Toutefois les phénomènes d'intolérance, qui, contrairement aux allergies, ne mettent pas en jeu nécessairement la présence d'anticorps propres à certaines céréales, semblent beaucoup plus répandus que les allergies. Ainsi, la maladie cœliaque (inflammation chronique de l'intestin) affecterait 1% de la population occidentale[84], alors que la dermatite herpétiforme* aurait une incidence qui se situerait entre 0,2% et 0,5%[85]. Le gluten jouerait un rôle de cofacteur dans la maladie cœliaque. Cette maladie toucherait les individus génétiquement prédisposés, car on a décelé la présence de l'antigène HLA-DQ2 chez environ 95% des patients atteints ainsi que la présence de l'antigène HLA-DQ8 chez 6% d'entre eux[86]. La maladie cœliaque résulterait donc d'une réponse auto-immunitaire déclenchée par le gluten chez certains individus prédisposés génétiquement[87].

Des maladies auto-immunes telles que la polyarthrite rhumatoïde seraient plus fréquentes chez les patients cœliaques et leurs familles[88]. Également, des associations entre le blé, la maladie cœliaque et la schizophrénie ont été établies[89]. D'autres associations entre la sensibilité au gluten et des symptômes neurologiques, malgré l'absence de dommages à la muqueuse intestinale, ont été observées[90], comme cela a été le cas avec l'ataxie sporadique[91]. La sensibilité au gluten a également été mise en relation avec l'eczéma[92], le syndrome de l'intestin irritable[93], des migraines[94], des psychoses aiguës[95] et d'autres maladies neurologiques[96]. Une relation avec l'autisme a aussi été rapportée[97]. Certains médecins recommandent pour les enfants souffrant d'autisme un régime sans gluten et sans produits laitiers[98].

Un certain nombre de travaux de recherche suggèrent que le gluten chez les personnes génétiquement sensibles affecterait en premier lieu le système nerveux[99]. Cela expliquerait pourquoi de faibles quantités de gluten peuvent entraîner à la fois des réactions pathologiques sérieuses et des symptômes aussi variés. On estime qu'au moins une personne sur 10 est affectée par le gluten[100]. Dans bien des cas, la maladie est silencieuse au niveau intestinal et elle n'est pas diagnostiquée. Il est donc essentiel de bien comprendre le syndrome du gluten si on veut préserver la santé de l'ensemble de la communauté[101]. Non seulement le gluten mais également plusieurs

---

* Dermatite herpétiforme : affection cutanée chronique et bénigne caractérisée par une sensation intense de brûlure et par des démangeaisons.

protéines céréalières sont susceptibles de déclencher des phénomènes d'inflammation chronique qui causent de nombreuses maladies.

6. Le problème des laits animaux

Les effets nocifs des produits laitiers recensés par Seignalet

Pendant plusieurs millions d'années, les ancêtres de l'homme et *Homo sapiens* n'ont pas consommé d'autre lait que le lait maternel. La domestication des espèces laitières aurait débuté il y a environ 10 000 ans. La consommation de laits animaux et de ses dérivés aurait commencé à cette époque. La sélection des vaches laitières est relativement récente, et c'est surtout à partir du milieu du XXe siècle que le lait de vache et ses dérivés ont commencé à occuper une place de choix dans l'alimentation des enfants et des adultes, particulièrement en Amérique.

Selon Seignalet, la consommation régulière de produits laitiers peut entraîner des effets néfastes sur la santé, dont plusieurs maladies inflammatoires chroniques.

Le lait de femme et le lait de vache

Le lait humain, selon de nombreux auteurs, serait le seul aliment réellement adapté aux besoins du nouveau-né et du jeune enfant. Lorsque l'on compare le lait de femme avec le lait de vache, on observe des différences importantes en ce qui a trait au développement du jeune enfant par rapport à celui du jeune veau. Ainsi, le lait de vache contient 32 g/l de protéines, comparativement à 9 g/l pour le lait de femme. De plus, la caséine* représente 80 % du total des protéines du lait de vache, comparativement à 17 % pour le lait de femme. Cette différence s'explique probablement par le fait que la croissance des veaux est beaucoup plus rapide que celle des

---

* Caséine : mélange de substances correspondant aux protéines qui sont précipitées à partir du lait à pH 4,6 alors que les protéines qualifiées de petit lait (*whey*) restent en solution à ce pH.

humains, les veaux doublant leur poids de naissance en 36 jours, comparativement à 105-126 jours pour les nourrissons[102].

Protéines du lait de vache et maladies humaines

Des études récentes tendent à démontrer que le variant A1 de la bêta-caséine est une protéine particulièrement fréquente dans le lait des vaches Holstein et des autres races prédominantes dans nos cheptels. Ce variant pourrait jouer un rôle dans le développement de maladies humaines[103]. Des études épidémiologiques effectuées en Nouvelle-Zélande suggèrent que la consommation de bêta-caséine A1 serait associée à un taux plus élevé de mortalité nationale lié aux maladies cardiovasculaires[104]. Une autre différence notable entre le lait humain et le lait de vache est la présence dans le petit lait humain de la protéine prédominante alpha-lactalbumine, alors que, chez la vache, la protéine dominante est la bêta-lactoglobuline, absente dans le lait humain[105].

Développement du cerveau humain et allaitement

Une autre différence majeure réside dans le fait que les glucides et les lipides complexes que l'on retrouve dans le lait humain favorisent un développement beaucoup plus complexe du cerveau des nourrissons, ce dernier se développant beaucoup plus lentement que celui des veaux. Cette longue maturation est en relation avec les facultés intellectuelles des humains. Une méta-analyse portant sur 11 études contrôlées montre que le lait humain, en comparaison des formules lactées de lait de vache, est associé à une élévation de 3,2 points du quotient intellectuel (QI) des enfants. Cette différence a été observée dès l'âge de six mois et elle a été maintenue jusqu'à l'âge de quinze ans, cet âge étant le dernier qui ait été considéré dans l'étude. Plus la durée de l'allaitement était longue, plus la différence entre les deux méthodes d'allaitement sous le rapport du développement cognitif était grande[106].

Effets protecteurs de l'allaitement

De nombreuses études montrent que l'allaitement protège contre plusieurs pathologies. Une revue de la littérature couvrant les années 1966-2001 conclut que l'allaitement préserve des maladies atopiques ou des allergies. D'autres recherches suggèrent que l'allaitement prémunit contre l'asthme, le diabète de type 1, la maladie de Crohn et la colite ulcérative[107].

Selon Seignalet, le fait que le lait de vache contient trois fois plus de calcium et de fer que le lait de femme n'est pas non plus sans conséquences. Ces minéraux sont mal absorbés par la muqueuse intestinale de l'enfant, ce qui entraîne parfois paradoxalement une carence en fer et en calcium alors que le bébé nourri au lait maternel ne souffre d'aucune carence. En ce qui concerne les facteurs de croissance contenus dans le lait de vache, Seignalet rappelle que ces derniers ont pour but de faire prendre au veau plus de 100 kilos en un an, ce qui ne convient pas à l'humain.

*Recherches récentes confirmant l'existence de relations
entre les produits laitiers et les maladies chroniques*

Des recherches récentes apportent de nouvelles données qui viennent appuyer fortement l'hypothèse suivant laquelle le lait provenant des animaux favorise l'apparition de maladies chroniques chez l'humain. Selon le professeur Melnik[108], le fait de consommer des protéines de lait animal constitue un facteur environnemental qui contribuerait au déclenchement de la plupart des maladies chroniques présentes dans les sociétés occidentales. Les organismes dédiés à la promotion d'une saine alimentation recommandent fortement la consommation de lait et de produits laitiers, mais il semble qu'on ait négligé de prendre en compte les effets négatifs à moyen et à long terme de ces produits sur la santé. Les effets particulièrement négatifs de la consommation de produits laitiers seraient en grande partie dus aux changements de l'équilibre hormonal entre l'insuline, l'hormone de croissance et l'hormone IGF-1 (*insulin-like growth factor -1*), dont la structure ressemble à celle de l'insuline[109]. Ces changements entraîneraient une augmentation de l'insuline dans le sang et, par voie de conséquence, une augmentation constante du niveau sérique de l'hormone IGF-1 ainsi qu'un développement du diabète de type 2 et d'autres maladies chroniques chez les individus génétiquement prédisposés.

L'hormone IGF-1 et le cancer

L'hormone IGF-1 est un puissant mitogène (activateur de la multiplication cellulaire) qui, lorsqu'il se lie à son récepteur dans les différents tissus, induit une prolifération cellulaire et inhibe l'apoptose[110]. L'apoptose correspond à la mort cellulaire programmée, c'est-à-dire à un suicide cellulaire commandé à l'aide d'un signal. Il s'agit d'une activité particulièrement bénéfique dans le cas de cellules anormales et/ou cancéreuses. Parce que l'hormone IGF-1 peut empêcher le suicide de cellules anormales, elle possède les caractéristiques d'un activateur de tumeurs[111]. Différentes études ont démontré la présence d'une corrélation entre des taux sériques élevés d'IGF-1 et une augmentation de l'incidence du cancer colorectal, du sein, des ovaires, de l'utérus, de la prostate et des poumons[112]. Des études de longue durée menées en Scandinavie sur 25 892 Norvégiennes ont montré clairement que la consommation quotidienne de plus de 750 ml de lait donnait un risque relatif de 2,91 de développer un cancer du sein par rapport à 1,0, chiffre correspondant à un résultat neutre[113]. Curieusement, ce risque relatif de 2,91 n'est pas publicisé, alors que l'étude WHI[114] avec un risque relatif de 1,26 de développer un cancer du sein à la suite de la prise d'hormones féminines a bénéficié d'une publicité monstre dans les journaux et auprès des médecins. De nombreuses patientes ont dû arrêter un traitement qui améliorait leur qualité de vie à la suite de la parution d'une étude dont le protocole comportait des faiblesses notables, ainsi que le fait ressortir la gynécologue Sylvie Demers dans son livre *Hormones au féminin*[115].

Produits laitiers et augmentation du taux d'insuline dans le sang

Le lait de vache contient de 4-50 ng/ml d'IGF-1 actif. De hauts niveaux d'IGF-1 sont encore détectables après la pasteurisation et l'homogénéisation du lait. Les IGF-1 humains et bovins ont les mêmes séquences d'acides aminés et, par conséquent, les IGF-1 bovins se lient aux récepteurs humains[116]. Une forte consommation de lait chez les humains serait associée à une augmentation de 10% à 20% du niveau de l'hormone IGF-1 circulant chez les adultes et de 20% à 30% chez les enfants[117]. Cela explique probablement pourquoi les produits laitiers ont des index insulinémiques (augmentation de la quantité d'insuline dans le sang à la suite de l'ingestion d'un glucide) 3 à 6 fois plus élevés que leur index glycémique[118] (augmentation de la quantité de sucre dans le sang à la suite de l'ingestion d'un glucide). Cela vaut aussi bien pour le lait écrémé que pour le lait complet, ce qui indique que c'est la fraction des protéines du lait qui serait responsable de l'augmentation de l'insuline dans le sang[119]. Le fait que la consommation de lait même écrémé a été reliée à des cas de diabète de type 2 va dans le même sens[120]. À l'exception du fromage, qui a un index insulinémique deux fois moins élevé que le lait (caractéristique qui n'a pas pu encore être expliquée), tous les produits laitiers, à savoir le yaourt, la crème glacée, le fromage cottage et les produits faits de lait fermenté, ont des effets importants sur l'insulinémie[121]. Les produits laitiers élèvent le taux d'IGF-1 plus qu'aucun autre aliment source de protéines, y compris la viande. Une conséquence de l'hyper-insulinémie est l'acquisition de la résistance à l'insuline, ce qui peut contribuer à augmenter de façon excessive le poids du nouveau-né et favoriser l'obésité et le diabète de type 2[122]. Ces observations sont appuyées par des résultats cliniques qui démontrent des taux d'IGF-1 sériques élevés chez les enfants obèses. Les enfants nourris au sein présentent à deux mois un taux sérique d'IGF-1 de 93,3 + -23,6 ng/ml, alors que ceux qui sont nourris avec une formule à base de lait de vache montrent un niveau d'IGF-1 de 129 + -39,8 ng/ml[123].

Stimulation de la sécrétion d'insuline et développement de maladies chroniques

Selon un article de Melnick[124] dont la revue de question fait le tour du problème, la consommation de lait de vache, en induisant une forte stimulation de l'insuline, de l'IGF-1 et un accroissement de la résistance à l'insuline, irait à l'encontre des principes physiologiques de nutrition élaborés au cours de l'évolution. Le fait de promouvoir la consommation de lait de vache en vue de favoriser la formation et la minéralisation des os découlerait donc de principes à courte vue. Ces recommandations ignorent des faits bien documentés démontrant le rôle joué par les protéines de lait de vache dans le développement des maladies cardiovasculaires, du diabète de type 1, de l'obésité, des maladies neurodégénératives, de l'acné, des maladies atopiques et auto-immunes, y compris différentes formes d'arthrite et certains cancers. Des taux élevés d'IGF-1 favoriseraient l'apparition de ces maladies, car ils ont un effet inhibiteur sur les mécanismes d'apoptose. Ce n'est pas un hasard si ces maladies affectent plus particulièrement les pays occidentaux, où la consommation de lait de vache et de produits laitiers est fortement encouragée. Ces travaux corroborent les hypothèses du Dr Seignalet, qui considérait que la composition du lait de vache élaborée au cours de l'évolution afin d'accélérer la croissance du veau convenait mal au lent développement de l'être humain, et en particulier de celui de son cerveau.

Corrélation entre la consommation élevée de lait chez les enfants et le diabète de type 1

En raison des énormes répercussions économiques qu'entraînerait la reconnaissance officielle de la nocivité du lait, on invoque le puissant argument de la controverse, comme ce fut longtemps le cas pour la cigarette. La controverse s'appuie sur le fait que l'inclusion du fromage dans les études fragilise la relation entre la consommation de protéines de lait de vache et le développement du diabète de type 1. Cet argument est contestable, car il a été démontré que le fromage, à la différence des autres produits laitiers, n'entraîne pas une augmentation marquée de l'insulinémie et du taux d'IGF-1 sérique[125]. Cependant, certaines corrélations paraissent des plus fondées : ainsi, la consommation de lait de vache chez les enfants de zéro à quatorze ans dans douze pays est en corrélation presque parfaite avec le diabète de type 1. Cela a été démontré dans une analyse publiée en 1991 qui indique que 94 % de l'incidence de cette maladie selon la variation géographique pouvait être expliquée par une différence dans la consommation de lait de vache[126]. En Finlande, où l'on consomme énormément de produits laitiers, le diabète de type 1 est 36 fois plus fréquent qu'au Japon, où l'on consomme peu de produits laitiers[127]. Selon une étude réalisée entre 1990 et 1999[130], un diagramme de l'incidence du diabète de type 1 chez les enfants âgés de moins de 14 ans dans 57 pays montre clairement que les pays où l'on consomme le plus de produits laitiers se situent tout au haut de l'échelle avec une incidence de plus de 15 cas diagnostiqués par 100 000 habitants par année. Le Canada vient au sixième rang avec plus de 20 cas de diabète de type 1 diagnostiqués par 100 000 habitants chaque année, alors que la Finlande se situe au premier rang avec environ 40 cas par 100 000 habitants par année[128].

Selon Melnick, nous devrions nous préoccuper particulièrement de la consommation du lait de vache durant la grossesse et la période postnatale. Ces périodes du développement de l'enfant sont déterminantes pour son développement futur, et ne devraient pas être influencées par un système de stimulation de la croissance élaboré par un mammifère autre que l'humain. Les changements hormonaux durant les premiers mois de la vie utérine et de la vie postnatale peuvent affecter par la suite la santé de l'individu devenu adulte, le prédisposant au cancer, aux allergies et aux autres maladies chroniques. Les études épidémiologiques, biochimiques, cliniques et les évidences circonstancielles militent en faveur de l'hypothèse selon laquelle la consommation de lait de vache constitue un danger important pour la santé et devrait être reconnue comme étant à l'origine de la plupart des maladies chroniques des pays industrialisés[122].

Industrialisation accélérée de la production laitière et maladies chroniques

Alors qu'entre 1925 et 1955, le diabète de type 1 était rare dans les pays occidentaux[129], l'incidence de ce diabète a augmenté annuellement d'environ 2,8 % depuis les années 1960, l'augmentation correspondant à celle de la consommation de produits laitiers[130]. À partir à peu près de la même époque, on observe également une augmentation progressive des maladies chroniques dans le monde occidental, laquelle augmentation coïncide avec l'industrialisation accélérée de notre alimentation[131]. Pour augmenter la production du lait, on a sélectionné des races particulières de vaches, on a changé leur alimentation et, dans bien des cas, ces animaux ont été produits «hors sol». En 1955, une vache française fournissait 2 000 kg de lait par lactation et couvrait ses besoins alimentaires avec l'herbe des prairies et le foin. Aujourd'hui la vache Prim'Holstein, très répandue dans nos cheptels, donne une moyenne de 9 100 kg de lait/lactation et peut même dépasser 11 000 kg/lactation. Pour atteindre ce niveau très élevé de productivité, on a donné aux vaches laitières des hydrates de carbone riches en amidon et rapidement absorbés. Il s'agit de blé, de maïs, d'orge et de soja généralement conservés par ensilage*, de mélasse et de dextrose. Ces derniers aliments induisent une résistance à l'insuline chez la vache qui la conduirait à développer le diabète si on la laissait vivre suffisamment longtemps[132].

Une résistance à l'insuline et, bien souvent, des diarrhées sont observées chez les veaux lorsqu'ils sont nourris de façon intensive au lait[133]. On administre également aux vaches laitières des hormones pour accroître leur productivité et des antibiotiques pour combattre entre autres la mammite, une inflammation courante des pis chez des vaches aussi sollicitées. Pour bien souligner l'importance de l'industrialisation dans la production du lait, on qualifie la vache laitière de «machine animale» et on la compare à un «engin mécanique», comme si elle était une automobile[134]. Il y a quelques années, la maladie de la vache folle a illustré de manière fragrante les modifications illogiques apportées au mode de nutrition des animaux herbivores. Cette maladie appelée encéphalopathie spongiforme bovine venait de la contamination des bovins suite à la consommation de farines à base de viande et d'os contaminés par des tissus nerveux d'animaux malades.

Il serait irréaliste de penser que les modifications considérables apportées à l'alimentation des vaches n'ont pas affecté certaines composantes du lait et par le fait même les produits dérivés. Est-ce un hasard si, depuis les années 1960, les taux de diabète de type 1 et d'autres maladies chroniques dans les pays occidentaux se sont accrus au même rythme que l'industrialisation, particulièrement celle de la production laitière? Un autre facteur qui contribue grandement à la nocivité des produits laitiers réside dans le fait que le lait est stérilisé à haute température. Les effets néfastes sur la santé du traitement à haute température des aliments sont traités plus loin dans ce chapitre.

---

* Ensilage : méthode de conservation du fourrage qui nécessite une fermentation bactérienne anaérobie (en absence d'oxygène) donnant un fourrage acide.

Consommation de produits laitiers et ostéoporose

En Occident, l'ostéoporose constitue un problème de santé majeur. L'ostéoporose est une maladie qui, en réduisant la masse osseuse et en altérant la microarchitecture du tissu osseux, amène la fragilisation de l'os et une augmentation des risques de fracture. Il s'agit d'une maladie multifactorielle qui met en jeu des facteurs génétiques, une déficience en hormones, principalement l'œstrogène et la parathormone[*], l'alimentation et le mode de vie, et plus spécialement l'exercice physique. Cela explique que, même si le calcium est un composant essentiel du squelette, la santé osseuse est un phénomène beaucoup trop complexe pour qu'on se limite à recommander la prise de calcium et de vitamine D. Il est maintenant évident que la prise de quantités adéquates de calcium et de vitamine D ne protège pas à elle seule, de façon efficace, contre la perte osseuse, spécialement à un âge avancé[135]. L'exercice physique régulier serait un excellent moyen de protéger globalement sa santé et, à partir de la ménopause, d'assurer la solidité des os[136].

Comme de multiples facteurs contribuent au développement de l'ostéoporose, il est difficile de discerner les différentes interactions entre ces facteurs et de déterminer les moyens de lutter efficacement contre cette maladie. Le fait de présenter les produits laitiers comme une panacée contre l'ostéoporose en avançant comme raison qu'ils sont riches en calcium et en protéines n'est pas justifié. De nombreux travaux scientifiques ont montré que, malgré une augmentation de la consommation de produits laitiers, l'incidence de l'ostéoporose a augmenté de façon marquée au cours des trois dernières décennies. L'ostéoporose touche actuellement environ 25% des femmes ménopausées en Amérique du Nord. En

---

* Parathormone : hormone sécrétée par les glandes parathyroïdes. Cette hormone, en présence d'un équilibre acido-basique de l'organisme, a pour rôle d'augmenter, en association avec la vitamine D, l'absorption intestinale du calcium. Lorsque le taux d'acidité des liquides corporels est trop élevé, il y aurait une sécrétion excessive de parathormone qui entraînerait une déminéralisation et une résorption de la masse osseuse, favorisant l'apparition de l'ostéoporose chez les gens âgés.

fait, une femme sur deux et un homme sur cinq âgés de plus de cinquante ans subiront une fracture par suite de leur ostéoporose au cours du reste de leur vie[137]. L'ostéoporose entraîne un grand nombre de fractures et contribue à augmenter le taux de mortalité chez les aînés[138].

C'est dans les pays où l'on consomme le plus de produits laitiers et le plus de protéines animales que les taux de fractures osseuses ostéoporotiques sont les plus élevés[139]. Une étude sur la santé des femmes de l'Université Harvard qui a suivi plus de 75 000 infirmières pendant douze ans ainsi qu'une autre étude prospective conduite en Suède sur 60 689 femmes pendant onze ans, ont démontré que l'augmentation de la consommation de lait ne protégeait pas contre le risque de fracture ostéoporotique[140]. De plus, deux méta-analyses sur la consommation de lait ou de produits laitiers en relation avec le risque de fracture n'ont pas rapporté de réduction du risque de fracture avec une augmentation de la consommation de lait et de produits laitiers ou avec une augmentation du calcium dans le régime alimentaire[141].

Nutrition moderne et ostéoporose

Contrairement à l'alimentation des premiers humains qui était basée en grande partie sur des aliments riches en substances alcalines tels que les fruits et les végétaux non cultivés, le régime occidental comporte une forte consommation de viande, de produits laitiers, de céréales, d'aliments sucrés et de sel, ce qui entraîne un excès d'acidité qui n'est pas compensé par une consommation suffisante d'aliments alcalins tels que les fruits et les légumes. Le problème est lié au fait que le pH du sang est incompatible avec la vie s'il se situe à l'extérieur des valeurs alcalines comprises entre 7,32 et 7,42. Pour se protéger contre un excès d'acidité (excès d'ions H^+), notre organisme dispose donc d'un système tampon qui maintient le pH normal du sang. Ce système tampon remet dans la circulation sanguine des substances minérales alcalines, dont le calcium, le magnésium, le potassium, etc., qui se trouvent principalement dans les os et secondairement dans d'autres tissus comme le cartilage, les dents et les muscles[142]. La concentration en ions hydrogène est déterminante, car elle influe sur la structure et la fonction des protéines, la perméabilité des membranes cellulaires, la distribution des électrolytes et la structure du tissu conjonctif[143].

Chez les jeunes adultes, les reins répondent efficacement à l'acidose métabolique en augmentant l'excrétion des ions H⁺, minimisant ainsi les perturbations du pH sanguin[144]. Toutefois avec l'âge, chez la majorité des individus même en santé, la capacité des reins à excréter les ions hydrogène diminue, et cette diminution devient significative à partir de la cinquantaine[144]. Cela signifie qu'en prenant de l'âge l'organisme a tendance à s'acidifier, et il devient de plus en plus nécessaire d'augmenter la consommation quotidienne de fruits et de légumes. Les fruits et les légumes ont des propriétés alcalinisantes parce qu'ils sont métabolisés sous forme de bicarbonate (HCO_3 : molécule ayant un rôle tampon), ce qui permet non seulement de compenser la diminution des fonctions rénales, mais également de protéger ces mêmes fonctions[145].

Malheureusement, tous les sondages démontrent qu'en Amérique du Nord la consommation de fruits et de légumes est insuffisante chez la grande majorité des individus. Conséquemment, notre régime acide induit avec l'âge une acidose métabolique lente et progressive. On comprend que, après des années d'excès d'acidité, notre système tampon protecteur soit fortement mis à contribution et que la déminéralisation et la résorption des os s'accroissent avec l'âge, favorisant l'apparition de l'ostéoporose[146]. On a démontré qu'un régime riche en fruits et légumes constitue un élément protecteur contre l'ostéoporose car il est associé à une plus forte densité minérale du col du fémur et à la diminution des marqueurs biochimiques de résorption osseuse chez les femmes adultes pré et postménopausées[147]. Donc, une forte consommation de fruits et de légumes a pour effet de rendre les os plus solides ou au moins de conserver leur intégrité, car la digestion de ces aliments apporte une quantité appréciable de bicarbonate (substance alcalinisante), ce qui empêche l'organisme d'aller prendre des sels alcalins dans les os pour maintenir le pH légèrement alcalin du sang indispensable à la survie.

Enfin, la consommation importante de chlorure de sodium ou sel de table qui caractérise le régime occidental, lorsqu'elle est combinée à un régime acide, aurait pour effet d'augmenter encore davantage l'acidité des liquides corporels[148]. Les effets d'un tel régime s'amplifieraient avec l'âge à mesure que les fonctions rénales diminuent. Ils favoriseraient l'acidose métabolique et le développement de nombreuses maladies chroniques dont l'ostéoporose[149]. En se basant sur de nombreuses études scientifiques qui démontrent qu'une forte consommation de produits laitiers ne protège pas les femmes adultes contre les fractures, l'Organisation mondiale de la santé (OMS) recommande d'augmenter les activités physiques, de réduire la consommation de sel et de protéines animales et d'augmenter la consommation de fruits et de légumes pour lutter contre l'ostéoporose[150].

Sources alimentaires de calcium

Si la prise adéquate de calcium ne peut à elle seule régler le problème de l'ostéoporose, il reste qu'il s'agit d'un minéral indispensable à la bonne santé des os. Peut-on remplacer de façon efficace les produits laitiers comme source de calcium pour aider au développement des os et obtenir une meilleure santé osseuse?

Dans les pays occidentaux, le corps médical et les nutritionnistes recommandent fortement les produits laitiers pour assurer la croissance et la bonne santé des os. Toutefois, ainsi que nous l'avons vu plus haut, il est nécessaire de reconsidérer cette manière de voir, étant donné les effets néfastes à long terme de la consommation de lait de vache et des produits laitiers sur la santé humaine. De nombreux végétaux tels que les légumes verts et les légumineuses qui sont riches en fibres, en antioxidants, en micronutriments, en vitamines et en protéines végétales constituent d'excellentes sources de calcium tout en favorisant le maintien d'un poids santé[151]. De plus, le calcium contenu dans ces végétaux tend à être mieux absorbé que celui provenant des produits laitiers[152]. En fait, le calcium contenu dans les légumineuses et la plupart des légumes verts est absorbé chez l'humain dans une proportion de 40% à 64%, comparativement à environ 32% dans le cas du calcium contenu dans le lait[153]. Le seul fait de consommer des quantités adéquates de calcium et de vitamine D n'amène pas nécessairement une utilisation optimale du calcium. Une étude portant sur des adolescents en santé a montré que ceux dont le régime correspondait au régime méditerranéen, même s'ils ne consommaient pas davantage de calcium que ceux qui avaient un régime de type occidental, montraient une meilleure absorption et rétention du calcium et une baisse de l'excrétion urinaire du calcium[154]. Ce genre de régime assurerait une meilleure croissance osseuse et pourrait prévenir des maladies telles que l'ostéoporose. Il semble qu'il y ait une relation positive entre la consommation de fruits et de légumes, lesquels sont abondants dans le régime méditerranéen, et la minéralisation des os[155].

Liste des aliments qui contiennent des quantités intéressantes et bio-assimilables de calcium

Tous les aliments suivants contiennent des quantités intéressantes de calcium bio-assimilables: certaines eaux minérales alcalines riches en calcium (voir chapitre 6, section 2), le tofu ferme, les boissons de soja enrichis, le jus d'orange et de citron enrichis en calcium, les doliques à œil noirs, les graines de sésame, les amandes, le persil, les graines de lin, les pois chiches, les abricots secs, les figues séchées, le chou chinois, le chou vert, les algues, les haricots blancs, les haricots rouges, la roquette, les graines de tournesol, les tomates séchées au soleil, les arachides, les raisins de Corinthe, le bok choy, le brocoli, les choux de Bruxelles, les radis, le rutabaga[156].

Besoins quotidiens en calcium

Concernant les besoins quotidiens en calcium, il semble, d'après les travaux de Hunt et Johnson[157], qu'ils ont été surestimés. En fait, chez un individu qui se nourrit de façon adéquate, les besoins en calcium semblent se situer autour de 741 mg/jour et même 500 mg/ jour selon Heaney[158] au lieu d'environ 1200-1500 mg/jour, comme le suggèrent généralement les nutritionnistes en se basant sur les indications du *Guide alimentaire canadien*[159] Les conclusions de Hunt et Johnson s'appuient sur la plus vaste étude connue qui regroupe des données sur la balance en calcium basées sur des études métaboliques conduites selon des procédures expérimentales rigoureusement contrôlées[160].

Ostéoporose et nutrition

Les études récentes concernant la santé des os et la prévention de l'ostéoporose soulignent l'importance non seulement de la vitamine D[161] pour une bonne absorption du calcium, mais également de l'apport de minéraux tels que le magnésium et le potassium[162] la vitamine C[163], la vitamine K[164], plusieurs vitamines du complexe B, et les caroténoïdes[165]. Les études scientifiques qui mettent la consommation de protéines animales en relation avec l'ostéoporose ont souvent donné des résultats contradictoires. D'une part, une forte consommation de protéines animales contribuerait à amener une perte osseuse et, d'autre part, une faible consommation de protéines a été associée à une augmentation du risque de fracture chez les gens âgés[166].

En définitive, il ressort des nombreuses études publiées que la meilleure protection contre l'ostéoporose est un régime équilibré comprenant une forte proportion de fruits et de végétaux, une consommation raisonnable de protéines animales, une consommation modérée d'alcool et le rationnement d'aliments comportant des calories vides tels que les sucreries, les farineux et les aliments qualifiés de *junk food*[167]. Un tel régime assorti d'exercices physiques réguliers améliorerait de façon significative la santé osseuse chez les différents groupes d'âge[168]. D'autre part, l'acidité des liquides de l'organisme pourrait être tamponnée par la consommation de fruits et de légumes et d'une eau minérale alcaline riche en calcium ($\geq$ 200 mg/l), en bicarbonate ($\geq$ 1000 mg/l) et pauvre en sulfate ($\leq$ 50 mg/l), aussi bien chez les jeunes femmes[169] que chez les femmes ménopausées[170]; dans les deux cas, la consommation quotidienne d'une eau minérale possédant ces caractéristiques diminuerait de façon significative la résorption osseuse.

7. La cuisson des aliments

Le problème de la cuisson des aliments vu par Seignalet

Selon Seignalet, il faut tendre le plus possible à manger des aliments crus car la cuisson des aliments induit très souvent le développement de produits toxiques issus de la réaction de Maillard. La réaction de Maillard a été décrite par un biochimiste français de ce nom il y a près de cent ans[171]. Elle amène, durant la cuisson à haute température, la coloration jaune-brun des aliments, leur odeur et l'intensité de leur goût. Comme de nombreux aliments requièrent une cuisson au préalable pour être consommés, on doit au moins s'efforcer de diminuer autant que possible la température et la durée de cuisson. On doit éviter la cuisson à température élevée, car à partir d'environ 120 °C (248 °F), la chaleur modifie la nature des protéines en présence de carbohydrates (sucres). Ces modifications peuvent donner naissance à des dérivés toxiques ou cancérigènes du fait de la formation de nouveaux liens chimiques très forts appelés liens covalents, entre, d'une part, des glucides et, d'autre part, des acides aminés, des protides ou des protéines. Ces molécules sont extrêmement complexes et nos enzymes ont de plus en plus de difficulté à les digérer à mesure qu'elles se complexifient.

Les plus complexes sont insolubles dans l'eau et ne peuvent être scindées par les enzymes digestives.

Lorsqu'il y a hyperméabilité intestinale, des grosses molécules qui proviennent de la réaction de Maillard pourraient traverser la barrière intestinale et s'accumuler, sinon dans les cellules, du moins dans le milieu extracellulaire, ce qui peut entraîner des pathologies d'encrassage. Ces molécules pourraient également être captées par les macrophages qui les transporteraient entières jusqu'aux endroits d'élimination, provoquant une pathologie d'élimination. Au sujet de la cuisson des viandes, Seignalet fait remarquer que les populations qui sont de grandes consommatrices de graisses animales cuites paient un lourd tribut à l'obésité, au diabète de type 2, aux maladies cardiovasculaires et aux cancers du sein et du côlon. Les Inuits, qui autrefois se nourrissaient principalement de poissons et de caribous crus et consommaient de grandes quantités de graisse animale, étaient dix fois moins souvent atteints de maladies cardiovasculaires que les Européens et les Américains. Depuis qu'ils ont adopté une alimentation de type occidental, les maladies cardiovasculaires et le diabète de type 2 touchent une partie importante de leur population.

Recherches scientifiques récentes confirmant la nocivité de certains aliments cuits à température élevée

Non seulement les travaux scientifiques récents confirment les assertions de Seignalet concernant les effets nocifs de la cuisson à haute température de certains aliments sur la santé, mais ils les mettent davantage en évidence en déterminant avec précision les mécanismes en jeu.

La cuisson entraîne une forte agitation des molécules qui composent l'aliment, ce qui provoque la formation de nouvelles combinaisons entre ces dernières. Si des acides aminés, des peptides ou des protéines réagissent avec des sucres ou des lipides activés par une chaleur élevée (120-180 °C ou 230-356 °F), il se forme de nouveaux composés en vertu de la réaction de Maillard[174]. La réaction de Maillard qui se produit sans l'aide d'enzyme entraîne la formation de différents produits de réaction. De façon générale, ces produits sont appelés produits terminaux de la glycation avancée (AGEs) ou glycotoxines[172].

Les glycotoxines et leurs effets pathogènes sur la santé ont fait l'objet de plus de 160 publications par la seule équipe du Dr Vlassara, un des premiers groupes à s'être investis prioritairement dans la recherche sur ce sujet dès le début des années 1980. Parmi les différentes glycotoxines, ils ont concentré leur attention sur le dérivé du méthylglyoxal et le N-carboxyméthyl-lysine; ils ont quantifié le contenu en glycotoxines basé sur la quantification de N-carboxyméthyl-lysine dans plus de 549 aliments durant les années 2003-2008[173].

Les glycotoxines et leurs récepteurs RAGE en tant qu'inducteurs de nombreuses maladies chroniques

Les glycotoxines ont été rangées en cinq à sept groupes (selon les auteurs), et ces différents groupes ne présenteraient pas tous le même degré de toxicité[174]. Maillard avait déjà supposé que les protéines modifiées lors de la réaction de Maillard pouvaient jouer un rôle dans la pathogenèse des maladies chroniques. Cette idée a refait surface il y a une trentaine d'années, et elle est devenue l'objet d'une attention toute spéciale de la part de nombreuses équipes de chercheurs depuis surtout les années 2001-2003. C'est l'identification de plusieurs récepteurs situés à la surface des cellules et appelés récepteurs pour les produits terminaux de la glycation avancée ou récepteurs pour les glycotoxines (RAGE) qui a relancé l'intérêt pour l'étude des molécules de Maillard[175]. En fait, la liaison des glycotoxines aux récepteurs RAGE situés à la surface des cellules activerait une séquence de réactions intracellulaires qui provoqueraient l'augmentation du stress oxydatif*, la production de protéines C-réactives et de cytokines pro-inflammatoires telles que le TNF-α[176]. Les glycotoxines et leurs récepteurs joueraient donc un rôle central dans la réponse inflammatoire et seraient impliqués dans le vieillissement et dans un grand nombre de maladies chroniques associées à de l'inflammatoires silencieuses. La liaison des récepteurs RAGE et des glycotoxines provoquerait des perturbations des fonctions d'autorégulation cellulaire à mesure qu'ils se déposent dans les tissus et entraînerait par le fait même de nombreuses maladies : maladies coronariennes, allergies, diabète, maladie d'Alzheimer, polyarthrite rhumatoïde, arthrose, cancers et maladies rénales, comme l'a montré Bergmark[177]. Comme les récepteurs RAGE n'ont été identifiés que récemment, un grand nombre de médecins et de nutritionnistes ne connaissent pas encore les effets négatifs des glycotoxines sur la santé.

*Corrélations entre l'ingestion de glycotoxines,
les phénomènes inflammatoires et la durée de vie*

Il a été démontré par des études réalisées chez les animaux et les humains qu'il existe une corrélation significative entre l'ingestion de glycotoxines alimentaires, leur présence dans la circulation sanguine et l'induction de marqueurs de l'inflammation[178]. Des expériences menées sur des animaux avaient déjà montré que ceux qui étaient nourris avec parcimonie vivaient en moyenne deux fois plus longtemps que ceux qui mangeaient à satiété[179]. Cependant, la signification de ces résultats a été reconsidérée à la suite de la publication récente de travaux qui montrent que l'allongement de la vie des animaux nourris parcimonieusement serait dû avant tout à la réduction de la quantité de substances toxiques ingérées, telles les glycotoxines, plutôt qu'à la quantité calorique totale des aliments ingérés[180]. Ainsi, un régime pauvre en glycotoxines mais

---

* Stress oxydatif : agression des constituants de la cellule par des réactions d'oxydation, comparable un peu à l'oxydation du fer par l'oxygène de l'air.

sans restrictions calorifiques chez les animaux semble prolonger leur durée de vie autant que le font les restrictions caloriques.

Des observations analogues ont été faites chez des diabétiques: ceux qui avaient suivi un régime faible en glycotoxines montraient une réduction considérable des marqueurs de l'inflammation et des dysfonctions vasculaires[181]. Il a été également démontré que la présence de glycotoxines dans un régime alimentaire indique une association significative avec les marqueurs de l'inflammation, du stress oxydatif et des dysfonctions des cellules endothéliales non seulement chez les diabétiques, mais également chez les sujets normaux[182]. Il est maintenant établi que plusieurs glycotoxines, dont l'acrylamide, sont présentes en abondance dans la nourriture communément consommée dans un régime de type occidental[183]. En se basant sur une analyse de la nourriture consommée pendant trois jours par 90 individus en santé, on a évalué qu'un Américain moyen consommait environ 16 000 ± 5000 kU/jour de glycotoxines et qu'un tel régime contribue de façon significative au *pool* de glyco-toxines présent dans l'organisme[184]. Cela est également démontré par le fait qu'un sous-groupe de l'étude en question, dont on avait réduit la consommation alimentaire en glycotoxines, présentait une réduction moyenne de 30 % à 40 % du niveau de glycotoxines sériques[185].

De façon générale, seulement 10 % des glycotoxines seraient absorbées par les cellules intestinales et 30 % de cette valeur serait excrété par les reins alors que 70 % serait stocké dans les diffé-rents tissus[186]. Malheureusement, comme il est établi qu'à partir de cinquante ans, même chez les sujets en bonne santé, l'efficacité des reins diminue, les effets des glycotoxines s'aggraveraient avec l'âge. Ce n'est pas une coïncidence si les maladies chroniques dans les pays occidentaux sont de plus en plus fréquentes à partir de la cinquantaine, particulièrement depuis l'industrialisation de l'ali-mentation. À cet égard, une étude longitudinale (étude échelonnée sur plusieurs années) menée sur des gens âgés normaux en Italie a montré que le facteur le plus significatif lié à la mortalité était une baisse de la fonction rénale. Il existerait un lien très clair entre l'inflammation, le stress oxydant, les glycotoxines et les maladies chroniques : des études montrent en effet que la réduction du niveau de glycotoxines à l'aide de médicaments ou par la diminution de l'ingestion de glycotoxines réduirait les maladies chroniques rénales ainsi que les maladies cardiovasculaires qui se développent avec l'âge[187].

Mécanismes de défense contre les glycotoxines

Des études récentes suggèrent que, même si les glycotoxines endogènes (fabriquées par l'organisme lui-même) augmentent avec l'âge, les glycotoxines dérivées du régime représentent la majorité du *pool* de glycotoxines de l'organisme et sont responsables des pathologies qui se développent avec l'âge[188]. Les glycotoxines contenues dans les aliments se compteraient en milligrammes, tandis que les glycotoxines endogènes présentes dans les systèmes biologiques se compteraient en picogrammes, soit une quantité mille millions (10^{-9}) de fois inférieure à celle des glycotoxines contenues dans certains aliments[189].

Notre organisme est protégé de façon naturelle contre la formation de glycotoxines endogènes par un processus enzymatique de déglycation cellulaire[190]. Ce processus constituerait un système de défense essentiel dans les cellules de mammifères, mais pourrait être débordé dans le cas, par exemple, du diabète en raison d'une hyperglycémie ou de la consommation chronique de quantités excessives de glycotoxines provenant de l'alimentation. Il semble également qu'une autre catégorie de récepteurs qui se lient à des glycotoxines et qui sont identifiés sous le nom de AGE-récepteur-1 (AGER1) auraient une action antioxydante et anti-inflammatoire en induisant la dégradation de glycotoxines ; ces récepteurs auraient une action protectrice, contrairement aux récepteurs RAGE qui activeraient les phénomènes inflammatoires[191]. Un régime pauvre en glycotoxines favoriserait l'augmentation d'AGER1 dans les tissus[192].

Il ressort que les niveaux élevés de glycotoxines dans un régime influent directement sur leur quantité dans le sérum et les tissus ainsi que sur les marqueurs de l'inflammation, ce qui entraîne une diminution des réserves d'antioxydants. Il est possible de contrôler les quantités de glycotoxines dans notre alimentation, mais si nous maintenons une consommation élevée de glycotoxines, cela peut entraîner le développement de maladies chroniques sévères à mesure que nous prenons de l'âge[193].

Les tissus les plus affectés par les glycotoxines

Les glycotoxines, qui sont insolubles, non disgestibles et disfonctionnelles, s'accumuleraient surtout dans le collagène (protéine fibreuse, principal constituant du tissu conjonctif) et la myéline (gaine protectrice lipidique du tissu nerveux). Leur présence expliquerait la perte d'élasticité, cause de rigidité âge-dépendante des tissus riches en collagène tels que le cristallin, les articulations, les muscles squelettiques et les parois vasculaires[194]. Une consommation exagérée d'aliments qui sont sujets à la formation de grandes quantités de glycotoxines à la suite d'une cuisson à température élevée contribuerait à une accumulation significative des glycotoxines dans les tissus. Les tissus où on retrouve des niveaux supérieurs de glycotoxines en même temps que de fortes expressions de leurs récepteurs (RAGE) sont ceux qui présentent une régénération lente. C'est le cas des tendons, des os et du cartilage. Une telle situation aurait pour effet d'augmenter la sécrétion de cytokines pro-inflammatoires dans ces tissus, ce qui à la longue entraînerait des dysfonctionnements cellulaires et le développement de maladies[195]. Ces modifications seraient vraisemblablement responsables de l'augmentation de la rigidité et de l'affaiblissement de structures telles que les disques intervertébraux, les tendons, les cartilages, les membranes synoviales et les muscles squelettiques. Elles constitueraient un facteur majeur dans la pathogenèse de maladies arthritiques telles que l'arthrose, la polyarthrite rhumatoïde et la fibromyalgie[196]. De nombreuses études récentes *in vitro* et *in vivo* mettent en évidence une corrélation significative entre les glycotoxines dérivées du régime et de nombreux facteurs de risque de maladie, ce qui suggère qu'un régime pauvre en glycotoxines constituerait une intervention thérapeutique très prometteuse.

Aliments à contenu élevé en glycotoxines

Les aliments qui contribuent le plus à l'accumulation de glycotoxines sont les viandes, particulièrement lorsqu'elles sont préparées à très haute température. Selon le mode de cuisson utilisé, le taux de glycotoxines dans l'aliment peut augmenter de quatre à neuf fois, par comparaison avec une cuisson par ébullition[198]. Les poissons, de façon générale, contiennent 10 fois moins de glycotoxines que la viande. Le taux de glycotoxines serait élevé dans la poudre de lait et ce taux augmenterait lorsque la poudre de lait est conservée à la température de la pièce pendant une période de plusieurs mois. La poudre de lait contiendrait 36 fois plus de glycotoxines que le lait cru et sept fois plus que le lait pasteurisé[197]. Les produits laitiers, sous forme de poudre de lait sont généralement identifiés sur les emballages par les termes «produits laitiers», «protéines de lait» ou «substances laitières». Lorsqu'il s'agit de lait frais et non de poudre de lait, les termes «lait pasteurisé» ou «lait cru» dans le cas de certains fromages sont clairement indiqués. Ainsi, la poudre de lait présente dans de nombreux aliments industriels comme la plupart des crèmes glacées, des yogourts, des formules pour bébés, des fromages bas de gamme, et ceux que l'on trouve dans les *fast foods* comme les pizzas, tacos, nachos, sauces pour salades, contiendraient des taux élevés de glycotoxines[198]. Au cours des dernières décennies, l'industrie alimentaire aurait même incorporé des glycotoxines synthétiques dans des aliments pour en améliorer le goût. Ainsi, certains biscuits industriels contiendraient jusqu'à 1000 unités de glycotoxines par biscuit[199]. Jusqu'à ce que de grandes études prospectives viennent établir un guide nutritionnel qui renseigne sur la consommation de glycotoxines, il est difficile de déterminer quelle est la consommation sécuritaire maximale quotidienne en fonction de critères tels que l'âge, l'état de santé, etc. Les personnes qui ont un régime riche en viandes grillées ou rôties, en matières grasses et en aliments préparés de façon industrielle ou commerciale peuvent facilement absorber 20 000 kU/jour[200] de glycotoxines.

Quantification du carboxyméthyl-lysine, une variété de glycotoxine, dans des viandes et des poissons[201]*

Viandes et poissons	Glycotoxines kU/100g
Bœuf cru	707
Bœuf rôti	6071
Steak grillé	7479
Bœuf en ragoût	2657
Poulet bouilli dans l'eau 1 h	1123
Poulet rôti avec sauce BBQ (poitrine sans peau)	4768
Poulet en friture, 20 min	9722
Poulet: viande brune, rôtie 15 min	8299
Poulet en pot (cuit dans du liquide) 1 h	3329
Poulet: pépites *fast food*	8627
Poulet, avec peau, rôti sur BBQ, sauce ajoutée à la fin	18 520
Porc: bacon frit 5 min sans huile ajoutée	91 577
Porc: bacon, micro-ondes, 2 tranches, 3 min	9023
Porc: côtelettes, marinées dans vinaigre balsamique, BBQ	3334
Saucisses, bœuf et porc, frites dans la poêle	5426
Agneau bouilli, 30 min	1218

* N.B. Ces valeurs concernent seulement les quantités de glycotoxines du groupe des carboxyméthyl-lysine, donc elles ne tiennent pas compte des autres glycotoxines comme le méthyl-glyoxal ou l'acrylamide et autres variétés que pourraient contenir ces aliments.

Agneau rôti, 450 °F, 30 min	2431
Veau, en ragoût	2858
Poisson bouilli ou poché	761
Saumon atlantique, poché 7 min, chaleur moyenne	1801
Saumon fumé	572
Saumon grillé avec huile d'olive	4334
Saumon cuit dans la poêle avec huile d'olive	3083
Crevettes frites (à emporter)	4328
Thon frais cuit, 25 min	919
Thon en conserve dans l'eau	452
Thon en conserve dans l'huile	1740
Big Mac	7801

Quantification du carboxyméthyl-lysine dans divers aliments de consommation courante[202]*

Aliments divers	Glycotoxines kU/100g
Brie	5597
Cheddar	5523
Parmesan (Kraft)	16 900
«Burger» au soja	67 437
Tofu grillé	4107
Tofu ferme, cru	788
Tofu mou, cru	488
Tofu bouilli, 5 min	628-796
Œufs frits	2749
Omelette, température basse, huile en atomiseur, 11 min	90

* N.B. Ces valeurs concernent seulement les quantités de glycotoxines du groupe des carboxyméthyl-lysine, donc elles ne tiennent pas compte des autres glycotoxines comme le méthyl-glyoxal ou l'acrylamide (voir p. 106) que pourraient contenir ces aliments.

Omelette plus margarine, 8 min	163
Omelette plus beurre, 13 min	507
Omelette plus huile d'olive, 12 min	337
Œufs pochés, 5 min.	90
Biscuits (McDonald's)	1470
Légumineuses	Moins de 300
Barres de céréales	507-3177
Biscuits commerciaux	500-1800
Beignets commerciaux (Krispy Kreme)	1400-1800
Tous les fruits frais	Moins de 50
Fruits secs à l'exception des figues sèches	Moins de 170
Figues sèches	2663
Légumes crus	Moins de 130
Légumes grillés	Moins de 262
Soupes avec ou sans viande	Moins de 2

L'acrylamide, une glycotoxine particulièrement toxique produite au cours de la cuisson de certains aliments

Selon les constituants d'un aliment, la réaction de Maillard entraîne la production de produits intermédiaires qui induisent différents types de glycotoxines présentant des niveaux variables de toxicité. Une glycotoxine particulièrement nocive est l'acrylamide[203]. L'acrylamide est une molécule connue depuis longtemps pour sa neurotoxicité*. Elle sert en recherche médicale et doit être manipulée avec beaucoup de précaution. L'acrylamide perturberait le transport de substances essentielles au niveau des axones** et provoquerait leur dégénérescence[204]. Ce n'est que depuis 2002, et de façon fortuite, que l'équipe suédoise de la Dre Margareta

---

* Neurotoxicité : action toxique sur le système nerveux.
** Axone : fibre nerveuse qui transporte l'influx nerveux.

Törnqvist découvrit la présence de quantités importantes d'acryla-mide (150-4000 microgrammes/kg) dans des aliments cuits à haute température comme certains pains, des biscuits, les pommes de terre frites et les croustilles[205]. Au début, ces résultats furent niés et qualifiés d'alarmistes jusqu'au moment où des chercheurs britanni-ques, norvégiens et suisses obtinrent des résultats similaires avec des céréales, des croustilles, des frites et des biscuits[206]. Depuis ce temps, l'acrylamide présente dans les aliments a fait l'objet de nom-breuses études en raison de sa toxicité reconnue pour le système nerveux et de la place qu'occupent dans l'alimentation occidentale certains aliments qui présentent des taux particulièrement élevés d'acrylamide. En résumé, l'acrylamide est formée au cours de la réaction de Maillard, lorsque des températures supérieures à 120 °C (230 °F) agissent sur des aliments qui contiennent de grandes quantités d'un acide aminé libre nommé **asparagine** et des quan-tités importantes de sucre (amidon), comme c'est le cas pour les pommes de terre et les céréales[207]. Les autres glycotoxines, telles le carboxyméthyl-lysine et le méthylglyoxal se développent à la suite de la réaction de glucides ou de lipides avec les acides aminés lysine et arginine[208] lorsque les aliments qui contiennent ces substances sont préparés à des températures élevées.

Estimation de la consommation quotidienne aux États-Unis de certains aliments d'origine végétale riches en asparagine, préparés à des températures élevées et contenant de l'acrylamide[209]

Aliments	Acrylamide (µg/kg)	Consommation (µg/jour)
Pain blanc	11	0,29-0,77
Pain complet	39	0,43-2,38
Céréales prêtes-à-manger	86	1,99-4,88
Céréales Wheatena	738	30,3
Rôties	213	1,64-7,31
Café	7	1,71-3,73
Biscuits (tout type)	188	2,37-7,76
Biscuits Graham	459	5,78-19
Tortillas	199	0,80-9,15
Frites	413	5-26,3
Olives en boîte	414	0,28-4,14
Beurre d'arachide	88	0,31-2,99
Maïs soufflé	180	0,47-4,32
Croustilles	466	2,47-14,4
Postum, un substitut de café à base de blé	4573	0,01-13,7

Il ressort d'une étude gouvernementale réalisée en Californie[210] que la consommation par les Américains de pommes de terre frites compte pour 38% de la consommation d'acrylamide, celle des biscuits, gâteaux et craquelins pour 17%, celle du pain pour 14%, celle d'autres produits céréaliers (pâtes, céréales prêtes-à-manger, etc.) pour 9%, celle de café pour 8% et celle des autres aliments pour 14%.

Il est important de mentionner que la concentration en acrylamide dans un aliment peut varier considérablement en fonction de la provenance et des conditions de culture des végétaux. Par exemple, la concentration d'acrylamide dans les croustilles faites avec des pommes de terre provenant de Corée peut varier entre 408 et 3241 µg/kg. Les variations des taux d'acrylamide dans un même aliment seraient dues non seulement aux cultivars, mais également aux différentes procédures de culture (engrais, etc.), à la façon de récolter, aux conditions de traitement des aliments, tels le pH, la température de conservation, la durée d'exposition à la chaleur, etc.[211]

Méthodes susceptibles de réduire le taux d'acrylamide dans les aliments

Il existe plusieurs méthodes potentielles qui pourraient réduire les effets nocifs de l'acrylamide dans les aliments[212].

1) Sélectionner des variétés de plants de pommes de terre et de céréales qui contiennent les niveaux les plus bas de l'acide aminé asparagine, un précurseur de l'acrylamide.

2) Enlever l'asparagine dans une première étape au cours de la préparation industrielle.

3) Utiliser l'enzyme asparaginase pour hydrolyser l'asparagine en acide aspartique qui n'entraîne pas la formation d'acrylamide.

4) Sélectionner des procédures qui minimisent la formation d'acrylamide en jouant sur le pH, la température, le temps et les conditions d'entreposage.

5) Ajouter aux aliments des substances reconnues pour prévenir la formation d'acrylamide telles que des antioxydants, des substances acidifiantes comme le jus de citron et le vinaigre, certains acides aminés, des sucres non réactifs avec l'asparagine.

6) Enlever l'acrylamide après sa formation à l'aide de méthodes de purification.

Nos autorités gouvernementales sont au fait des dangers de l'acrylamide dans notre alimentation et elles tentent de minimiser leur importance, ainsi que le montrent les informations données par un représentant de Santé Canada à l'émission télévisée *L'Épicerie* en 2003. Heureusement, des informations très pertinentes sur l'acrylamide ont également été fournies lors de cette émission. Pour voir cette émission, on tape sur Google les mots «acrylamide, l'Épicerie,

Radio-Canada». Les informations ne sont plus disponibles sur le site de Radio-Canada, c'est pourquoi il faut passer par Google.

Tant que la population ne sera pas mieux informée des dangers de l'acrylamide et des autres glycotoxines, et qu'elle ne fera pas pression auprès de nos instances gouvernementales pour que l'industrie alimentaire corrige la situation, sa santé va continuer à se détériorer et les maladies chroniques vont peser de plus en plus lourdement sur notre système public de santé.

La cuisson des aliments et son rôle
dans la formation de molécules mutagènes

Il est maintenant établi que la cuisson de certains aliments à une température supérieure à 110 °C (230 °F) contribue au processus du vieillissement accéléré ainsi qu'à l'apparition de nombreuses maladies chroniques. La concentration élevée dans les tissus de certaines de ces molécules issues de la réaction de Maillard aurait également un effet mutagène (modification des gènes)[213]. Il y a un nombre croissant d'évidences qui indiquent que les récepteurs des glycotoxines appelés RAGE joueraient un rôle déterminant dans le développement des cancers[214]. La présence de ces récepteurs, lorsqu'ils sont exprimés et sécrétés par des cellules cancéreuses, a été associée à une augmentation des métastases et à une détérioration accélérée de l'état physiologique des patients, et cela pour différents types de tumeurs. Ces récepteurs peuvent interagir en activant directement les cellules cancéreuses, en stimulant leur prolifération, leur capacité d'invasion, la formation de métastases, leur angiogenèse (développement de nouveaux vaisseaux sanguins pour alimenter les tumeurs) et leur chémorésistance (résistance spécifique à des traitements)[215].

Comment résoudre personnellement le problème de la cuisson

Pour résoudre le problème de la formation de molécules de Maillard, le Dr Seignalet conseillait de manger de préférence des aliments crus. Par contre, si l'on désire manger cuit, il est important de tenir compte du fait que les modifications induites par la chaleur sont proportionnelles à la température et à la durée de la cuisson. La limite au-delà de laquelle les aliments subissent des transformations notables se situe autour de 110 °C. En fait, le Dr Seignalet s'inspirait des travaux de la Dre Kousmine[132], qui recommandait d'éviter les grillades et les fritures qui se situent entre 300 et 700 °C. Le Dr Kousmine conseillait de cuire les aliments le plus possible à la vapeur douce. Selon elle, il faut tenir compte du fait que, au cours de la cuisson, les aliments à base de protéines produisent beaucoup plus de molécules de Maillard que les aliments glucidiques. L'addition de matières grasses accroît encore cette production.

Les travaux récents montrent que la majorité des AGE ou glycotoxines[182] se retrouvent dans les aliments cuits à très haute température. Cela inclut les aliments frits, cuits sur le barbecue, grillés. Les taux de glycotoxine seraient encore plus élevés dans les aliments transformés industriellement à partir de produits animaux comme les charcuteries, le bacon, les blancs d'œufs en poudre et le lait en poudre. Le niveau de température atteint par les aliments semble plus décisif que la durée de la cuisson. Les avis concernant la nocivité de la cuisson par micro-ondes sont partagés. Selon certains, la cuisson par micro-ondes ferait augmenter la quantité de glycotoxines plus rapidement que les méthodes de cuisson classiques[216]. En ce qui concerne la cuisson des légumes au micro-ondes, il s'agit avant tout de déterminer le degré de préservation des nutriments dans les aliments, car le problème des glycotoxines ne concerne pas ou très peu les légumes. Là encore, les avis divergent concernant la cuisson au micro-ondes, et le débat s'attarde surtout sur la puissance utilisée, le temps de cuisson et la quantité d'eau ajoutée. Toutefois, on admet généralement que plus la quantité d'eau ajoutée aux légumes est grande, plus il y a fuite des nutriments dans l'eau de cuisson.

On ne peut éviter totalement la consommation de glycotoxines, mais il est possible de réduire leur nombre en changeant nos méthodes de cuisson. Il est conseillé, pour les aliments susceptibles de contenir des quantités non négligeables de glycotoxines, de faire cuire à la vapeur, de bouillir, de pocher, de cuire à basse température dans un liquide, de faire sauter les aliments ou d'utiliser une mijoteuse pour une cuisson à basse température dans du liquide. Non seulement ces méthodes cuisent la nourriture à des températures moins élevées, mais également elles retiennent le liquide durant la cuisson, et les recherches ont démontré que l'eau ou le liquide inhibent en grande partie les réactions qui entraînent la formation des glycotoxines[217]. En conclusion, retenons que de simples changements dans les techniques culinaires peuvent prévenir un grand nombre de maladies chroniques liées à la présence de phénomènes inflammatoires induits par des substances toxiques qui s'accumulent dans certains aliments à la suite de leur cuisson à des températures élevées (120-180 °C).

Chapitre 5

1. Les principes de base du régime alimentaire du Dr Seignalet

Le régime du Dr Seignalet est désigné indifféremment par les termes ancestral, hypotoxique ou de type originel. Ce régime s'adresse en premier lieu aux individus qui souffrent de maladies inflammatoires chroniques, et en particulier de «maladies arthritiques» qui englobent une centaine de maladies. S'il est suivi correctement, ce régime comporte les bénéfices potentiels suivants: 1) se débarrasser d'une souffrance chronique qui est souvent intolérable; 2) recouvrer des fonctionnalités physiques normales, comme la capacité d'utiliser normalement ses mains et ses membres inférieurs sans douleur; 3) retrouver une qualité de vie normale. Ce régime s'adresse aussi aux gens de cinquante ans et plus qui constatent que leurs mains commencent à s'ankyloser et que la marche devient de plus en plus douloureuse à mesure que les années passent. Enfin, tous ont intérêt à être conscients des dangers plus particuliers de certains aliments et à en limiter la consommation.

L'objectif premier du régime hypotoxique consiste à introduire dans l'organisme les aliments qui lui conviennent et à exclure ceux qui ne lui conviennent pas et/ou ceux qui sont dangereux. Si les aliments sont de qualité, la question de la quantité, selon Seignalet, importe moins, mais il est toujours préférable de manger peu plutôt que de manger trop.

Principales exigences du régime alimentaire du Dr Seignalet

1) Exclusion des laits animaux de toutes origines et de leurs dérivés.

2) Exclusion des céréales, essentiellement le blé, l'orge, le seigle, l'avoine et le maïs, ainsi que toutes les céréales apparentées, alors que le riz, le sarrasin et le sésame sont autorisés.

3) Exclusion des produits cuits à température trop élevée, c'est-à-dire à plus de 110 °C. Jusqu'à 110 °C, il se forme très peu de mutagènes et de molécules de Maillard.

4) Exclusion des charcuteries cuites.

5) Exclusion des huiles raffinées et leur remplacement par des huiles vierges consommées crues (non soumises à la chaleur).

6) Consommation la plus réduite possible de produits pollués, ce qui a pour corollaire une plus grande consommation d'aliments biologiques.

7) Consommation la plus réduite possible d'aliments préparés industriellement.

8) Consommation la plus réduite possible du sucre blanc raffiné.

9) Limitation de la consommation de sel.

Expérience du régime paléolithique

Récemment, une équipe de chercheurs américains a tenté de vérifier si un régime proche de celui de nos ancêtres chasseurs-cueilleurs ayant vécu avant l'ère de l'agriculture comportait des bénéfices pour la santé[218]. Neuf volontaires sédentaires, non obèses et en santé (cela fut contrôlé par différents tests) devaient d'abord suivre leur régime habituel pendant trois jours. Puis ils étaient soumis pendant sept jours à un régime de style méditerranéen (viande, poisson, poulet, œufs, fruits, produits laitiers, légumes, céréales, grains, pommes de terre, noix, huile de canola, mayonnaise et miel) et ensuite ils suivaient un régime «paléolithique» pendant 10 jours (viandes maigres, poissons, œufs, fruits, végétaux, noix natures, huile de canola, mayonnaise, miel). Étaient exclus les produits laitiers, les légumineuses et les céréales. Une attention spéciale était accordée à la quantité des aliments consommés pour éviter qu'il y ait une perte de poids, et le régime était ajusté en conséquence, au besoin. Les aliments entrant dans le régime paléolithique étaient préparés par les employés du Centre de recherche clinique. Les tests servant à évaluer les effets des différents régimes sur l'état physiologique des participants étaient les suivants:

1) mesure de la pression artérielle;

2) évaluation toutes les vingt-quatre heures de l'excrétion de sodium et de potassium;

3) évaluation du glucose et de l'insuline durant un test (deux heures) de tolérance orale au glucose, analyses sanguines en vue de déterminer la vitesse à laquelle le sucre était éliminé du sang;

4) sensibilité à l'insuline;

5) concentration plasmatique en lipides;

6) réactivité de l'artère brachiale (artère des bras) en réponse à l'ischémie (marqueur de risque cardiovasculaire).

La comparaison entre les trois régimes sous le rapport de ces différents paramètres a montré que seule le régime paléolithique avait amené une réduction significative de la pression sanguine ainsi qu'une plus grande élasticité des artères; une réduction significative de l'insuline plasmatique en fonction du temps durant le test de tolérance orale au glucose; une réduction très marquée du cholestérol sanguin total, des lipoprotéines de faible densité (LDL) (le mauvais cholestérol), des triglycérides chez huit des neufs participants. Les auteurs concluaient que même une consommation à court terme du régime de type paléolithique, sur une période de seulement 10 jours, améliorait la pression sanguine, la tolérance au glucose, la diminution de la sécrétion d'insuline, l'augmentation de la sensibilité à l'insuline et une amélioration du profil lipidique sans perte de poids chez des humains sédentaires en santé.

2. Analyse des différents aliments

Les laits animaux

Les laits animaux (vache, chèvre, brebis, jument, etc.) sont interdits ainsi que leurs dérivés: beurre, fromage, crème, crème glacée, yaourt. Contrairement à une croyance très répandue, la suppression des produits laitiers n'entraîne pas une carence en calcium, pour deux raisons selon Seignalet:

1) Les laits animaux, surtout le lait de vache, sont très riches en calcium, mais seule une petite portion est absorbée par l'intestin grêle humain. L'immense majorité du calcium est précipité sous forme de phosphate de calcium insoluble et éliminé dans les selles.

2) Le calcium est contenu en quantité largement suffisante dans les légumes, les légumineuses, les crudités et les fruits.

Les céréales

Seignalet tient pour dangereuses les protéines de la grande majorité des céréales du fait qu'elles sont toujours cuites à haute température et que nos enzymes digestives seraient incapables de digérer efficacement cet aliment qui ne fait partie de notre régime alimentaire que depuis environ 10 000 ans. Le pain complet serait pire encore que le pain classique (blanc), car il serait plus riche en molécules de Maillard. En fait, Seignalet avait raison d'affirmer que le pain fait de blé entier contient plus de molécules de Maillard que le pain blanc puisque l'on sait maintenant que l'acide aminé asparagine qui est responsable avec le sucre de la formation d'acrylamide à la suite d'une cuisson à haute température est plus concentré dans l'enveloppe des grains, donc dans le pain fait de blé entier[219]. En fait, il faut supprimer tous les produits qui contiennent une farine provenant du blé ou apparentée au blé, comme celle du seigle, plus riche encore que le blé en asparagine[220], du kamut, de l'épeautre, d'orge et d'avoine. Même la bière, qui contient des protéines de l'orge, a eu des effets négatifs chez certains des patients du Dr Seignalet. Le maïs serait dangereux pour les mêmes raisons que le blé. Il faut donc supprimer les flocons de maïs (*corn flakes*), le maïs éclaté (*pop corn*), les grains de maïs doux et la farine de maïs. Une chose est certaine: lorsqu'il s'agit de déterminer les aliments responsables des maladies inflammatoires, les études placent en tête de liste les produits laitiers, les céréales, et spécialement le blé et le maïs[221].

Toujours selon Seignalet, le riz est resté semblable à sa forme sauvage préhistorique et l'expérience montre qu'il n'est presque jamais nocif. Le riz blanc et le riz complet sont donc autorisés. En fait, il est maintenant établi que l'innocuité du riz serait principalement due au fait que cette céréale ne contient que peu ou pratiquement pas d'asparagine libre, l'acide aminé responsable de la production d'acrylamide en présence d'hydrates de carbone (sucres) dans les céréales et certains végétaux soumis à des température élevées[222]. En outre, la farine de riz ne contient pas de gluten. Le fait que l'on trouve très peu d'asparagine libre dans le riz explique que sa cuisson entraîne peu ou pas de production d'acrylamide et que sa consommation n'a généralement pas d'effets nocifs chez les individus âgés ou prédisposés génétiquement à développer des maladies inflammatoires.

Le sarrasin est permis, car il n'est pas une graminée et est généralement fort bien toléré par la majorité des humains. Toutefois, il existe un pourcentage non négligeable de personnes qui sont allergiques ou intolérantes au sarrasin[223]. Il convient donc d'être attentif lorsqu'on consomme cette céréale, particulièrement si on est déjà sensible à certaines protéines de céréales. Le sarrasin possède plusieurs caractéristiques intéressantes: il ne contient pas de gluten et il est très riche en rutine. La rutine a des propriétés antioxydantes, anti-inflammatoire et anticancer; elle serait un des plus puissants inhibiteurs naturels de la formation des glycotoxines produites lors de la réaction de Maillard[224]. Le fait que cette céréale est généralement bien tolérée pourrait être dû à ces caractéristiques. Le sésame est généralement très bien toléré par la grande majorité des individus, et il contient des antioxydants qui favoriseraient la prévention des maladies liées à l'âge[225]. Le Dr Seignalet ne se prononce pas sur les céréales africaines (mil, millet, sorgho), car il ne les connaît pas. Selon lui, le danger des céréales résiderait dans les protéines mutées et cuites. Enfin, comme les glucides sont inoffensifs, la présence d'amidon de maïs ou de sirop de blé dans un produit ne doit pas en faire exclure la consommation.

Les viandes et les protéines d'origine animale

Le Dr Seignalet considère que les viandes sont mauvaises quand elles sont cuites et qu'elles sont bonnes lorsqu'elles sont crues. Il convient cependant que tous ne peuvent manger de la viande crue et il recommande la cuisson la moins forte et la plus brève possible. Il faut préférer le maigre au gras, lequel contient souvent beaucoup de déchets lipophiles. Sont exclues du régime les charcuteries cuites. Il recommande de manger les œufs crus ou de les cuire à la coque à température peu élevée ou en omelette très baveuse. Pour Seignalet, le poisson cuit, de préférence à la vapeur douce, est moins redoutable que la viande cuite. Cela a été confirmé par la suite par un certain nombre d'études[226]. Les crustacés sont permis.

Les légumes, les légumineuses et les fruits

Tous les légumes sont autorisés. Ceux qui doivent être cuits le sont à la vapeur douce. Les légumes crus suivants sont fortement recommandés: ail, carotte, céleri, champignon, concombre, courge, cresson, endive, mâche, melon, oignon, poivron, radis, laitue verte, tomate. Les légumes secs ou légumineuses sont autorisés bouillis ou cuits à la vapeur: fèves, haricots blancs ou rouges, lentilles, patate douce, pois, pois chiches, pomme de terre, quinoa, soja et tapioca. Le lait de soja et les yaourts de soja peuvent être consommés, mais avec prudence (voir chapitre 6, Le soja et la santé humaine). Tous les fruits frais sont fortement recommandés. Les fruits secs ou en conserve sont largement représentés dans le régime: amandes, arachides, dattes, figues, noisettes, noix, olives, pignons et pruneaux. Ils doivent être mangés crus.

Les sucres

Le sucre blanc doit être écarté au profit du sucre complet, beaucoup plus riche en potassium, en magnésium, en calcium, en phosphore, en fer et en vitamines. Seignalet affirme que, chez un sujet qui «mange ancestral», le pancréas endocrine et les organes cibles de l'insuline sont décrassés. Par conséquent, l'entrée de sucre complet, consommé de façon raisonnable, entraîne une réponse insulinique physiologique qui maintient la glycémie à des taux acceptables. Pour remplacer le pain et les pâtes comme sucres lents, il recommande le fructose que l'on trouve dans les fruits, car c'est le sucre dont le métabolisme est le plus lent. Dans un organisme décrassé comme celui qui a été soumis à son régime, le foie puiserait sans difficulté dans ses réserves de glycogène et d'acides gras pour fournir du glucose à la demande. En ce qui concerne le pain et les pâtes, il est maintenant aisé au Québec de se procurer du pain et des pâtes de riz blanc ou brun, et ils sont souvent très bons.

Les huiles

Selon Seignalet, toutes les huiles raffinées et les margarines sont à proscrire. L'interdiction ne vaut plus cependant pour certaines margarines sans huiles hydrogénées (voir chapitre 6, section 8). Par contre, il est toujours juste de dire que seules les huiles vierges utilisées crues doivent faire partie de notre alimentation. Seignalet conseille les huiles suivantes: a) huile d'olive qui apporte des acides gras mono-insaturés; b) huile de noix crues, soja, colza qui apportent l'acide alpha-linoléique; c) l'huile d'onagre et de bourrache qui apportent l'acide gamma-linoléique. Selon lui, plusieurs autres huiles sont acceptables à condition qu'elles soient vierges et consommées crues. L'indication «vierge» signifie que l'huile a été extraite de la plante uniquement par des procédés manuels ou mécaniques et qu'elle n'a été soumise ni à la chaleur ni à aucun traitement chimique.

Une huile vierge doit remplir les critères suivants: a) extraction uniquement par des procédés mécaniques; b) clarification seulement par des procédés manuels ou mécaniques; c) aucun traitement chimique, aucun raffinage; d) absence d'insecticides et de pesticides. Les huiles vierges sont fragiles, instables à l'air, à la lumière et à la chaleur. Il faut les mettre dans des bouteilles ou des contenants métalliques et garder ces derniers au réfrigérateur une fois qu'ils ont été entamés.

Aliments divers

Sont conseillés le miel, les pollens, les graines germées de légumineuses ou de céréales ancestrales non mutées: soja, lentille, pois chiche, haricot, luzerne, riz. Le chocolat qui est cuit et contient du sucre raffiné est à consommer en très petites quantités. On choisira de préférence un chocolat noir, biologique, dont le sucre est complet. Les confitures qui sont cuites et bourrées de sucre blanc sont à éviter. Les condiments sont tous autorisés: sel complet, tel le sel de l'Himalaya riche en minéraux et oligo-éléments, poivre, vinaigre, citron, oignon, ail, moutarde, persil, câpres, cornichon, cari, plantes aromatiques. Le sel doit être utilisé avec parcimonie.

Les boissons

Il faut exclure les boissons riches en sucre blanc et la bière qui contient des protéines de l'orge. Les boissons permises sont l'eau du robinet et des eaux minérales diverses. Le café et le thé doivent être consommés en quantité raisonnable. La chicorée est encouragée en raison de ses propriétés cholérétiques (production de bille par le foie) et ses propriétés dépuratives (élimination des déchets). Les boissons alcoolisées autre que la bière sont autorisées à dose modérée. Le Dr Seignalet recommande d'être prudent avec le lait de soya.

3. Mon adaptation au régime Seignalet

Ainsi que je l'ai dit au chapitre 2, j'ai commencé à suivre le régime hypotoxique au mois de juin 2007. Dès le départ, j'ai éliminé tous les produits laitiers et les céréales, à l'exception du riz, du sarrasin et des graines de sésame. Pour mettre toutes les chances de mon côté, j'ai aussi écarté les œufs et toutes les sortes de noix, qui provoquent chez moi de l'intolérance lorsque j'en consomme plus d'une ou deux fois par mois.

Pour cuisiner, on peut remplacer le lait par des boissons non laitières à base de soja, de riz ou d'amandes, et la crème par une préparation crémeuse de soja. Je suis satisfaite de ces substituts, car je n'ai pas trouvé qu'ils altéraient le goût des aliments. Il a été beaucoup plus compliqué de remplacer le pain. J'avais trouvé au début dans le commerce un pain de riz brun enveloppé sous vide et conservé à la température de la pièce. Ce pain était dur et à peine acceptable sous forme de rôtie. Les pâtes de blé dur ont été remplacées au départ par des pâtes de riz. Ces changements dans ma diète, qui ont eu pour effet de faire disparaître complètement mes douleurs insupportables aux mains en seulement 10 jours, m'ont fortement motivée à continuer à suivre à la lettre le régime hypotoxique.

Par la suite, pour remplacer le pain sous vide que je n'appréciais pas, j'ai essayé différentes recettes de pain avec de la farine de sarrasin et de riz brun, de la farine de pommes de terre, de tapioca, selon diverses combinaisons, avec des succès pour le moins mitigés. Je me suis également préparé des crêpes au sarrasin pour remplacer les rôties. Au bout de quelque temps, je me suis rendu compte que j'avais acquis une intolérance au sarrasin. L'intolérance se traduisait par des maux de tête, et ceux-ci ont disparu en deux jours après que j'ai eu cessé de consommer cet aliment. Cette expérience m'a montré encore une fois qu'il faut être attentif lorsqu'on introduit un aliment nouveau dans son régime, surtout lorsqu'on est déjà intolérant à certains aliments. J'ai finalement trouvé de très bons pains congelés au riz brun de marque Glutino et El Peto, que je consomme depuis. Des essais ultérieurs m'ont amenée à conclure que je pouvais manger sans problème des pâtes de quinoa ainsi que des céréales de millet. Par contre, les graines de chia, recommandées en raison de leur riche contenu en oméga-3 à chaînes courtes, avaient sur moi les mêmes effets négatifs que le blé entier. Il est donc très important de prendre en compte ses intolérences personnelles à certains aliments et d'être attentif à ses réactions lorsqu'on introduit dans son régime un aliment nouveau, même s'il nous paraît n'avoir aucun rapport avec les aliments défendus dans le régime hypotoxique.

Étant donné les bienfaits que m'a procurés le régime hypotoxique, j'ai fait des efforts, bien que pas toujours constants, pour manger des légumes crus ou du moins les faire cuire à la vapeur douce. J'ai par la suite réduit de façon considérable ma consommation de viande rouge et de viandes grillées. Je m'efforce de me limiter à une portion quotidienne de viande. Il va sans dire que j'évite autant que possible, et cela depuis quelques années, les sucreries et le *junk food*.

Suivre le régime hypotoxique n'est pas toujours facile, surtout au début. Ainsi, deux mois après le début du régime hypotoxique, j'ai consommé environ 300 ml de yaourt commercial. Cela a eu pour effet de ranimer une douleur intense dans les articulations métacarpo-phalangiennes durant les deux jours suivants. À quelques reprises durant les premiers mois du régime, j'ai fait quelques écarts en mangeant des spaghettis de blé dur. Chaque fois, durant la nuit suivante, j'ai ressenti une pression très désagréable dans les articulations à la base des doigts, mais rien de comparable aux douleurs qui avaient suivi la consommation de yaourt.

Un fait riche d'enseignement s'est produit en octobre 2007. Ce jour là, j'avais consommé des spaghettis au quinoa recouverts d'une sauce tomate maison avec ajout de fromage de soja. La nuit suivante, je me suis réveillée à la suite d'élancements aiguës à la base de l'articulation du pouce droit. D'abord, je me suis demandé si le problème était attribuable au quinoa. Par la suite, en parcourant la liste des ingrédients contenus dans le fromage de soja, j'ai vu qu'elle comprenait des protéines de lait. Cela montre qu'il faut toujours lire la liste des ingrédients contenus dans un aliment si l'on veut éviter les aliments nocifs pour soi.

Après trois mois de régime, mon sommeil s'est grandement amélioré. Lorsque je me réveillais durant la nuit, j'étais capable de me rendormir rapidement alors qu'avant le régime, je ne me rendormais souvent qu'au bout de trois ou quatre heures. J'ai alors commencé à recouvrer graduellement l'usage partiel de mes doigts. Je pouvais de nouveau plier les articulations métacarpo-phalangiennes des pouces, mais j'étais toujours incapable de les plier au niveau de l'articulation phalangienne terminale. De plus, les annulaires qui refusaient de plier à un angle inférieur à 90° avant le régime, pouvaient plier maintenant à un angle d'environ 45°. Je n'étais pas encore capable de fermer les mains, mais j'étais très encouragée par les résultats obtenus durant les trois premiers mois du régime.

Au cours des mois suivants, les articulations de mes mains ont continué graduellement à recouvrer leur capacité de flexion, de sorte qu'à partir du mois d'octobre 2008, donc seize mois après le début du régime, j'étais capable de fermer complètement les mains. J'ai conservé toutefois de légères séquelles au niveau de l'annulaire et de l'auriculaire de la main droite. Ces deux doigts, bien qu'ils plient correctement et que je puisse fermer complètement la main, ne ferment pas de façon aussi complète que l'index et le majeur. Il semble bien que le recouvrement de l'usage des articulations des doigts est dû, si je me réfère à l'hypothèse de Seignalet, au fait que le régime hypotoxique a désencrassé peu à peu les articulations. Le désencrassage des tissus des articulations aurait permis aux doigts de retrouver lentement leur capacité de plier. Parce que, de façon générale, les tissus n'avaient pas été endommagés par l'inflammation chronique, mais seulement bloqués par l'accumulation de molécules toxiques venant de l'intestin grêle (macromolécules d'origine bactérienne ou alimentaire), le retour à la normale était possible. Toutefois, dans le cas de l'annulaire et de l'auriculaire de la main droite, il semble que les tissus articulaires aient subi de petits dommages permanents puisque je ne suis pas parvenue à replier complètement ces deux doigts dans la main.

Durant la première année du régime, j'ai suivi rigoureusement, avec peu d'écarts, le régime hypotoxique. Je ne commettais des écarts que lorsque j'étais invitée à manger chez des amis ou que nous allions au restaurant. Dans ces occasions, je ne voulais pas imposer mon régime aux autres et, de plus, je trouvais agréable d'oublier quelques fois mon régime. Ces occasions ne se produisaient généralement pas plus qu'une fois par semaine, et je n'ai pas senti d'effets négatifs ou très peu à la suite de ces écarts occasionnels. Parce que les fromages fins me manquaient terriblement, j'ai commencé, après que j'eus recouvré l'usage de mes doigts, environ seize mois après le début du régime, à faire quelques incartades en mangeant de petites quantités (environ 25 g) de fromage, généralement au lait cru, environ deux fois par semaine. Je continue de le faire, car cela n'amène aucun effet négatif. Si je dépasse cette quantité, il m'arrive de ressentir la nuit une lourdeur au niveau des articulations de la main ou une certaine raideur lorsque je plie les doigts au réveil. En voyage, même si certains écarts sont inévitables, j'essaie de ne pas consommer de produits laitiers et de produits céréaliers en tant que tels, mais j'évite de faire du zèle en cherchant à savoir ce que contiennent les plats. Il m'arrive également de consommer, à l'occasion, du pain blanc et des pâtes de blé sans conséquences. En fait, depuis que mes articulations fonctionnent normalement en raison du désencrassage de mon organisme, je ne réagis plus fortement comme au début du régime après des écarts occasionnels. En fait, mes pires ennemis sont les produits laitiers, c'est-à-dire le lait, la crème, le yaourt et la crème glacée, mais je fais une exception pour les fromages au lait cru, car je les tolère mieux. À l'été 2009, j'ai éprouvé de la douleur douze heures après avoir mangé un seul gros cornet de crème glacée molle. Est-ce à cause de la poudre de lait qu'il contenait? C'est probable, car certaines études scientifiques mentionnent que la poudre de lait contient des quantités non négligeables de glycotoxines (voir le chapitre 4, section 6).

En conclusion, les sacrifices que m'impose le régime hypotoxique ne sont rien en comparaison des bienfaits qu'il m'apporte. Outre la disparition de la souffrance aiguë qui m'ôtait une grande partie de ma joie de vivre, j'ai recouvré l'usage de mes mains et en même temps une autonomie que j'avais perdue en partie. J'ai également recouvré l'usage normal de mes genoux, ce qui me permet de marcher sans douleur et de pratiquer mes sports favoris comme le ski alpin avec un plaisir décuplé. Enfin, les longs épisodes d'inflammation aiguë invalidante que connaissait ma colonne vertébrale après un léger effort ou un mouvement déséquilibrant sont choses du passé. Il m'arrive encore de ressentir de la douleur au niveau de la colonne vertébrale à la suite de certaines imprudences, mais ce n'est plus une douleur invalidante et elle disparaît généralement au bout de 24 à 48 heures.

Chapitre 6

Informations complémentaires sur différents produits et principes susceptibles d'aider au maintien d'un bon équilibre physiologique

1. Le soja et la santé humaine

La consommation de soja est une source de controverses. La lecture des études scientifiques concernant le soja et la santé humaine est pour le moins déconcertante tant les résultats paraissent contradictoires. Un certain nombre de ces études portent sur les isoflavones du soja, principalement la génistéine et la daidzine, qui sont des molécules apparentées aux hormones féminines œstrogènes. Certaines études suggèrent que les isoflavones, ou le soja de façon plus générale, seraient efficaces contre les troubles de la ménopause, l'inflammation, le cancer du sein, le cancer de la prostate, les maladies cardiaques et l'ostéoporose[227]. D'autres études tempèrent ces résultats. C'est le cas de la méta-analyse de Trock et de ses collaborateurs portant sur 18 recherches épidémiologiques[228]. L'analyse statistique de ces 18 études suggère qu'une forte consommation de soja peut diminuer seulement de façon modeste le risque de cancer du sein avant la ménopause. Une autre controverse tient au fait que de nombreuses femmes consomment des suppléments d'isoflavones pour atténuer les symptômes de la ménopause, alors que l'efficacité de ces suppléments paraît douteuse. En effet, l'analyse approfondie des résultats compilés de 17 études concernant le traitement des bouffées de chaleur à l'aide d'isoflavones de soja n'a pas permis de démontrer une réduction significative de cet inconvénient fréquent à la ménopause[229].

La plupart des inquiétudes et des appels à la prudence concernant la consommation du soja sont basés sur des données expérimentales qui laissent supposer que des effets œstrogéniques nocifs peuvent être provoqués par les isoflavones contenues dans le soja. Ainsi, des études sur des rongeurs montrent que l'isoflavone genistéine peut stimuler la croissance des cellules tumorales[230], alors que d'autres études contredisent ces résultats. On se questionne également sur les effets des phytoestrogènes chez l'enfant, particulièrement chez le nourrisson lorsqu'il est nourri exclusivement au lait de soja[231]. On a démontré que la concentration des deux principaux phytoestrogènes du soja chez les enfants âgés de moins d'un an est 500 fois plus élevée dans l'urine et 274 fois plus élevée dans le sang chez les enfants nourris au lait de soja que chez ceux qui sont nourris au lait de vache[232]. Comme on ne sait pas encore si les phytoestrogènes sont biologiquement actifs chez les nourrissons, la prudence est de mise.

Les études de toxicité visant à vérifier si les phytoestrogènes du soya peuvent avoir des effets négatifs sur les organes reproducteurs, particulièrement chez les mâles, donnent également des résultats contradictoires. Des effets néfastes ont été démontrés dans plusieurs études animales[233], mais d'autres études n'ont observé aucun effet négatif[234]. Les principaux effets négatifs concernent l'inhibition des cellules de Leydig, spécialisées dans la sécrétion de la testostérone, la baisse du taux de testostérone sanguin et du nombre de spermatozoïdes, la nécrose des cellules des testicules et la fonction érectile. Les travaux de Hancock *et al.* ont établi que la genistéine diminue la synthèse des hormones stéroïdes sécrétées par les glandes surrénales, les cellules de Leydig et les cellules ovariennes[235]. Des études de toxicité de la genistéine sur des embryons de poissons ont montré que ce phytoestrogène a des effets tératogènes, en l'occurrence des déformations de l'embryon[236]. Par conséquent, les auteurs de cette étude craignent que la consommation de soja par les femmes enceintes affecte le développement de l'embryon. Il est à souhaiter que des études viennent déterminer les marges sécuritaires concernant la consommation de soja par les différents groupes de population.

Il semblerait qu'au Japon le fait de consommer le soja sous forme de produits traditionnels fermentés (miso, natto, etc.) à l'aide de probiotiques, aurait des effets particulièrement positifs sur le métabolisme et le système immunitaire. Selon certains, la consommation de ces produits pourrait contribuer à la longévité proverbiale des Japonais.

Un autre sujet de préoccupation en relation avec la consommation de soja concerne la sécrétion de l'hormone thyroïdienne. Il est reconnu que les isoflavones peuvent inhiber l'activité de l'enzyme thyroperoxidase avec comme conséquence l'inhibition de la formation de l'hormone thyroïdienne: un manque d'hormone thyroïdienne entraîne le développement d'un goitre et d'une hypothyroïdie, en particulier chez les individus déficient en iode[237]. Une étude de Hampl a permis de démontrer que la consommation quotidienne de 2 g de soja par kilogramme de poids, affecte le niveau de l'hormone thyroïdienne chez les sujets en santé, ce niveau étant corrélé avec la quantité de phytœstrogène consommée[238]. Par contre, une méta-analyse montre que, dans 13 travaux de recherche sur 14, il y a peu d'évidence que la consommation de soja nuise à la fonction thyroïdienne chez les gens en bonne santé et sans problème de thyroïde. Cependant, selon cette recherche, les adultes qui souffrent d'hypothyroïdie devraient éviter les aliments qui proviennent du soja[239].

2. Les eaux minérales

La plupart des gens qui consomment de l'eau minérale ne se préoccupent pas de la concentration des différents minéraux qu'elles contiennent. Certains apprécient les eaux minérales, car ils ont l'impression qu'elles facilitent la digestion. D'autres boivent de l'eau minérale en raison du calcium qu'elle contient et qui a un effet bénéfique sur le métabolisme osseux[240]. On a en effet démontré que les eaux minérales riches en calcium peuvent remplacer les produits laitiers, car leur bio-disponibilité en calcium est égale ou supérieure à celle de ces derniers[241]. Les eaux minérales ne contiennent pas toutes les mêmes minéraux et la quantité de ceux-ci peut varier de l'une à l'autre. Des études récentes ont démontré que le fait de consommer quotidiennement des eaux minérales alcalines, riches en bicarbonate et en calcium et pauvres en sulfate (SO_4) aurait un effet très positif sur la santé. Les eaux minérales alcalines contribueraient à compenser l'excès d'acidité qui caractérise le régime occidental et donc à réduire la perte de calcium qui résulte de ce type de régime[242]. À cet égard, on a établi que la consommation d'une eau minérale qui contient une forte concentration de bicarbonate et de calcium en même temps qu'une faible concentration en sulfate (minéral acide) aurait des effets bénéfiques sur la minéralisation des os[243]. Des 150 eaux minérales analysées dans cette étude, 70 % étaient alcalinisantes et 13 % étaient acidifiantes; seulement 12 % répondaient aux critères de qualité relatifs à la diminution des marqueurs de la résorption osseuse, à savoir une concentration en bicarbonate d'au moins 700 mg/l, une concentration en calcium d'au moins 200 mg/l et une faible concentration en sulfate. En ce qui concerne la concentration en sodium des eaux minérales, celles riches en bicarbonate et en calcium sont toujours relativement faibles en sodium[244]. La consommation d'eau minérale possédant les trois caractéristiques précédentes amènerait une diminution de la résorption osseuse non seulement chez les femmes ménopausées[245], mais également chez les femmes plus jeunes[246]. L'augmentation du pH urinaire, qui a pour corollaire une diminution du taux d'acidité des liquides corporels, diminuerait la résorption osseuse et réduirait de façon significative à la fois la quantité d'hormones parathyroïdiennes et de marqueurs de la résorption osseuse dans le sérum[247].

3. Équilibre entre l'alcalinité et l'acidité des liquides corporels

Le Dr Seignalet insiste sur un élément clé des théories de la Dre Catherine Kousmine[248], à savoir la nécessité, pour le maintien de la santé, de maintenir le pH des liquides du corps, comme l'urine et la salive, entre 7,0 et 7,4. Le pH de nos cellules et de notre sang est normalement de 7,4, il est donc légèrement alcalin. Si l'on ingère trop d'aliments acides, l'excès d'ions acides (H^+) doit être neutralisé par des substances tampons afin de maintenir le pH des cellules à 7,4, ce qui est une nécessité vitale. L'acidose métabolique chronique ou le fait que le pH des liquides du corps (urine, salive) demeure acide a des effets nocifs sur le corps, entraînant entre autres un affaiblissement des os. Le rétablissement de l'équilibre métabolique acido-basique nécessite la remise en circulation du calcium et du phosphore de façon à neutraliser l'excès d'acidité et à réduire, par voie de conséquence, la masse osseuse[249]. Le régime de type ancestral consistait surtout dans la consommation de végétaux riches en sels alcalins comme le potassium. Sont considérés comme alcalinisants les légumes verts, les légumes secs, les crudités, les fruits murs et les amandes. L'alimentation moderne a une prédilection pour les aliments acidifiants: viandes, poissons, œufs, sucre raffiné, alcool, thé, café, boissons gazeuses, chocolat, légumineuses, huiles raffinées, céréales et produits laitiers à l'exception du lait. Seignalet conseille donc de prendre des protéines animales seulement une fois par jour de façon à prévenir un excès d'acidité et de consommer en abondance des légumes et des fruits. Les eaux minérales riches en calcium et en bicarbonate et pauvres en sulfate favorisent également le maintien d'un taux légèrement alcalin des liquides corporels et aident à maintenir la densité osseuse[250].

4. Les probiotiques

Le Dr Seignalet recommande de consommer des ferments lactiques (probiotiques), lesquels sont des microorganismes normaux de l'intestin sain. L'apport de ces ferments contrebalancerait les effets de l'alimentation moderne, qui amène très souvent la formation d'une flore de putréfaction renfermant beaucoup de bactéries dangereuses. Les bacilles lactiques favoriseraient le passage des aliments vers une flore de macération beaucoup plus physiologique.

Différentes études scientifiques ont démontré que les probiotiques agissent sur différents mécanismes[251]:

1) ils ont un effet bénéfique à la fois sur le développement et la stabilité de la microflore;

2) ils inhibent la colonisation de l'intestin par des pathogènes en empêchant leur adhésion aux parois intestinales;

3) ils amplifient la fonction de barrière de la muqueuse intestinale en favorisant la production de mucus et d'anticorps de type 1gA;

4) ils modulent l'activité du système immunitaire intestinal, laquelle est plus intense chez les gens âgés en raison de l'affaiblissement de leur système immunitaire;

5) ils empêchent la suractivation du système immunitaire, entre autres dans les cas d'allergies ou de maladies inflammatoires de l'intestin.

Toutefois, les yaourts et les autres produits laitiers fermentés offerts sur le marché ne contiennent pas tous les mêmes bactéries. De plus, ces bactéries peuvent présenter différents profils d'action, alors que leur nombre en tant que bactéries vivantes peut varier de façon considérable. Il est regrettable qu'au Canada comme aux États-Unis les organismes gouvernementaux concernés ne soumettent pas ces produits à un contrôle de qualité pour s'assurer que la nature, le nombre des bactéries ainsi que les avantages supposément conférés par ces produits correspondent à ce qui est annoncé par le fabricant sur les étiquettes et le contenant. En Europe, l'Autorité européenne de sécurité des aliments (EFSA) exerce un certain contrôle sur différents produits alimentaires. Par exemple, Danone (France) a annoncé en avril 2010 qu'elle retirait sa demande de validation auprès de l'EFSA, demande qui lui aurait permis de continuer à vanter, dans ses annonces publicitaires, les bienfaits de ses yaourts Activia (Amérique du Nord) et Actimel (Europe) pour la santé et en particulier leurs effets positifs sur le système immunitaire. Cette annonce aurait été faite quelques semaines avant que l'EFSA ne statue sur les prétentions publicitaires de Danone.

Étant donné que des études démontrent que les indications fournies sur les pots de yaourts probiotiques ne concordent pas avec celles qui sont relatives à la baisse de viabilité des bactéries dans les yaourts en fonction du temps de conservation, un contrôle gouvernemental de ces produits ne serait pas superflu. À cet égard, une étude publiée en 2004 en Colombie-Britannique[252] a démontré qu'à la suite de l'analyse de dix produits probiotiques de marques différentes offerts en épicerie en vente libre et choisis au hasard, la plupart des étiquettes n'indiquaient pas clairement la nature et la quantité des bactéries contenues dans ces produits. En fait, dans deux cas sur dix, il y avait absence totale de bactéries. Lorsque des bactéries vivantes étaient détectées, leur nombre moyen correspondait à seulement 10% des quantités annoncées par le fabricant, et il ne s'agissait pas dans plusieurs cas de l'espèce bactérienne indiquée sur l'étiquette. Une autre étude publiée en 2010[253] a permis d'évaluer de façon contrôlée la survivance des probiotiques, c'est-à-dire la quantité de microorganismes vivants en fonction du temps, dans les yaourts à boire. Dans cette étude universitaire, il s'agissait d'évaluer le nombre de bactéries vivantes dans ces yaourts, après 1, 10, 20 et 30 jours de conservation au réfrigérateur à 4 °C. Les analyses ont montré qu'il y avait une perte de 70% des bactéries vivantes après 10 jours, de 85% après 20 jours et de 99% après 30 jours.

De plus, comme les probiotiques sont des microorganismes sensibles à l'acidité de l'estomac et qu'ils doivent conserver leur viabilité pour être utiles dans l'intestin, il paraît préférable, pour obtenir un maximum d'efficacité, qu'ils soient ingérés sous forme de capsules entérosolubles conçues pour se dissoudre dans l'intestin ou qu'un nombre supérieur à un milliard de bactéries vivantes soit ingéré. Certains yaourts thérapeutiques contiennent 10 ou 50 milliards de bactéries par portion. Lorsqu'ils sont pris avant le repas, ils semblent mieux résister à l'acidité de l'estomac. La Société Bio-K+ de Laval a fabriqué un probiotique, le Bio-K+, qui a fait l'objet d'études contrôlées pour la prévention de diarrhées associées à la prise d'antibiotiques[254]. La dernière étude, publiée en 2010[255], a montré que le Bio-K+, administré sous forme d'entérocapsules correspondant à la prise quotidienne de 100 milliards de bactéries était bien toléré chez les aînés et réduisait de 62 à 68 % le risque de développer une infection à *Clostridium difficile* chez les patients hospitalisés et traités aux antibiotiques, comparativement au groupe contrôle. Les ferments lactiques contenus dans le Bio-K+, soit les bactéries *Lactobacillus acidophilus* CL1285 et *Lactobacillus casei* LBC80R, seraient donc efficaces pour réduire le risque de diarrhée, même celui qui est lié à *Clostridium difficile* à la suite de la prise d'antibiotiques. Cette étude a été réalisée en double aveugle sur plus de 195 patients hospitalisés sous antibiotiques et âgés entre 50 et 70 ans. Elle a ainsi démontré que ce produit était bien toléré et qu'il aidait à rétablir une flore intestinale normale. Les capsules de Bio-K+ sont offertes en vente libre dans les pharmacies, et certaines de ces dernières prennent la précaution de les conserver au réfrigérateur pour préserver la viabilité des probiotiques. Il est également facile de fabriquer ses propres yaourts à la maison, ce qui permet de les consommer rapidement et ainsi d'avoir un maximum de probiotiques vivants.

5. Baisse des micronutriments (vitamines, sels minéraux et oligo-éléments) dans les aliments cultivés au cours des sept dernières décennies

Il semble que l'agriculture industrielle ait entraîné une diminution des vitamines, des sels minéraux et des oligo-éléments dans notre nourriture. Cela a été démontré dans les travaux de McCance et

Widdowson, qui ont été résumés par Thomas[256] et Mayer[257]. Les comparaisons effectuées entre les années 1940 et 1980 concernant le contenu de huit minéraux, Na, K, Ca, Mg, P, Fe, Cu et Zn, dans 20 fruits et 20 légumes ont montré des réductions significatives des niveaux de Ca, Mg, Cu et Na dans les légumes et de Mg, Fe, Cu et K dans les fruits[258]. Il faut préciser au départ que seules les éditions McCance & Widdowsons (Grande-Bretagne) procurent des informations détaillées et complètes sur la valeur des nutriments contenus dans les aliments entre 1940 et 2002. Six éditions ont été publiées sous les auspices du Medical Research Council et, par la suite, du Ministry of Agriculture, Fisheries and Foods, de la Foods Standard Agency et de la Royal Society of Chemistry. Il apparaît, selon ces études, que depuis environ 70 ans il s'est produit des changements fondamentaux dans la qualité des aliments cultivés. Les méthodes de culture, de préparation et de mise en marché des aliments auraient amené une diminution significative des micronutriments et des éléments sous forme de traces dans notre nourriture.

La reprise de la sixième édition de McCance et Widdowson concernant la perte de minéraux contenus dans des aliments entre 1940 et 2002, revue et publiée en 2007 par le Dr David Thomas[259], donne des informations très pertinentes sur le sujet. Il ressort de l'analyse de 72 aliments comprenant des légumes, des fruits, de la viande, des fromages et des produits laitiers qu'il y a eu globalement une perte de 34% de sodium, de 15% de potassium, de 19% de magnésium, de 29% de calcium, de 37% de fer et de 62% de cuivre[260]. La baisse des micronutriments dans les aliments serait due à plusieurs facteurs, dont une diminution des microorganismes dans le sol, qui serait causée en grande partie par l'utilisation de fertilisants chimiques qui rendrait défaillante la micro-écologie des sols. Quand les plantes croissent en symbiose avec les microbes du sol, ces derniers augmentent le transfert des nutriments essentiels du sol vers les plantes. Des travaux de recherche menés par le Gardens for Research Experimental Education and Nutrition en

Grande-Bretagne ont montré que l'amélioration des sols basée sur ce principe permet d'augmenter de façon substantielle les Ca, Mg, Fe, Zn et Cu dans des légumes tels que les pommes de terre et les poireaux, et cela bien au-delà des valeurs de 1940[261].

D'autres facteurs contribueraient à réduire la quantité de micronutriments dans les aliments comme la privation de soleil (cueillette de fruits et légumes bien avant leur mûrissement), le transport des aliments sur de grandes distances, la durée des entreposages, les méthodes utilisées pour maintenir la fraîcheur des produits. La diminution de la qualité générale des aliments modernes résulterait également de l'utilisation des pesticides, des herbicides et des fongicides et aussi du fait que l'industrie alimentaire vise surtout à produire des aliments bon marché et de longue conservation. La fabrication industrielle des aliments aboutit à une nourriture riche en gras saturés, en gras trans, en sucres raffinés, en sodium, et à des viandes fortement transformées. Les aliments ainsi produits sont souvent dépourvus de micronutriments vitaux. De plus, on a ajouté aux aliments des additifs chimiques tels que des colorants, des agents de goût et des agents de conservation. Nous avons donc des populations suralimentées mais mal nourries. De nombreuses études scientifiques démontrent que cette alimentation de pauvre qualité contribue de façon significative à l'augmentation de maladies liées à un régime inapproprié; de plus, il existerait une relation significative entre la déficience en micronutriments et la santé physique et mentale des individus.

Un timide début de réglementation de l'industrie alimentaire

Étant donné les comportements d'une certaine industrie alimentaire cherchant uniquement le profit à court terme, les gouvernements se doivent d'édicter des lois pour la forcer à produire des aliments de qualité. Il y a certains progrès dans ce domaine comme l'obligation d'étiqueter les aliments entrée en vigueur au Canada en 2002. Le règlement adopté permet de savoir quels sont les constituants des aliments selon leur ordre d'importance. Un autre règlement demande de limiter les quantités d'additifs dans les aliments tels que les colorants artificiels, les substances de conservation, les quantités de sucre, de sel et de gras trans. Il reste par contre énormément à faire, car en général il s'agit d'incitations plutôt que d'obligations. Il ne fait aucun doute qu'il existe un lien vital entre ce que nous mangeons et notre santé, et ce sont les consommateurs qui, en revendiquant une alimentation de qualité, forceront nos gouvernements à exiger de l'industrie alimentaire qu'elle produise des aliments de meilleure qualité. Il est de plus en plus évident que les maladies sont généralement liées au mode de vie des individus et qu'elles pourraient donc de façon générale être évitées. Ainsi le stress de la vie moderne, l'absence d'activités physiques, l'alimentation basée sur des procédés industriels et la surconsommation de médicaments contribuent à rendre l'organisme moins résistant face à la maladie.

L'alimentation industrielle et ses conséquences

Des modifications importantes sont survenues dans nos habitudes alimentaires et notre mode de vie à la suite de l'industrialisation de l'alimentation dans les pays occidentaux depuis une centaine d'années et de façon plus marquée depuis les années 1960. Ces modifications qui se sont produites dans un laps de temps relativement très court ont mis à rude épreuve les capacités d'adaptation de nos caractéristiques génétiques issues d'une longue évolution. Les Occidentaux sont de plus en plus prédisposés aux maladies inflammatoires, dégénératives et néoplasiques. Différents facteurs joueraient un rôle essentiel dans le développement des maladies modernes: la consommation annuelle de 44 kg (100 livres) de sucre raffiné par personne, la consommation décuplée de sodium et quadruplée de gras saturé, en même temps qu'une consommation réduite de végétaux, de vitamines, de minéraux et d'oméga-3 par rapport à l'alimentation précédent l'ère industrielle. Une autre cause susceptible d'expliquer au moins partiellement l'affaiblissement des défenses face aux maladies inflammatoires dans les pays occidentalisés pourrait être la difficulté à maintenir une flore indigène intestinale suffisamment protectrice, due à nos mesures d'hygiène beaucoup plus énergiques que dans les époques antérieures[262].

Les micronutriments essentiels doivent être pris dans les aliments parce que le corps humain ne peut pas les fabriquer ou les fabrique en quantité insuffisante pour répondre aux besoins du métabolisme humain normal. Ils sont constitués par certains acides aminés, acides gras, vitamines et minéraux.

Les oligo-éléments ou éléments sous forme de traces sont essentiels à la santé à condition d'être pris en très petites quantités. Ainsi la prise quotidienne de sélénium ne doit pas excéder 200 µg (ou 0,000002 g). Par comparaison, la quantité de calcium qui peut être prise quotidiennement est d'environ 1 g. Le sélénium absorbé en grande quantité devient toxique. Environ 90 minéraux en provenance du sol sont essentiels.

6. Suppléments de vitamines et de minéraux

L'opinion de Seignalet

Comme de nombreux nutritionnistes, le Dr Seignalet conseille la prise de suppléments de vitamines et de minéraux (magnésium, zinc, cuivre, manganèse, silicium, sélénium, cobalt, chrome, rubidium) même s'il reconnaît que la meilleure source de vitamines et de minéraux se trouve dans une alimentation la plus variée et la plus biologique possible. Il conseille de prendre les vitamines liposolubles A, D, E, K et les vitamines hydrosolubles B_1, B_2, B_5, B_6, B_{12}, C. Il précise toutefois qu'il faut éviter le surdosage des vitamines A et D.

Synergie entre les différents constituants d'un aliment

Même si les spécialistes de la nutrition conseillent très souvent la prise de suppléments alimentaires, il faut tenir compte du fait que les différents constituants biologiques des aliments fonctionnent en synergie. Le concept de synergie alimentaire implique la nécessité de varier ses aliments et de sélectionner ceux qui sont riches en nutriments. La synergie alimentaire est fondée sur l'idée que les interrelations entre les constituants des aliments sont essentielles[263]. La synergie dépend entre autres de l'équilibre entre les différents constituants d'un aliment, de la façon dont les constituants survivent à la digestion et de leur degré d'activité biologique au niveau cellulaire. Il faut donc favoriser la prise des micronutriments dans la nourriture pour les raisons suivantes:

1) la nourriture favorise l'absorption des micronutriments en raison de son rôle tampon;

2) les micronutriments que l'on tire des aliments peuvent avoir des effets différents de ceux qui sont fabriqués à l'aide de procédés technologiques;

3) globalement, la santé est déterminée par l'ensemble du régime[264].

Il a été clairement établi qu'il y avait synergie entre les différents constituants d'un aliment. Ainsi, la prolifération d'une lignée cellulaire cancéreuse n'est pas inhibée par la chair de pomme ou la pelure alors qu'elle l'est par un extrait de pomme contenant également la pelure[265]. La consommation de tomates aurait un plus grand effet anticancer sur du tissu humain de prostate que son équivalent en lycopène purifié, le lycopène étant l'élément actif de la tomate contre le cancer de la prostate[266]. Dans le cas de l'allergie aux arachides, il a été démontré que, lorsqu'elles sont isolées, leurs protéines allergisantes n'entraînent pas de réponses d'allergie ou d'inflammation alors que l'arachide en entier induit la réponse d'allergie[267].

*Quelles sont les évidences de l'efficacité
des suppléments de micronutriments ?*

L'industrie pharmaceutique des suppléments de micronutriments
est fondée sur l'idée qu'ils ont le même effet sur la santé que les
constituants d'un aliment. Des essais cliniques sur des suppléments
ont montré que plusieurs ne fonctionnent pas comme on le pensait et
que certains (vitamine A, vitamine E et bêtacarotène) pouvaient avoir
dans certains cas des effets indésirables[268]. Le compte rendu d'un
comité d'experts de l'Institut national de la santé (NIH) des États-
Unis sur l'utilisation de suppléments de multivitamines/minéraux
pour la prévention de maladies chroniques se résume comme suit:
la plupart des études n'apportent pas d'évidences concluantes que la
prise de suppléments vitaminiques/minéraux a des effets bénéfiques
sur la santé, que ces suppléments soient consommés de façon isolée,
en groupe de deux ou de trois[269]. Cependant, ce comité semble ranger
dans une classe à part la prise de suppléments de vitamine D et de
calcium. Ils citent certaines études qui font état de résultats montrant
que la prise de suppléments de calcium et de vitamine D amènerait
une augmentation de la densité osseuse et une diminution du nombre
de fractures chez les femmes ménopausées. Le comité conclut son
rapport en affirmant que le niveau de sécurité et de qualité des mul-
tivitamines/minéraux est inadéquat étant donné que les fabricants
de ces produits ne sont pas tenus de rapporter les effets secondaires et que la FDA n'a pas autorité pour réglementer ces produits.
Selon ce groupe d'experts, les connaissances actuelles seraient de
façon générale trop insuffisantes pour recommander ou déconseiller
l'usage des multivitamines/minéraux relativement à la question de la
prévention des maladies chroniques dans la population américaine.

Vitamine D et calcium

En ce qui concerne la prise de vitamine D, la majorité de la population canadienne demeure dans des régions où les rayons solaires

ne peuvent atteindre la peau durant une période d'au moins quatre à cinq mois par année et, par conséquent, il lui est impossible d'obtenir suffisamment de vitamine D des rayons solaires ultra-violets de type B[274]. D'autre part, le régime alimentaire canadien typique procure seulement environ 5 µg (200 UI*) de vitamine D quotidiennement, ce qui est insuffisant pour maintenir un niveau sérique de 25-hydroxyvitamine D d'au moins 100 nmol/L, quantité permettant de bénéficier de façon optimale de la vitamine D. Les Canadiens sont donc à haut risque de souffrir de déficience en vitamine D, ainsi que l'ont démontré plusieurs études. En fait, 5 % des Canadiens de 6 à 79 ans souffriraient de déficience grave en vitamine D ($\leq$ 25 nmol/L), le contenu sérique moyen de cette vitamine chez les Canadiens serait de 66,9 nmol/L, alors que seulement 10 % de la population atteindrait le niveau optimal de 100 nmol/L[274]. Jusqu'à récemment, de nombreuses études contrôlées sur les effets de la vitamine D sur la santé utilisaient des doses de 400 UI/jour. Dans bien des cas, ces doses, associées à la prise de calcium, se sont révélées inefficaces dans la lutte contre l'ostéoporose, les infarctus du myocarde et la mortalité chez les femmes ménopausées[270]. Par contre, chez les gens âgés de 65 ans et plus, la prise de 500 mg de calcium et de 700 UI de vitamine D/jour a réduit de façon modérée la perte osseuse au niveau du col du fémur, de la colonne vertébrale et de l'ensemble de l'organisme sur une période de trois ans, ce qui a réduit l'incidence des fractures non vertébrales[271]. Une autre étude, effectuée sur des femmes âgées qui ont reçu quotidiennement 1,2 g de calcium élémentaire et 800 UI de vitamine D_3, a démontré que le nombre de fractures de la hanche avait diminué de 43 % et que les autres fractures non vertébrales avaient diminué de 32 %, par comparaison avec les groupes contrôles avec placebo[272]. Une méta-analyse est favorable à l'emploi de la vitamine D_3 à une concentration quotidienne de 800 UI par les femmes âgées, ce qui

---

* UI (unité internationale) : unité de mesure d'une substance basée sur son effet biologique.

réduirait de façon significative l'incidence des fractures ostéoporotiques, comparativement au traitement placebo[273].

De façon générale, plusieurs études scientifiques viennent appuyer la prise de suppléments de vitamine D et de calcium lorsque ces nutriments sont en quantité insuffisante dans l'alimentation. Cette prise de position concerne particulièrement les gens âgés, pour les raisons suivantes: avec l'âge, des changements physiologiques entraînent la baisse de la capacité de photosynthèse par la peau, la diminution de la capacité des reins à convertir la 25-hydroxyvitamine D (calcidiol) dans sa forme active (calcitriol) et la capacité réduite de l'intestin à réagir à la forme active de la vitamine D. L'efficacité de la vitamine D peut aussi être diminuée à cause de l'interférence de certains médicaments comme les glucocorticoïdes ou à cause d'une obésité qui cause la séquestration de la vitamine D dans le gras en excès de l'organisme. Chez environ 33 % des gens âgés de plus de cinquante ans, le calcium contenu dans le régime est moins bien absorbé par l'intestin[274].

La vitamine D et le calcium à des niveaux normaux joueraient de plus un rôle essentiel dans le fonctionnement cellulaire de nombreux organes et des systèmes biologiques, car tous les tissus de l'organisme possèdent des récepteurs pour la vitamine D[275]. Une quantité insuffisante de ces deux éléments aurait pour effet d'augmenter le risque de maladies telles que l'ostéoporose, les cancers colorectaux et du sein, les maladies inflammatoires de l'intestin, le diabète de type 1 et de type 2, le syndrome métabolique, l'hypertension et les maladies cardio-vasculaires[276]. De plus, les femmes qui ingèrent quotidiennement plus de 400 UI de vitamine D verraient leur risque de développer de l'arthrite rhumatoïde[277] et de l'arthrose[278] diminuer de 40 %.

Importance du rôle de l'hormone parathyroïdienne

L'hormone parathyroïdienne joue un rôle essentiel dans le maintien d'une concentration normale de calcium et de phosphate dans l'organisme. Elle est elle-même régulée par les niveaux de calcitriol, la forme active de la vitamine D, et par le calcium contenu dans le sérum. Une carence en vitamine D ou en calcium est généralement associée à une élévation de l'hormone parathyroïdienne. La vitamine D en concentration sérique suffisante semble assurer une concentration idéale de l'hormone parathyroïdienne sérique même lorsque la prise de calcium est inférieure à 800 mg/jour. D'autre part, une forte consommation de calcium (≥ 1200 mg/jour) ne peut à elle seule maintenir un taux sérique idéal de l'hormone parathyroïdienne lorsque la quantité de vitamine D prise est insuffisante. Une élévation trop importante de l'hormone parathyroïdienne sérique a comme conséquence d'exagérer les transformations (remodelage) des os, ce qui entraîne une perte de la masse osseuse; une hypersécrétion de l'hormone parathyroïdienne jouerait donc un rôle significatif dans la pathogenèse de la perte osseuse due à l'âge[279]. Il est reconnu que l'hormone parathyroïdienne sérique est le principal déterminant systémique du remodelage des os qui est un facteur de risque de fracture[280]. Dans les pays nordiques, une consommation d'au moins 700-800 UI de vitamine D serait nécessaire pour assurer un niveau adéquat de vitamine D, alors que, durant les autres périodes de l'année, une consommation de 500 UI de vitamine D suffirait[281].

Prise de suppléments de vitamines A, C ou E?

En ce qui concerne les autres vitamines, de nombreuses publications scientifiques considèrent que, faute de preuves concluantes, il est impossible de recommander la prise de suppléments de vitamines A, C, E ou d'antioxydants pour assurer une protection contre les maladies cardiaques ou le cancer[282]. Par contre, des résultats préliminaires suggèrent que des suppléments d'antioxydants pourraient prévenir la dégénérescence maculaire (destruction du point le plus sensible à la lumière sur la rétine) due à l'âge et que le sélénium pourrait aider à la prévention du cancer[283].

7. Le sulfate de chondroïtine et le sulfate de glucosamine peuvent-ils atténuer les symptômes de l'arthrose?

La chondroïtine est une glycosaminoglycane sulfatée apparentée à l'acide hyaluronique, qui est utilisé dans la production de protéoglycanes (combinaison d'une protéine et de glucides). Le sulfate de chondroïtine est un composant de la matrice du cartilage; il contribue à l'hydratation du cartilage, et donc à sa flexibilité et à son élasticité[284]. De nombreuses études ont été conduites pour vérifier si cette substance est vraiment susceptible d'améliorer les symptômes cliniques de l'arthrose. Au départ, il a été démontré que le sulfate de chondroïtine peut être absorbé oralement et, par la suite, être retrouvé dans le liquide synovial et le cartilage[285]. Les études portant sur l'efficacité du sulfate de chondroïtine à soulager les patients atteints d'arthrose ont donné des résultats contradictoires. Entre autres, une méta-analyse portant sur cinq méta-analyses avec contrôles indique que le sulfate de chondroïtine est d'une efficacité faible à modérée dans le traitement symptomatique de l'arthrose et qu'il présente un excellent profil d'innocuité, donc qu'il est sans danger pour la santé[286]. Une autre méta-analyse a porté sur six études mettant à contribution 1502 patients; deux de ces études visaient à déterminer les effets du sulfate de glucosamine, et les quatre autres l'effet du sulfate de chondroïtine. La méta-analyse concluait que le sulfate de glucosamine ne s'était pas révélé plus efficace que le contrôle après la première année de traitement, alors que, après un traitement d'une durée de trois ans, il avait induit un effet protecteur faible ou modéré au niveau des genoux; un résultat analogue a été obtenu après deux ans de traitement avec le sulfate de chondroïtine[287]. Il a été suggéré que des préparations de sulfate de chondroïtine provenant de différents fabricants et de différentes sources animales, en l'occurrence de porcs et de bovins, pourraient différer largement entre elles et présenter des modes d'action différents. Certaines préparations de sulfate de chondroïtine pourraient avoir des effets bénéfiques chez des individus souffrant d'arthrose:

elles favoriseraient les processus anabolisants et diminueraient l'inflammation. D'autres préparations pourraient n'avoir aucun effet ou induire des effets indésirables[288].

Pour sa part, le sulfate de glucosamine est un sucre aminé qui sert à la synthèse de plusieurs macromolécules présentes dans différents tissus, dont le cartilage. Comme pour la chondroïtine, il semble que les différentes études portant sur ce produit pharmaceutique arrivent à des conclusions opposées[289]. On reconnaît toutefois que la prise de 500 mg de glucosamine trois fois par jour n'a pas d'efficacité[290]. Il y a des indications que la prise de 1500 mg de sulfate de glucosamine une fois par jour peut être plus efficace que l'acétaminophène (Tylenol) pour soulager les symptômes de l'arthrose[291]. Une des causes des écarts existant entre les différentes études serait le caractère disparate des ingrédients actifs contenus dans les différentes préparations commerciales[292].

8. Les acides gras essentiels, les gras saturés et les gras trans

Le cerveau humain est constitué d'environ 60 % de gras. Nous savons depuis peu que les acides gras figurent parmi les molécules qui contribuent le plus à maintenir l'intégrité du cerveau et sa capacité de fonctionner. Les acides gras essentiels sont nécessaires à la santé, mais ils ne peuvent être synthétisés par l'organisme. Ils doivent donc provenir des aliments. Les acides gras oméga-3 assurent le développement et le fonctionnement normal du cerveau. L'acide docosahexaénoïque (DHA) est nécessaire pour le fonctionnement et la maturation de la rétine et du cortex visuel, l'acuité visuelle et le développement mental. De plus, les acides gras essentiels jouent un rôle de premier plan dans la synthèse et le fonctionnement des neurotransmetteurs du cerveau et des molécules du système immunitaire[293].

Évolution des margarines

Se basant sur les données disponibles à son époque, Seignalet affirmait que les margarines étaient aussi dangereuses que les huiles industrielles. À partir des années 1960, des études de plus en plus nombreuses ont souligné le rôle possible des gras partiellement hydrogénés (caractéristique de la margarine responsable de son état semi-solide) dans le développement des maladies cardiovasculaires[294]. À cette époque, la margarine et le shortening présentaient un pourcentage élevé de gras trans (39% à 50%) et un faible pourcentage d'acide linoléique (6% à 11%)[295]. En 2003, la prise quotidienne de gras trans par les Étatsuniens était estimée à près de 7 g/jour pour les hommes et à 5 g/jour pour les femmes. La FDA (Food and Drug Administration)* admettait alors que la présence de gras trans dans les aliments pouvait entraîner la mort par maladie coronarienne de 500 à 1000 Américains par année[296]. Cette prise de conscience et les modifications de la loi concernant l'étiquetage des aliments a forcé les fabricants à modifier leurs recettes, de sorte qu'actuellement plus de 60% des margarines ne contiennent plus d'huile partiellement hydrogénée, celle-ci ayant été remplacée par de bons gras. Il faut toutefois être vigilant et bien lire les étiquettes sur les produits que nous achetons pour s'assurer que ce qui est indiqué sur l'emballage correspond exactement à la liste des ingrédients.

Modification de la loi canadienne sur l'étiquetage des aliments

Depuis 2002, l'Agence canadienne d'inspection des aliments oblige l'industrie alimentaire à indiquer sur l'étiquette des aliments la quantité de gras trans contenue dans une portion donnée d'un aliment. Selon une étude de 2008 portant sur des margarines vendues dans des supermarchés du Toronto métropolitain, la réglementation sur l'étiquetage des aliments avait entraîné une

---

* FDA : organisme du gouvernement américain responsable de la pharmacovigilance.

réduction des gras trans dans certaines margarines. La proportion de margarines contenant moins de 0,2 g de gras trans/10 g est passée de 31 % en 2002 à 69 % en 2006[297]. Toutefois, près du tiers des margarines analysées contiennent encore trop d'acides gras trans pour être considérées comme étant faibles en gras trans, suivant les normes de l'Agence canadienne d'inspection des aliments. De plus, seules les margarines les plus coûteuses semblent avoir une teneur réduite en gras trans. Cela démontre que, si on compte uniquement sur la bonne volonté de l'industrie alimentaire, les changements positifs se font attendre, sauf pour les produits les plus chers. Selon l'Institut de médecine de l'Académie nationale des États-Unis, les acides gras trans, contrairement aux autres acides gras, ne présentent aucun avantage du point de vue nutritionnel et devraient être éliminés. Dans le but de vérifier si les indications des étiquettes correspondent au contenu réel en gras trans des aliments, une analyse du contenu en acides gras trans de différents aliments offerts dans un supermarché a été effectuée en 2006 à Minneapolis-Saint Paul[298]. Les aliments retenus pour cette étude étaient : 24 récipients de margarine, 5 livres de beurre, 25 boîtes de biscuits, 19 boîtes de petits gâteaux, 17 sacs de croustilles, 18 sacs de craquelins, 5 sacs de maïs soufflé pour micro-ondes, et une seconde analyse comprenait les sacs initiaux de maïs soufflé plus 24 autres sacs, parce que la première analyse avait révélé que certains sacs avaient des taux très élevés de gras trans.

Tests de conformité de l'étiquetage des aliments[299]

Les résultats des analyses montrent que les différents aliments étaient de façon générale conformes aux indications figurant sur les étiquettes des aliments (voir le tableau ci-dessous). Cependant, même si la majorité des aliments de chacune des catégories étaient étiquetées comme contenant 0 g de gras trans, quelques-uns contenaient ce type d'acide gras pour une moyenne d'environ 0,52 g par portion dans le cas de la margarine. Les croustilles ne contenaient pas de gras trans alors que le maïs soufflé en contenait entre 1,5 et 2,4 g par portion.

Proportion des échantillons de produits alimentaires ayant un contenu de 0 g, 0,5-2,5 g et ≥ 3,0 g de gras trans par portion selon les étiquettes

Gras trans par portion"	0 g		0,5-2,5 g		≥ 3,0 g	
Produits	Nombre +/ nombre analysé	%	Nombre	%	Nombre	%
Margarine	16/24	67	8	33	0	0
Beurre	5/5	100	0	0	0	0
Biscuits	19/25	76	6	24	0	0
Gâteaux	15/19	79	4	21	0	0
Croustilles	17/17	100	0	0	0	0
Craquelins	12/18	57	5	28	1	5
Maïs soufflé (échantillon initial)	2/5	40	1	20	2	40
Maïs soufflé (2e échantillon)	17/29	59	5	17	7	24

En résumé, l'industrie alimentaire a réduit le contenu en gras trans de certains aliments. Toutefois, les consommateurs doivent lire attentivement les étiquettes des aliments, car, pour un même genre d'aliment, comme la margarine, la quantité de gras trans et de gras total par portion peut varier d'un produit à l'autre. Ainsi, la quantité de gras trans dans 19 marques de biscuits peut varier entre 0,3 g à 8,1 g par 100 g[300]. Selon des experts en alimentation et les autorités de la santé publique, la consommation d'acides gras trans devrait être inférieure à 1% du total d'acides gras contenus dans notre alimentation[301]. Les gras cachés, c'est-à-dire ceux qui ne sont pas identifiés formellement, sont dérivés principalement des plats cuisinés par l'industrie alimentaire et de la nourriture préparée à l'extérieur de la maison[302].

Effets des gras trans et des gras saturés sur la santé

Les gras saturés et les gras trans augmentent les niveaux des lipo-protéines de faible densité (LDL) dans le sang, lesquelles sont néfastes pour la santé. Mais comme les gras trans peuvent également diminuer les lipoprotéines de forte densité (HDL) ou bons cholestérols, ils sont considérés comme plus dangereux que les gras saturés. L'American Heart Association recommande de limiter les gras saturés à moins de 7% des calories quotidiennes totales et les gras trans à moins de 1% de ces calories. Étant donné qu'il y a de petites quantités de gras trans dans des viandes comme le bœuf et l'agneau et dans les produits laitiers gras, on ne peut les éliminer complètement. Par contre, on peut réduire considérablement les quantités de gras trans que nous consommons en évitant les aliments qui ont été préparés avec de l'huile végétale partielle-ment hydrogénée comme les shortenings et les margarines qui en contiennent.

Il est important de souligner que les aliments qui contiennent des gras de grande qualité doivent figurer dans un régime sain. Les gras mono-insaturés et polyinsaturés (désignés souvent par l'abréviation PUFA) qui sont contenus dans les huiles végétales de qualité (pressées à froid) sont riches en oméga-3 ou en oméga-6. Les huiles végétales comme les huiles de canola, de soja, d'olive, de tournesol et de noix ainsi que les huiles de poisson sont toutes d'excellentes sources de gras insaturés. On doit également favoriser la consommation de margarines molles de grande qualité, c'est-à-dire celles qui contiennent environ 50% de gras insaturés, dont 10% à 20% d'oméga-3, seulement de 20% à 25% de gras saturés et moins de 1% de gras trans[303]. L'huile de palme et l'huile de noix de coco, qui contiennent de 30% à 40% de gras saturés sont à éviter.

Malheureusement, les gâteaux, les pâtisseries, les casse-croûte et les aliments frits contiennent très souvent de l'huile de palme ou de l'huile de noix de coco.

La Food and Drug Administration (FDA) définit les acides gras trans comme des acides gras insaturés qui contiennent un ou plusieurs doubles liens isolés dans une position trans[303]. Les acides gras trans ne se trouvent pas à l'état naturel dans les aliments. Au Danemark, une loi en interdit la présence dans les aliments.

Chapitre 7

Les stratégies du système immunitaire
dans les maladies inflammatoires chroniques

Les notions générales d'immunologie présentées dans ce chapitre sont basées principalement sur le livre de Seignalet[304], les livres de référence de Paul[305] et de Janeway[306].

1. Les réactions inflammatoires

L'inflammation est un mécanisme de défense contre des agresseurs qui sont souvent d'origine infectieuse bien que ce ne soit pas toujours le cas. L'inflammation permet, grâce à la vascularisation des tissus, le passage de la partie liquide du sang, le plasma, à travers les petits vaisseaux sanguins appelés capillaires vers le site de l'agression. Le plasma contient des cellules spécialisées dans la défense de l'organisme, principalement des globules blancs appelés également leucocytes. Les globules blancs comprennent différentes cellules qui proviennent de la moelle osseuse. Les cellules issues d'un progéniteur myéloïde incluent les monocytes-macrophages, les cellules dendritiques, les mastocytes et les polynucléaires, lesquels comprennent les neutrophiles, les éosinophiles et les basophiles (Annexes 6, 7). Les médiateurs biochimiques, telle la grande famille des cytokines, comportent une grande variété de molécules messages produites pour la plupart par des cellules du système immunitaire. Les cytokines présentent des caractéristiques particulières et agissent sur des cellules qui possèdent les récepteurs qui leur sont spécifiques. Les cytokines sont capables, selon leur spécificité propre, d'agir sur d'autres cellules si ces dernières possèdent des récepteurs complémentaires. Les cytokines peuvent agir localement et même à distance dans certains cas.

L'inflammation est une réponse non spécifique, c'est-à-dire qu'elle est dirigée contre toute substance qui agresse l'organisme. Contrairement à une réaction immunitaire spécifique, qui augmente d'intensité à la suite de la reconnaissance de l'agresseur, l'immunité innée ne fait pas de distinction entre les différents agresseurs, car elle n'implique pas un phénomène de mémoire. Comme elles forment la première ligne de défense, les cellules du système immunitaire inné jouent un rôle crucial dans le déclenchement et l'élimination des agents pathogènes. La réponse à un antigène particulier dépend au départ de la reconnaissance, par les récepteurs des cellules du système immunitaire inné, de certaines molécules appartenant à de nombreux pathogènes comme les lipopolysaccharides. Les lipopolysaccharides font partie de la structure des membranes bactériennes et sont particulièrement efficaces pour activer le système immunitaire inné. Si les substances étrangères ne sont pas éliminées en un laps de temps suffisamment court, le système immunitaire inné et le système immunitaire spécifique ou adaptatif collaborent ensemble pour terminer le travail. Parce que le système immunitaire spécifique ou adaptatif produit, à la différence du système immunitaire inné, des récepteurs très complexes et variables, il permet la reconnaissance spécifique d'un nombre pratiquement infini d'antigènes étrangers, mais demande un temps de développement plus long. Le système immunitaire spécifique permet également le développement de cellules mémoires; ces cellules mémoires sont capables de déclencher beaucoup plus rapidement la lutte contre les molécules étrangères ou pathogènes reconnues par le système immunitaire spécifique lors des rencontres ultérieures. Un bon exemple d'une réponse immunitaire spécifique rapide est celle élaborée à partir de cellules mémoires qui restent présentes dans l'organisme à la suite de la sensibilisation apportée par un vaccin. La réponse immunitaire adaptative ou spécifique est aussi responsable des phénomènes d'allergie, d'auto-immunité et du rejet des greffes qui nécessitent la présence de cellules mémoires. Parce qu'il fait appel à la mémoire, le système immunitaire spécifique est plus lent à démarrer la lutte lors de la première rencontre avec l'antigène étranger, mais il répond de façon plus spécifique et efficace que le système immunitaire inné pour éliminer un agent étranger déterminé. De plus, lorsque ce système immunitaire spécifique rencontre un antigène qu'il connaît déjà, la réponse immunitaire est alors plus rapide, car la mémoire est déjà installée.

2. La réaction inflammatoire aiguë

Par leur présence même, les substances considérées comme étrangères par l'organisme envoient des signaux qui provoquent la dilatation des petits vaisseaux sanguins (capillaires et veinules) et augmentent leur perméabilité. En conséquence, il y a sortie à l'extérieur des vaisseaux sanguins de plasma et de leucocytes tels que les polynucléaires et les monocytes/macrophages. Les leucocytes traversent la paroi des capillaires par diapédèse (Annexe 7). Ces cellules attirées par les substances reconnues comme étrangères migrent vers elles, sécrètent de nombreux médiateurs qui participent à l'inflammation aiguë ou les ingèrent et les détruisent par une action qualifiée de phagocytose. Ce phénomène est bien illustré par l'enflure rouge qui survient à la suite d'une égratignure le moindrement infectée. Certains médiateurs sont présents dans le plasma, d'autres sont libérés par les globules blancs au cours du processus inflammatoire, d'autres sont fabriqués au moment de l'inflammation sous l'influence d'enzymes. Toutes ces molécules accélèrent la réaction inflammatoire. Le pus est constitué de globules blancs morts au combat, de molécules étrangères mortes ou inactivées (virus, bactéries, etc.) et de cellules de tissus lésés.

3. La réaction inflammatoire chronique

De façon générale, l'inflammation, une réponse immunitaire innée, donc non spécifique, précède les réponses immunitaires de type spécifique. La réponse immunitaire innée dépend des polynucléaires neutrophiles, des monocytes/macrophages et de nombreuses molécules messages qui sont des activateurs importants dans l'élimination des substances étrangères. La réponse immunitaire spécifique dépend des lymphocytes B et T, des cellules présentatrices d'antigènes (CPA) que sont les cellules dendritiques, les lymphocytes B et les macrophages activés, ainsi que de nombreuses molécules messages, dont une grande variété de cytokines.

Lorsque la réponse immunitaire innée ne parvient pas à éliminer complètement les agents pathogènes, une réponse immunitaire adaptative ou spécifique vient seconder la réponse innée. Si la réaction immunitaire de type spécifique ne parvient pas, elle non plus, à éliminer un agent infectieux ou considéré comme étranger, une réaction inflammatoire chronique s'installe alors. Cette dernière met en jeu les principaux combattants du système immunitaire spécifique, c'est-à-dire les lymphocytes B et T en association avec les cellules présentatrices d'antigène. Les cellules présentatrices d'antigène les plus efficaces sont les cellules dendritiques et, à un moindre degré, les macrophages et les lymphocytes B. Ces différentes cellules collaborent avec les cellules du système immunitaire inné et continuent d'activer en boucles les défenses immunitaires de l'organisme par la sécrétion de molécules messages ou activatrices appelées communément «cytokines». Il en résulte une inflammation chronique qui, à la longue, peut amener le développement de maladies chroniques avec les douleurs et les dommages aux cellules et aux tissus qui les accompagnent, alors que le système immunitaire avait déclenché le mécanisme de défense dans le but de protéger l'organisme.

L'inflammation chronique peut s'installer pendant de nombreuses années sous la forme d'une inflammation silencieuse; cette forme d'inflammation reste sous le seuil de perception de la douleur et c'est ce silence qui la rend si redoutable. On ignore son existence, mais elle affecte imperceptiblement notre état de santé pendant des années jusqu'au moment où une maladie chronique accompagnée de douleurs se déclare[307]. Le premier marqueur sanguin de l'inflammation silencieuse, la protéine C-réactive, a été découvert à la fin des années 1990. Il s'agit d'une protéine qui est produite dans le foie en réaction à l'inflammation. L'inflammation silencieuse est le premier signe qui montre que notre organisme est déséquilibré et elle est liée à des changements hormonaux qui ouvrent la voie aux maladies chroniques par l'intermédiaire d'une augmentation de la sécrétion d'eicosanoïdes pro-inflammatoires (médiateurs chimiques très puissants qui interviennent localement, entre autres dans les phénomènes d'inflammation). Les changements hormonaux concernent également la sécrétion d'insuline, qui entraîne la résistance à l'insuline, et de cortisol sécrété par les surrénales, ce qui amplifie encore davantage l'insulinotolérance[308].

Réactions inflammatoires chroniques en relation avec l'alimentation

Les réactions inflammatoires, particulièrement les réactions inflammatoires chroniques, sont extrêmement complexes et mettent en jeu un très grand nombre de molécules. Dans le cas de réactions inflammatoires liées à l'alimentation, les prostaglandines, qui sont des médiateurs de l'inflammation, prennent une importance particulière. En effet, selon la nature et la quantité des acides gras polyinsaturés que nous consommons, ces derniers peuvent déséquilibrer la synthèse des prostaglandines[309]. Ainsi, l'excès de prostaglandines de type 2 provenant des oméga-6 et le déficit de prostaglandines de type 1 provenant des oméga-3 favoriseraient les réactions inflammatoires chroniques, donc l'installation à demeure de certaines maladies comme la polyarthrite rhumatoïde[310].

Notre alimentation a également une influence sur les radicaux libres*. Ceux-ci jouent un rôle important, car ce sont des agents oxydants très agressifs qui, selon les circonstances, peuvent avoir des effets positifs, comme la destruction de bactéries, ou nocifs, s'ils sont en trop grand nombre. Dans ce dernier cas, ils peuvent attaquer des constituants de l'organisme comme certaines enzymes, des anticorps, certains éléments du tissu conjonctif, etc. Notre organisme nous protège en partie contre les radicaux libres à l'aide de facteurs endogènes de protection qu'il produit de façon naturelle. Notre alimentation peut également nous fournir des substances qui s'opposent à la production des radicaux libres. Les aliments protecteurs sont avant tout fournis par les végétaux qui nous procurent de la vitamine E, C, les bêta-carotènes, le lycopène, les flavonoïdes, les thiols et certains minéraux (Fe, Zn, Cu, Se, Mn)[311].

La production de radicaux libres est un phénomène physiologique normal. C'est l'accumulation excessive de radicaux libres qui est dangereux. On parle alors de stress oxydant. Le stress oxydant joue un rôle important dans le développement des trois types de pathologies considérées par Seignalet comme responsables des maladies chroniques inflammatoires, à savoir les maladies d'auto-immunité, d'encrassage et d'élimination. Le stress oxydant peut survenir à la suite de la pénétration dans l'organisme de molécules étrangères telles que le tétrachlorure de carbone, l'éthanol, les phénols, les nitrates, l'ozone et les insecticides. De plus, une alimentation déséquilibrée est susceptible d'induire des déficits en Cu, Zn, Mn, Fe, Se, vitamines et flavonoïdes.

---

* Radicaux libres : les radicaux libres sont des molécules instables qui proviennent de notre mode de vie (alimentation déséquilibrée, stress, pesticides, pollution, etc.) et qui endommagent de manière irréversible les constituants des cellules, causant des maladies. Les radicaux libres peuvent être neutralisés par des antioxydants contenus dans les aliments.

4. Tolérance et auto-immunité

Pour que l'organisme humain fonctionne normalement, les lymphocytes doivent tolérer les cellules normales, éliminer les cellules altérées et les agresseurs provenant de l'environnement. On classe les antigènes en trois catégories:

1) Les antigènes du «soi». Par exemple, tous les antigènes du «soi» d'un individu sont désignés par le terme auto-antigènes, car ils lui appartiennent en propre et normalement ils ne déclenchent pas de réponse de type immunitaire chez cet individu.

2) Les antigènes «altérés du soi» correspondent aux antigènes anormaux que l'on peut retrouver, par exemple, sur les cellules cancéreuses d'un individu. Il s'agit dans ce cas d'antigènes tumoraux.

3) Les antigènes qui n'appartiennent pas à un individu, soit les antigènes du «non-soi», sont qualifiés d'alloantigènes* lorsqu'ils appartiennent à des individus d'une même espèce; lorsque les antigènes appartiennent à des espèces différentes de l'individu ou proviennent de l'environnement (médicaments, aliments, etc.), ils sont qualifiés d'hétéroantigènes.

Un élément essentiel pour la reconnaissance du «soi» et du «non-soi» par notre organisme est la présence sur nos cellules de molécules marqueurs appelées HLA (*human leukocyte antigen*). En fait, le terme «leukocyte» dans ce cas-ci est inapproprié. Ce terme a été retenu parce que les chercheurs qui ont découvert les molécules HLA pensaient alors, à tort, qu'elles n'étaient présentes que sur les leucocytes ou globules blancs. Les molécules HLA sont des glycoprotéines établies dans la membrane externe des cellules et elles font partie de la grande famille des gènes du complexe majeur d'histocompatibilité (CMH), c'est-à-dire des gènes spécialisés dans la reconnaissance du «soi» et du «non-soi». Il s'agit d'une signature moléculaire qui indique au système immunitaire, un peu à la

---

* Alloantigènes : *allo*, mot grec qui signifie « autre » ou « différent ». Tous les individus d'une même espèce sont différents au point de vue immunologique, à l'exception des jumeaux vrais ou homozygotes.

manière d'un passeport, que tel antigène ou telle cellule doit être éliminé parce qu'il ne fait pas partie du soi et que tel autre antigène ne doit pas être combattu parce qu'il appartient au soi. Lorsqu'une cellule est parasitée par un virus ou modifiée par le cancer, les cellules du système immunitaire vont mettre en œuvre différentes stratégies pour détruire les cellules ou les antigènes qui sont reconnus comme étrangers du fait de leur mise en évidence à la surface des cellules en raison de leur association avec les antigènes HLA propres à l'individu. Si nous ne possédions pas les antigènes HLA sur nos cellules, nous ne pourrions pas conserver notre intégrité corporelle. N'importe quelle cellule étrangère, quelle que soit sa provenance, pourrait venir se greffer à notre organisme, et nous ne pourrions pas exister en tant qu'espèce distincte. Ce principe vaut pour toutes les espèces vivantes, celles-ci ayant différentes méthodes pour conserver leur intégrité. Sauf quelques exceptions, comme les globules rouges matures, toutes les cellules d'un individu portent les marqueurs HLA de classe I alors que les HLA de classe II ne sont présentes généralement que sur les cellules qui présentent les antigènes à des cellules du système immunitaire spécifique. Les cellules reconnues formellement comme présentatrices d'antigènes (CPA) sont les cellules dendritiques, les macrophages et les lymphocytes B. Les molécules HLA sont déterminées à partir du bagage génétique que nous avons hérité de chacun de nos parents. Donc chaque enfant est en partie semblable et en partie différent de chacun de ses parents au point de vue de ses molécules HLA et, par conséquent, les individus diffèrent entre eux, sauf les jumeaux identiques.

5. Rôle des molécules HLA dans la réponse immunitaire

On peut dire que le rôle des molécules HLA se compare à celui d'un passeport. Le rôle des molécules HLA de classe I est de se lier essentiellement à des peptides endogènes, donc fabriqués à l'intérieur de la cellule, et de les exposer à la surface de ces cellules.

Ainsi, les peptides endogènes sont exprimés à la surface de la cellule sous forme de HLA-1-peptide X. Si le peptide X associé au HLA-1 est reconnu par le système immunitaire comme faisant partie du soi, le système immunitaire ne réagira pas. Si, au contraire, le peptide X est reconnu comme un antigène étranger par le système immunitaire, ce dernier déploiera son arsenal militaire pour détruire la cellule qui a produit ce peptide. Ce phénomène survient lorsqu'une cellule est parasitée par un virus ou une bactérie intracellulaire, ou lorsqu'il y a présence d'une cellule tumorale ou anormale. Donc, le système immunitaire d'un individu en bonne santé combattra de façon efficace ses propres cellules transformées ou parasitées par un pathogène à la suite de la découverte de la présence de molécules du «non-soi» associées à des molécules HLA-1 exposées à leur surface (Annexe 8).

Les molécules HLA de classe II sont présentes à la surface de cellules qui ont pour fonction de digérer les molécules ou les microbes étrangers provenant de l'extérieur de l'organisme et de les présenter à d'autres cellules du système immunitaire spécifique pour déclencher des réponses appropriées de défense. Les cellules qui jouent ce rôle se nomment «cellules présentatrices d'antigènes» et sont représentées par les cellules dendritiques, les macrophages et par des lymphocytes B. Les cellules présentatrices d'antigènes se lient essentiellement à des peptides exogènes, c'est-à-dire à des molécules qui proviennent de l'extérieur de l'individu; il s'agit donc sans équivoque de molécules du «non-soi». Ces peptides qui doivent être antigéniques pour induire une réaction de défense proviennent de bactéries, d'aliments, de médicaments, etc. Ces peptides étrangers sont pris en charge par les cellules présentatrices d'antigènes qui les englobent, les digèrent et les associent à leurs molécules HLA-II. L'association HLA-II-peptide étranger sera alors exprimée à la surface de ces cellules. Ainsi, le couple HLA-II-peptide «non-soi», exprimé à la surface d'une cellule présentatrice d'antigène, sera présenté à un lymphocyte T qui possède des récepteurs spécifiques pour cet antigène. À la suite de cette reconnaissance, le lymphocyte T sera activé et commencera à se multiplier. Les cellules T activées déclencheront différents types de réponses; elles pourront sécréter des cytokines qui sont des molécules messages capables d'activer différents types de réponses immunitaires; elles peuvent notamment inciter des lymphocytes B à produire des anticorps contre l'antigène présenté, demander à des lymphocytes T de se muer en cellules cytotoxiques capables de déclencher des attaques entraînant la mort de cellules anormales, ou encore amener le développement de cellules T mémoires (Annexe 5).

Il faut souligner l'importance de la grande variabilité ou du polymorphisme des molécules HLA. Ainsi, les molécules HLA d'un individu sont génétiquement déterminées par ses deux parents et peuvent différer grandement de celles exprimées par un autre individu de la même espèce. Ce polymorphisme trouve son origine en partie dans la présence de caractéristiques génétiques (allèles) multiples pour chaque gène responsable de l'expression des molécules HLA. Ainsi, seulement pour les molécules HLA de classe I, on a identifié au moins 210 allèles différents dans la population humaine. Si l'on tient compte des différentes possibilités d'arrangement aléatoires à partir des différents allèles dont un individu hérite de ses parents, on comprend pourquoi les réponses à un même antigène peuvent être si différentes d'un individu à un autre.

6. Les maladies auto-immunes

Une maladie auto-immune se caractérise par le fait qu'une réponse immunitaire agressive est dirigée contre les propres cellules d'un individu ou contre certains de ses constituants. Cette réponse est susceptible de léser divers tissus ou organes ou de provoquer chez ceux-ci des anomalies de fonctionnement.

Le Dr Seignalet considère comme auto-immune toute maladie amenant une réponse immunitaire qui ne peut s'expliquer par la présence de microorganismes entiers ou de cellules tumorales et qui lèse certaines cellules ou certains tissus ou provoque leur dysfonctionnement. Selon Seignalet, les réactions auto-immunitaires présentent les caractéristiques suivantes: 1) l'infiltration de lymphocytes dans l'organe cible; 2) l'existence d'une association entre une maladie précise et certains gènes HLA; 3) l'expression anormale de molécules HLA sur les cellules de l'organe cible affecté par la réaction immunitaire; 4) l'observation d'une réponse médicale efficace contre la réaction immunitaire lorsque des immunosuppresseurs sont administrés. Certaines réactions auto-immunitaires touchent de façon sélective un organe alors que d'autres ont des cibles multiples. Il existe aussi des formes intermédiaires entre ces deux possibilités.

On a établi qu'il existait de fortes relations entre des molécules HLA et des maladies auto-immunitaires. Ces relations sont de deux types: association de certains types HLA avec certaines maladies et expressions aberrantes de HLA. Il a été démontré que la grande majorité des maladies auto-immunes sont associées à des types précis de molécules HLA. Cela signifie que la fréquence de certains antigènes HLA est significativement plus élevée chez les malades atteints de maladies auto-immunes comparativement aux sujets normaux. Ainsi, l'antigène HLA DR15 est détecté chez 98% des cas de narcolepsie*, alors que l'antigène HLA B27 est détecté dans 90% des cas de spondylarthrite ankylosante. Des individus peuvent exprimer le HLA B27 sur leurs cellules sans présenter la maladie, mais ils ont 141 fois plus de risques de contracter une spondylarthrite ankylosante qu'un sujet n'ayant pas le HLA B27.

L'expression aberrante des molécules HLA de classe II peut signifier également que de telles molécules vont apparaître en grande quantité sur des cellules qui normalement n'expriment pas ce type de molécules. Cela serait en relation avec un excès de sécrétion de cytokines dans le milieu. Ces cellules deviennent alors des cibles du système immunitaire, ce qui entraîne leur destruction. C'est le

* Narcolepsie: maladie neurologique avec épisodes quotidiens d'accès irrépressibles de sommeil.

cas, par exemple, des cellules de la thyroïde qui sont détruites par une réaction auto-immunitaire au cours de la maladie de Basedow. Il en est de même pour les cellules bêta des îlôts de Langerhans du pancréas dans le diabète juvénile ou de type 1. Un autre exemple se rapporte aux cas de polyarthrite rhumatoïde où les cellules de l'enveloppe de l'articulation, soit les synoviocytes et les cellules du cartilage nommées chondrocytes, sont détruites par des réponses auto-immunitaires en relation avec le gène HLA-DRB1. Cela démontre l'importance cruciale de la relation entre les molécules HLA et l'auto-immunité dans la compréhension du mécanisme des maladies auto-immunes.

7. Quelques exemples de maladies auto-immunes associées à différents types de HLA

La prévalence des maladies auto-immunes atteint généralement 1% dans les populations d'origine européenne. Les récents progrès technologiques en génotypage ont permis d'associer les facteurs de risque de maladies génétiques à plusieurs maladies auto-immunes. Depuis 2006, ces études ont permis de faire passer de 15 à 68 l'identification de maladies auto-immunes associées à des facteurs génétiques de risque exprimés sous forme de molécules HLA[312].

Voici quelques exemples de maladies auto-immunes associées à des marqueurs HLA qui confèrent une prédisposition génétique à développer les maladies suivantes:

uvéite aiguë antérieure avec HLA-B27; spondylarthrite ankylosante avec HLA-B27; asthme avec HLA-DRB1, DQB1, DPB1; hépatite auto-immune avec HLA-DRB1; maladie de Behçet avec HLA-B51; maladie de Crohn avec HLA-DRB1; maladie de Graves avec HLA-DRB1; thyroïdite de Hashimoto avec HLA-A2; maladie cœliaque avec HLA-DQ2 ou HLA-DQ8; maladie inflammatoire de l'intestin avec HLA-DPA-1; maladie pulmonaire du pigeon avec HLA-DR3; polyarthrite rhumatoïde et diabète mellitus type I avec HLA-DRB1[313].

Chapitre 8

Seignalet classe les maladies inflammatoires chroniques qui ont répondu très majoritairement de façon positive à son régime hypotoxique en trois grands groupes: 1) les maladies d'origine auto-immunitaires; 2) les maladies d'encrassage; 3) les maladies d'élimination.

1. Une maladie auto-immunitaire type: la polyarthrite rhumatoïde

Le Dr Seignalet a commencé à appliquer pour la première fois son régime nutritionnel hypotoxique en 1985 sur une patiente atteinte de polyarthrite rhumatoïde. Dans le présent ouvrage, tout comme dans le livre du Dr Seignalet, la polyarthrite rhumatoïde est mise au premier plan, car les hypothèses que le Dr Seignalet a élaborées pour expliquer le développement de cette maladie et les bases de son régime pour la traiter ont été appliquées de façon générale à l'ensemble des autres maladies inflammatoires chroniques.

Caractéristiques de la polyarthrite rhumatoïde

La polyarthrite rhumatoïde est une maladie auto-immunitaire systémique et chronique qui affecte au début la membrane synoviale et le cartilage des articulations diarthrodiales (articulations mobiles possédant une capsule comme le genou). L'étiologie de l'arthrite rhumatoïde n'est pas claire mais on pense qu'elle résulte de facteurs environnementaux (par exemple, les aliments) et de facteurs aléatoires (par exemple, le stress) dans le contexte de prédispositions génétiques. La polyarthrite rhumatoïde touche environ 1% de la population générale dans les différents pays occidentaux. Elle est beaucoup moins répandue dans les populations asiatiques et africaines[314]. La polyarthrite rhumatoïde affecte de trois à cinq femmes pour un homme. Elle peut survenir à tout âge. Au Canada, environ 65,5% des Canadiens affectés par la maladie l'ont été avant l'âge de cinquante-cinq ans et 35,5% après cinquante-cinq ans[315]. L'arthrite rhumatoïde est associée au gène HLA-DRB1 du complexe majeur d'histocompatibilité (CMH) de classe II[316] ainsi qu'à un second gène de susceptibilité de la maladie, le PTPN22, qui n'est pas un gène HLA[317].

Actuellement, on divise en deux sous-groupes les malades atteints de polyarthrite rhumatoïde sur la base de la présence ou de l'absence de facteurs rhumatoïdes[318]. Toutefois, la séparation des deux groupes se fait de plus en plus sur la base de la présence ou de l'absence d'auto-anticorps* dirigés contre des protéines nommées citrullinées[319]. La présence d'anticorps contre les protéines citrullinées est plus spécifique que le facteur rhumatoïde et constitue un meilleur test diagnostic au début de la maladie. De plus, les anticorps contre les protéines citrullinées donnent des informations supplémentaires concernant le pronostic de la maladie, car leur présence constitue un facteur aggravant concernant la destruction des articulations et le développement de comorbidités comme les maladies cardiovasculaires ou d'autres manifestations extra-articulaires[320].

Au début de la maladie, le diagnostic est difficile à poser. Les signes diagnostiques de l'arthrite rhumatoïde ne sont souvent

---

* Auto-anticorps : anticorps dirigés contre les propres antigènes ou tissus de l'individu.

observés qu'à un stade avancé de la maladie. Ces signes sont de façon générale:

1) une raideur matinale articulaire et périarticulaire durant plus d'une heure;

2) le gonflement d'au moins trois groupes articulaires;

3) des douleurs bilatérales à la pression des articulations métacarpo-phalangiennes;

4) la disposition symétrique des arthrites;

5) la présence de nodules rhumatoïdes;

6) la présence du facteur rhumatoïde;

7) des images radiologiques caractéristiques sur les mains et les poignets.

Au moins quatre de ces sept signes sont exigés pour poser le diagnostic de la polyarthrite rhumatoïde. Les signes 1, 2, 3 et 4 doivent être présents depuis au moins six semaines[321]. Le patient n'est cependant pas exclu s'il ne présente que deux signes.

On a suggéré d'effectuer des tests de détection de certains anticorps (antipeptides citrullinés), souvent présents dès les premiers stades de la maladie[322]. Il a également été proposé d'utiliser des tests de résonance magnétique des mains et des pieds pour observer les érosions des os et des cartilages. La résonance magnétique est une technique beaucoup plus sensible que la radiographie classique.

Les lésions articulaires provoquées par la polyarthrite rhumatoïde

Au cours de l'évolution de la maladie, la synoviale, qui est la membrane qui tapisse les cavités articulaires et secrète la synovie (liquide qui facilite les mouvements articulaires), est de plus en plus enflammée et s'épaissit en plusieurs couches cellulaires qui se transforment graduellement en un tissu granuleux inflammatoire nommé pannus. Les nombreux médiateurs sécrétés par les cellules inflammatoires qui ont envahi le milieu articulaire (particulièrement les lymphocytes T, les macrophages et les polynucléaires neutrophiles), en provoquant l'épaississement de la membrane synoviale, qualifié alors de pannus, érodent différents tissus de l'articulation, soit la capsule articulaire et le cartilage, puis des os, des ligaments et des tendons.

Il existe des formes de polyarthrite rhumatoïde progressive sans rémissions nettes et des formes intermittentes avec poussées et rémissions. La cause de la polyarthrite rhumatoïde étant inconnue, il n'existe pas de traitement étiologique. Les médicaments administrés visent généralement à diminuer l'immunité ou l'inflammation. À court terme, ils soulagent parfois, mais ne guérissent pas. À long terme, ils n'empêchent pas l'évolution défavorable de la maladie[323].

Influence de la génétique et des facteurs environnementaux sur le développement de la polyarthrite rhumatoïde

La polyarthrite rhumatoïde est une maladie génétique complexe parce que plusieurs gènes, différents facteurs de l'environnement et des facteurs aléatoires (par exemple, le stress) agissent concurremment dans le développement de ce type de maladies. Des recherches basées sur l'étude de jumeaux monozygotes (jumeaux identiques) et hétérozygotes (jumeaux non identiques) ont montré que la contribution relative des facteurs génétiques est d'environ 50% pour l'ensemble du syndrome de l'arthrite rhumatoïde, le reste dépendant de facteurs de l'environnement et de facteurs aléatoires. Cela est démontré par le fait que, lorsqu'un individu est atteint de polyarthrite rhumatoïde et qu'il a un jumeau identique, donc qu'il partage exactement les mêmes gènes, les risques que son jumeau contracte la maladie au cours de sa vie sont d'environ 15%. Comme la fréquence de la polyarthrite rhumatoïde dans la population générale est d'environ 1%, le taux de probabilité de 15% chez les jumeaux identiques démontre l'existence de gènes prédisposants à la polyarthrite rhumatoïde. D'autre part, comme le jumeau identique a de fortes chances d'échapper à la maladie, cela démontre que des facteurs environnementaux et aléatoires sont en cause[324].

Donc, des facteurs environnementaux participent nécessairement au développement de la polyarthrite rhumatoïde ainsi que des facteurs génétiques tels que le gène HLA-DRB1 et le gène non HLA nommé PTPN22. L'association de facteurs génétiques, environnementaux et aléatoires pourrait entraîner la dérégulation de certaines cellules immunitaires et de leurs sécrétions avec comme résultat une inflammation chronique et une destruction des articulations touchées. Selon le Dr Seignalet, la réponse immunitaire dirigée contre les articulations pourrait être provoquée par un peptide du «non-soi» présenté aux lymphocytes T par les molécules HLA-DR induites de façon anormale sur les cellules du cartilage et les cellules synoviales de l'articulation. À la suite de la présentation de ce peptide du non-soi aux lymphocytes T, ces dernières activeraient le système immunitaire. Ce peptide du non-soi, sans doute d'origine bactérienne, proviendrait probablement de l'intestin, car la voie la plus probable de pénétration dans l'organisme de facteurs environnementaux est l'intestin grêle, en raison de son rôle dans l'absorption des produits de la digestion et de ses caractéristiques propres.

Le rôle joué par l'alimentation dans la polyarthrite rhumatoïde

L'alimentation jouerait un rôle dans la polyarthrite rhumatoïde pour un certain nombre de raisons:

1) le jeûne améliore souvent la polyarthrite rhumatoïde, qui redevient active dès la fin du jeûne;

2) un régime végétarien sans gluten peut être bénéfique pour certains patients atteints de polyarthrite rhumatoïde, le bénéfice pouvant être lié à une diminution de l'immuno-réactivité à l'égard des antigènes provenant des aliments qui ont été supprimés du régime[325].

3) Un régime végétarien sans gluten induirait chez les patients atteints de polyarthrite rhumatoïde une baisse des lipoprotéines de faible densité (mauvais cholestérol) ainsi qu'une augmentation

des anticorps anti-phosphorylcholine, qui protègent contre l'athérosclérose.

*La théorie du Dr Seignalet relative au développement
de la polyarthrite rhumatoïde*

– L'alimentation moderne rendrait difficile la digestion complète des aliments (ainsi que nous l'avons vu au chapitre 4, section 4). Elle favoriserait la prolifération d'une flore intestinale perturbée dans laquelle la population de bactéries pathogènes ou devenues pathogènes, comme possiblement *Proteus mirabilis*, serait élevée. La dégradation spontanée ou provoquée des *Proteus mirabilis* ou d'autres bactéries par les cellules immunitaires présentes dans le milieu intestinal libérerait un peptide dangereux X.

– Il y aurait présence dans l'intestin grêle de bactéries nocives et aussi accumulation de certains aliments nocifs chez les individus dont les enzymes, les mucines et les défensines ne jouent pas correctement leur rôle dans la digestion complète de certains aliments. Cela entraînerait, au niveau de la muqueuse intestinale, une agression des entérocytes et des jonctions serrées qui les unissent. La muqueuse de l'intestin grêle ainsi agressée manifesterait alors une hyperméabilité.

– À cause de l'hyperméabilité du grêle, le peptide bactérien X traverserait la barrière intestinale au niveau des jonctions serrées (Annexe 2d). Il pourrait avoir une affinité pour les cellules de la synoviale et les cellules du cartilage; par conséquent, il s'accumulerait de façon préférentielle dans ces cellules ou autour de ces cellules. Cette phase d'accumulation pourrait s'étendre sur plusieurs années.

– On sait que la poussée initiale et les poussées ultérieures de la polyarthrite rhumatoïde sont souvent déclenchées par des épisodes de stress. Ces poussées pourraient susciter la libération d'une cytokine, en l'occurrence l'interféron gamma, au voisinage des articulations. L'interféron gamma ferait apparaître des molécules

HLA-DR sur les cellules de la synoviale et les cellules du cartilage. Ces molécules se lieraient au peptide X et transporteraient le peptide à la surface de ces cellules.

– Les couples formés par le gène HLA-DR et le peptide X implantés à la surface des cellules synoviales et du cartilage seraient alors reconnus par des lymphocytes T qui déclencheraient une réponse immunitaire contre le peptide X, entraînant progressivement la destruction des cellules synoviales et des cellules du cartilage. Cette destruction libérerait à son tour des substances qui accroissent la réponse inflammatoire.

– La réaction inflammatoire deviendrait chronique parce que l'alimentation moderne continue de favoriser la prolifération de la bactérie dangereuse, ces deux facteurs réunis continuant d'entraîner une hyperméabilité de la paroi du grêle. L'installation à demeure de la polyarthrite rhumatoïde serait favorisée par la présence de nombreuses cellules présentatrices d'antigènes capables de récupérer les nombreux antigènes libérés par la lyse* des cellules bactériennes et de les présenter aux lymphocytes T. La stimulation antigénique est maintenue du fait de l'arrivée continuelle de peptides X venant de l'intestin grêle. De plus, l'interféron gamma libéré par les lymphocytes T activés maintiendrait l'expression des HLA de classe 2 sur les cellules cartilagineuses et synoviales, ce qui en ferait les cibles continues du système immunitaire.

– La synoviale serait transformée en pannus (épaississement de la membrane synoviale) sous l'influence des médiateurs libérés par les différentes cellules du système immunitaire et des fibres nerveuses sensitives. L'extension du pannus entraînerait des lésions irréversibles des cartilages, des os, de la capsule articulaire, des ligaments et des tendons.

---

* Lyse des cellules bactériennes : destruction de la structure de la paroi des bactéries.

*Autres variantes de la théorie pathogénique présentée
par le Dr Seignalet*

Lorsque ce n'est pas un antigène bactérien qui active la réaction inflammatoire, un auto-antigène (un antigène du soi) pourrait être reconnu comme étranger par l'organisme. Dans l'organisme, certains lymphocytes T sont intolérants à l'égard d'auto-antigènes (antigènes du soi) d'un individu. Normalement, ces lymphocytes T sont neutralisés par l'organisme, mais il peut arriver toutefois que certains d'entre eux soient réactivés par différents mécanismes. La réactivation pourrait être due à une réaction croisée, à un superantigène (antigène très réactif qui ne respecte pas les règles habituelles de spécificité en immunologie) ou à certaines substances d'origine bactérienne.

Il y a lieu aussi de tenir compte du cas de la réaction croisée: il est possible que le peptide bactérien n'aille pas se déposer dans les articulations. Le peptide bactérien X, après avoir pénétré dans la circulation sanguine, pourrait induire une réponse immunitaire anti-X. S'il y a dans les articulations un peptide du soi W qui partage une structure apparentée au peptide X, la réaction immunitaire dirigée contre le peptide X pourrait également affecter le peptide du soi W. Il s'agit ici d'une réaction croisée qui est responsable du fait qu'un peptide du soi ou auto-antigène peut être attaqué par son propre système immunitaire. Ce phénomène est appelé mimétisme moléculaire.

L'hypothèse du superantigène

Plusieurs bactéries intestinales possèdent des protéines appelées superantigènes. Un superantigène a une affinité à la fois pour certaines parties des molécules HLA et pour le récepteur des lymphocytes T qui n'ont rien à voir avec les sites d'attachement spécifiques propres à cet antigène. En conséquence, comme il ne s'agit pas d'une reconnaissance très spécifique, un nombre très important de lymphocytes T peuvent alors être activés pour déclencher une réponse immunitaire massive. Cela est très différent de ce qui se passe normalement lorsqu'une molécule HLA présente de façon spécifique un antigène à un lymphocyte T dont le récepteur est propre à ce seul antigène. Dans ce cas, un nombre restreint de lymphocytes T sont activés et sont susceptibles de déclencher une réponse immunitaire.

Hypothèses et actions proposées par Seignalet

Dans tous les cas, l'agent causal proviendrait de l'intestin grêle. Qu'il s'agisse du dépôt dans les articulations d'un peptide bactérien, d'une réaction immunitaire croisée entre un antigène bactérien et un antigène du soi situé dans les articulations, ou d'une réaction immunitaire due à un superantigène bactérien ou à une substance provenant de la paroi des bactéries, la phase de déséquilibre intestinal précéderait toujours la phase articulaire. C'est à ce niveau qu'il faut agir le plus vite possible, selon Seignalet.

Les médicaments classiques interviennent à un stade trop tardif. Outre qu'ils ne sont pas dirigés contre la cause, les différents médicaments prescrits actuellement, tels les anti-inflammatoires, s'attaquent à la réaction immunitaire et à la réaction inflammatoire lorsque l'attaque articulaire est déjà avancée. Ils sont en général très peu efficaces et comportent de nombreux effets secondaires.

Il est logique de modifier l'alimentation. Parmi les facteurs qui conduisent à la polyarthrite rhumatoïde, il est reconnu qu'il y a des facteurs génétiques et que des facteurs de l'environnement sont nécessaires pour permettre l'expression de la maladie. On ne peut changer les facteurs génétiques, mais on peut agir sur certains facteurs de l'environnement, comme c'est le cas pour l'alimentation. L'alimentation revêt une importance très grande dans le processus parce qu'elle serait responsable du signal de départ de la phase intestinale. Les excès de résidus alimentaires insuffisamment digérés favorisent le développement d'une flore bactérienne anormale axée sur la putréfaction. Ces deux éléments agresseraient la muqueuse du grêle qui deviendrait alors hyperméable, ce qui favoriserait le passage dans le sang de quantités anormales de peptides, d'origine alimentaire ou bactérienne, insuffisamment digérés et dangereux.

Le régime alimentaire hypotoxique et ses résultats

Le régime proposé se rapproche le plus possible du mode nutritionnel ancestral. Il comporte six règles essentielles:

1) supprimer toutes les céréales à l'exception du riz, du sarrasin et des graines de sésame;

2) supprimer tous les laits animaux et leurs dérivés;

3) manger un maximum d'aliments crus ou cuits à une température ne dépassant pas 110 °C;

4) choisir si possible des aliments biologiques proches des produits originaux;

5) consommer des huiles de première pression à froid;

6) prendre des sels de magnésium, des oligo-éléments, des vitamines à doses physiologiques et des ferments lactiques.

Les malades atteints de polyarthrite rhumatoïde qui ont été traités suivant cette méthode par Seignalet

Sur 325 patients atteints de polyarthrite rhumatoïde, le Dr Seignalet a retenu seulement 297 patients (34 hommes et 263 femmes) qui appliquaient la méthode de façon correcte depuis au moins un an. De ces patients, 80 % correspondaient à la classification de l'American College of Rheumatology (ACR) et 20 % répondaient à des critères plus souples correspondant à un diagnostic précoce. La durée moyenne du rhumatisme était de neuf ans et trois mois. Toutes les polyarthrites rhumatoïdes étaient évolutives, rebelles en partie ou en totalité aux médicaments traditionnels. La gravité de la polyarthrite rhumatoïde était variable: modérée dans 21 cas, moyenne dans 123 cas et sévère dans 153 cas. L'âge moyen des patients était de cinquante-deux ans et un mois.

Surveillance des malades

Chaque volontaire s'est engagé à suivre les règles du régime pendant au moins un an. Certains sujets ont été traités par le seul régime, d'autres ont continué leur médication. Lorsque l'évolution était favorable, le Dr Seignalet diminuait peu à peu les médicaments jusqu'à leur complète suppression, sauf dans les cas d'échec. Un bilan était effectué avant le début du régime et d'autres étaient dressés tous les trois mois. Ce bilan évaluait les caractéristiques de la maladie : fréquence et intensité des poussées d'arthrite, nombre d'articulations gonflées, douloureuses, douleurs diurnes et nocturnes, nombre de réveils nocturnes, durée du dérouillage matinal, sensibilité à la pression des articulations, évaluation des capacités physiques, médicaments consommés et posologie, vitesse de sédimentation, numération des hématies, taux d'hémoglobine et numération des polynucléaires neutrophiles. En cas de succès, le régime était continué toute la vie pour empêcher toute rechute du rhumatisme. Au moment de l'évaluation décrite dans l'ouvrage publié en 2004, 20 patients suivaient le régime depuis plus de dix ans, 100 depuis plus de cinq ans, 126, depuis plus de deux ans et 51 depuis plus d'un an.

Résultats du régime hypotoxique conçu pour l'arthrite rhumatoïde

Les résultats que donne le Dr Seignalet concernant la rémission de l'arthrite rhumatoïde à la suite de l'observance de son régime sont très encourageants si on les compare à ceux qu'obtient la médecine traditionnelle. Sur un total de 297 patients, 56 sujets (19 %) n'ont pas répondu au régime, 6 sujets (2 %) y ont répondu de façon partielle en manifestant une amélioration clinique avoisinant 50 %, sans amélioration de la vitesse de sédimentation*, 235 sujets (79 %) ont répondu très franchement au régime. De ce nombre, 104 patients ont montré une amélioration qui se situait autour de

---

* Vitesse de sédimentation : mesure non spécifique de l'inflammation basée sur le temps nécessaire pour précipiter les globules rouges dans un tube soumis à une centrifugation.

90% et 131 patients ont montré une rémission complète, c'est-à-dire la disparition totale du rhumatisme inflammatoire avec vitesse de sédimentation normale. Dans le groupe des 104 répondeurs, les arthrites se limitaient à de petites poussées brèves touchant très peu d'articulations, souvent consécutives à du stress. Les autres signes cliniques étaient très atténués. La vitesse de sédimentation, beaucoup moins élevée que dans le passé, demeurait cependant au-dessus de la normale. Dans le groupe des répondeurs qui présentaient une rémission complète, ceux qui étaient atteints d'arthrite rhumatoïde depuis longtemps et qui présentaient des déformations marquées éprouvaient uniquement, mais de façon persistante, des douleurs d'origine mécanique dues à des séquelles de destructions osseuses, articulaires et tendineuses.

Selon le Dr Seignalet, il est clair qu'il ne s'agit pas de guérisons vraies, mais plutôt de rémissions de la maladie, puisque l'abandon du régime était suivi d'une rechute au bout d'un temps variable selon les individus. Les échecs semblent plus fréquents chez les hommes, soit 44%, contre 15% chez les femmes. Par conséquent, le taux de répondants positifs chez les femmes est de 85%. Il est à noter que des effets favorables à la suite du changement d'alimentation commencent à apparaître dans 90% des cas au cours des trois premiers mois. Toutefois, la vitesse de sédimentation ne se corrige que plusieurs mois après l'amélioration des signes cliniques. Quand un bénéfice est obtenu, il est durable. La polyarthrite rhumatoïde ne rechute que si le malade abandonne son régime et revient à son alimentation ancienne. Chez deux des malades suivis par le Dr Seignalet, le bénéfice du régime n'est apparu qu'au bout de deux ans.

Mode d'action du régime

Selon le Dr Seignalet, le régime agirait de différentes façons:

1) Modification de la flore intestinale dans laquelle on constaterait une raréfaction des entérocoques et des *Proteus;*

2) Correction du fonctionnement intestinal grâce à une nourriture mieux adaptée aux enzymes et mucus, ce qui a comme effet de faciliter la digestion des protéines et de ne laisser persister que peu de peptides;

3) Modification de la flore intestinale et digestion plus complète des protéines avec comme effet une restauration de l'étanchéité du grêle qui réduit la quantité de peptides franchissant la barrière intestinale;

4) Restauration de la tolérance orale à la suite du rétablissement de l'intégrité des parois de l'intestin, et donc retour à une perméabilité normale.

Dans ces conditions, les antigènes ne passent plus au niveau des jonctions serrées des entérocytes de l'intestin grêle, ils sont captés par les cellules du système immunitaire intestinal qui ont une réaction adaptée aux besoins de protection de l'organisme.

2. Revue de la littérature scientifique récente sur le rôle des facteurs génétiques et environnementaux dans le développement et la persistance de la polyarthrite rhumatoïde

Facteurs génétiques

Ainsi que nous l'avons déjà vu, les gènes du complexe majeur d'histocompatibilité de classe II nommés HLA-DRB1 représentent les déterminants génétiques majeurs de prédisposition à la polyarthrite rhumatoïde. Il existe également des gènes de susceptibilité non HLA, comme le gène PTPN22 dans la population d'origine européenne et le gène PADI4 dans la population d'origine asiatique[326]. On a également identifié chez certains individus des gènes qui auraient un rôle protecteur malgré la présence de gènes HLA-DRB[327]. L'étude des jumeaux identiques et non identiques a permis de démontrer que les facteurs de risque de développer la maladie sont également liés à des facteurs de l'environnement[328]. Les facteurs de l'environnement pèseraient d'un grand poids puisque la concordance des taux de la maladie chez des jumeaux identiques, donc ayant exactement les mêmes gènes, est seulement d'environ 15 % à 16 %.

Facteurs de l'environnement susceptibles d'être des facteurs de risque dans le développement de la polyarthrite rhumatoïde

L'influence des hormones féminines

Étant donné la plus grande incidence de la polyarthrite rhumatoïde chez les femmes, qui est de deux à cinq fois plus élevée que chez les hommes, on a supposé que les hormones féminines jouaient un rôle dans le déclenchement de la maladie, mais les résultats des études réalisées sont contradictoires. Une étude longitudinale portant sur une cohorte de 121 700 femmes et étalée sur une période de vingt-six ans (de 1976 à 2002) a été conduite en vue d'élucider les facteurs de risque liés aux hormones et à la reproduction. La recherche relative aux relations entre les facteurs de risque potentiels faisait intervenir l'âge, l'âge au début des règles, l'âge à la naissance du premier enfant, l'histoire concernant l'allaitement au sein, l'utilisation de contraceptifs oraux, les cycles menstruels irréguliers, l'indice de masse corporel, le fait de fumer, tous ces éléments s'intégrant dans un modèle multivarié de risque de développer une polyarthrite rhumatoïde[329]. Cette étude a démontré que le fait d'allaiter pendant au moins douze mois protégeait contre le développement de la polyarthrite rhumatoïde. Seuls des cycles menstruels irréguliers et le jeune âge lors des premières règles ont été associés au développement de la polyarthrite rhumatoïde. Par conséquent, il se pourrait que le nombre réduit d'hommes qui développent une polyarthrite rhumatoïde comparativement à celui des femmes s'expliquerait par un effet protecteur des androgènes (hormones mâles)[330].

Le fait de fumer la cigarette *(41 à 50 paquets par année)*

Le fait de fumer accroîtrait la possibilité de développer la poly-arthrite rhumatoïde par un facteur de 13 pour les deux sexes[331]. Dans une étude faisant intervenir 13 paires de jumeaux identiques (monozygotes) dissemblables quant à la présence de polyarthrite rhumatoïde et au fait de fumer, le fumeur était celui qui était atteint de polyarthrite rhumatoïde dans 12 des 13 couples de jumeaux[332]. Enfin, la polyarthrite rhumatoïde combinée avec le fait de fumer aggraverait le pronostic de la maladie[333].

Plusieurs chercheurs émettent l'hypothèse que des agents micro-biens pourraient être à l'origine du processus inflammatoire dans le développement de la polyarthrite rhumatoïde[334]. Il existe des évidences directes et indirectes que des agents infectieux constitue-raient des facteurs de risque dans la polyarthrite rhumatoïde. Il est probable que certains microorganismes soient les déclencheurs de la maladie[335]. Le virus d'Epstein-Barr (EBV) pourrait être un de ces microorganismes[336]. De nombreux agents bactériens sont regardés comme de possibles agents étiologiques de la polyarthrite rhuma-toïde[337]. Parmi ces agents bactériens, le rôle de *Proteus mirabilis* a fait l'objet de plusieurs études qui mettent en évidence un lien causal entre cette bactérie et le développement de la polyarthrite rhumatoïde. Parmi les arguments invoqués, il y aurait des similari-tés moléculaires entre des séquences génétiques d'éléments bacté-riens de *Proteus mirabilis*, tels les enzymes hémolysine et uréase et certains antigènes humains comme HLA-DR1/4 et le collagène de type 1. Ce serait également le cas pour certains peptides liés à des marqueurs de susceptibilité à la polyarthrite rhumatoïde[338]. Donc, les réactivités croisées, supposées par le Dr Seignalet, entre des agents microbiens et des antigènes humains pourraient représenter un des mécanismes pathogéniques à l'origine de la polyarthrite rhumatoïde.

Rôle de l'alimentation dans le développement et le maintien de la polyarthrite rhumatoïde

La théorie du Dr Seignalet relative au rôle du régime alimentaire comme agent étiologique et de maintien de la polyarthrite rhumatoïde est loin d'être une théorie «orpheline». Elle a fait l'objet de plusieurs études scientifiques, et certaines de ces études sont venues l'appuyer. Une grande partie de ces travaux publiés au cours des années 1980-1990 ont fait l'objet d'une méta-analyse[339]. Celle-ci a mis en lumière les points suivants:

Le jeûne

Le jeûne semble avoir des effets anti-rhumatoïdes, car on a constaté une amélioration clinique rapide chez certains patients qui l'avaient observé. Le régime élémentaire aurait amélioré de façon appréciable les symptômes de certains patients atteints de polyarthrite rhumatoïde; le régime élémentaire consiste dans la prise d'aliments sous leurs formes simples: acides aminés, mono/disaccharides, triglycérides supplémentés avec des vitamines et des minéraux. Il est complet au point de vue nutritionnel et est également non antigénique. La prise d'oméga-3 sous forme d'eicosapentaénoïque (EPA) et de docosahexaénoïque (DHA) améliorerait les symptômes cliniques de la polyarthrite rhumatoïde chez un pourcentage non négligeable de patients. Le développement de la polyarthrite rhumatoïde a souvent été associé à des aliments tels que les produits laitiers, le blé, le maïs et le bœuf, ce qui suggérerait la présence d'intolérances alimentaires comme facteur exacerbant l'arthrite rhumatoïde. Chez certains patients atteints de polyarthrite rhumatoïde, les symptômes apparaissent de 24 à 48 heures après la prise d'aliments sensibilisants et disparaissent après un à trois jours. Chez les patients atteints de polyarthrite rhumatoïde, la sensibilité à certains aliments serait due à des anticorps IgG plutôt qu'à des anticorps IgE, ces derniers s'observant généralement dans les réactions d'allergie. Les antigènes alimentaires chez certains patients traverseraient la barrière gastro-intestinale et circuleraient non seulement comme antigènes alimentaires, mais également sous forme de complexes immuns qui seraient reconnus par des cellules du système immunitaire ou déposés dans les tissus. Des anomalies de la muqueuse gastro-intestinale permettraient le transport dans le sang de grandes quantités de gros peptides. Des études ont suggéré que les patients atteints de polyarthrite rhumatoïde présenteraient des fonctions anormales de digestion et d'absorption, probablement une hyperméabilité aux antigènes alimentaires. Il semble que de nombreux patients font l'expérience d'améliorations cliniques suivant un changement de diète, tels des symptômes liés aux articulations.

Rôle de l'alimentation dans le développement de la polyarthrite rhumatoïde

À la suite de cette revue de la littérature scientifique et des conclusions qui en découlent, les auteurs concluaient que la possibilité que des antigènes alimentaires induisent ou perpétuent les symptômes de la polyarthrite rhumatoïde, au moins chez certains des patients, était raisonnable et présentait un intérêt potentiel[340]. Selon ces derniers, les études qui lient le régime et l'arthrite offrent la possibilité de découvrir de nouvelles approches thérapeutiques susceptibles d'aider à mieux comprendre la pathogenèse de la maladie. Ils terminent leur propos en soulignant qu'il est nécessaire de faire la part entre un scepticisme de bon aloi et la prise en compte de concepts qui ne sont pas traditionnels si on désire mieux comprendre et soigner les maladies des patients en considérant de façon critique toutes les possibilités raisonnables.

– Une autre méta-analyse plus récente avait également pour but d'évaluer de façon systématique des régimes ou des marqueurs biologiques en relation avec le développement de l'arthrite rhumatoïde[341]. À la suite de cette étude, les auteurs concluaient qu'il est évident que le régime peut jouer un rôle dans l'étiologie de la polyarthrite rhumatoïde, mais ils constataient que les études étaient trop peu nombreuses et comportaient trop de variations dans leur «design» pour pouvoir tirer des conclusions définitives. Ces limitations s'expliquent probablement par la complexité des études épidémiologiques concernant la nutrition. Toutefois, il semble évident que les régimes qui comportent une forte consommation d'huile d'olive, d'huile de poisson[342], de fruits, de légumes et de bêta-cryptoxanthine (bêta-carotène contenu dans les oranges, les mandarines et les fruits citrins) montrent un effet protecteur contre de nombreuses maladies dont l'arthrite rhumatoïde. On rapporte également que de faibles taux sériques d'antioxydants seraient associés à un risque accru de polyarthrite rhumatoïde dans trois des études analysées[343].

– Une étude importante basée sur l'élimination de certains aliments a été contrôlée par placebo et menée à l'aveugle chez 53 patients atteints de polyarthrite rhumatoïde[344]. Tous les sujets ont été soumis à des périodes d'exclusion de 7 à 10 jours pendant lesquelles ils mangeaient une variété limitée d'aliments peu antigéniques qu'ils avaient eu rarement l'occasion de consommer dans le passé. Les aliments du régime normal des individus étaient réintroduits un par un pour déterminer lesquels causaient les symptômes d'intolérance. Chaque aliment qui causait des symptômes était identifié et évité par la suite. Des 44 sujets qui ont terminé l'étude, 75 % se sentaient mieux ou beaucoup mieux après l'exclusion des aliments auxquels ils étaient sensibles. Des mesures objectives venaient appuyer ces suppositions: diminution de la douleur et du nombre des articulations douloureuses, réduction du temps de dérouillage matinal, diminution du temps pour franchir 20 verges, meilleure force de serrement, amélioration du taux de sédimentation des érythrocytes (globules rouges), et des taux d'hémoglobine, de fibrinogène et de plaquettes. Dans cette étude, les principaux aliments qui ont provoqué les réactions d'intolérance étaient le maïs (chez 57% des 44 sujets), le blé (54%), le bacon/porc (39%), les oranges (39%), le lait (37%), le gruau (37%), le seigle (34%), les œufs (32%), le bœuf (32%) et le café (32%). Les autres aliments pour lesquels il y avait entre 27% et 17% d'intolérance étaient le malte, le fromage, le jus de raisin, les tomates, les arachides, le sucre de canne, le beurre, l'agneau, le citron et le soja[345]. Cette étude démontre clairement que des patients atteints de polyarthrite rhumatoïde peuvent tirer bénéfice de la suppression de certains aliments. Il importe également de mentionner que le niveau de glycotoxines est en corrélation avec un certain nombre de marqueurs de l'inflammation dans l'arthrite rhumatoïde, tels les niveaux sériques d'interleukine 6 et de protéines C-réactives[346].

– Deux études récentes conduites dans des populations très différentes ont enregistré des bénéfices cliniques chez des patients atteints de polyarthrite rhumatoïde qui avaient adopté un régime de type méditerranéen[347]. La première étude menée en Suède comportait le suivi d'un régime méditerranéen crétois. Cette expérience a été menée pendant trois mois sur des patients atteints de polyarthrite rhumatoïde active depuis au moins deux ans[348]; 26 patients ont suivi le régime méditerranéen crétois[349], alors que les 23 servant de contrôle ont continué de s'alimenter normalement. Dans le régime méditerranéen qui a été suivi, la source première de gras était représentée par l'huile d'olive et l'huile de canola. Ce régime était basé sur la consommation d'une grande quantité de légumes, de fruits et de céréales, sur une faible quantité de viande, surtout des viandes blanches, une quantité relativement élevée de poisson, surtout ceux riches en oméga-3, peu de sucre et peu de gras autres que les huiles d'olive et de canola. Le régime suivi ne comportait que de petites quantités de produits laitiers faibles en gras, principalement du yaourt et du fromage, alors que les Suédois consomment généralement de grandes quantités de produits laitiers. Les résultats de l'étude ont montré que les patients qui ont suivi le régime méditerranéen ont vu, contrairement au groupe témoin, s'améliorer de façon notable l'activité inflammatoire, les fonctions physiques et la vitalité.

Il y a lieu de noter que les changements positifs significatifs obtenus chez les patients atteints de polyarthrite rhumatoïde qui suivaient le régime méditerranéen n'ont été observés qu'à la fin de la période de trois mois. Une étude subséquente de ce même groupe a été effectuée pour examiner la prise d'acides gras ainsi que le profil en acides gras des phospholipides du sérum pendant l'intervention diététique menée en 2003[350]. Les patients qui suivaient le régime crétois et qui avaient montré une réponse positive au régime consommaient plus d'acides gras de type oméga-3 et avaient un ratio d'oméga-6 plus bas que les non-répondeurs. Ces résultats étaient conformes au profil en acides gras des phospholipides sériques des répondeurs au régime et à celui des non-répondeurs. Ces données indiquent que les individus qui ont le mieux répondu au régime étaient ceux qui en avaient le mieux observé les règles. Les différences entre les profils des acides gras résultaient de l'emploi de trois méthodes: un questionnaire, des interviews sur l'historique du régime et l'analyse des acides gras sériques. La différence dans le profil des acides gras peut expliquer, au moins en partie, les effets cliniques bénéfiques démontrés dans l'étude de 2003. Les résultats de cette étude viennent appuyer des études précédentes qui avaient mis en évidence le rôle joué par les acides gras chez les patients atteints de polyarthrite rhumatoïde. La seconde étude de l'intervention d'un régime de type méditerranéen a été effectuée sur 130 patientes affectées par la maladie depuis huit ans et appartenant à un milieu socialement démuni de Glasgow[351]. Après six mois de régime, des bénéfices significatifs par rapport au groupe contrôle ont été obtenus en ce qui concerne l'intensité de la douleur, le dérouillage matinal et le questionnaire relatif à l'état de santé global.

Le Dr T. Colin Campbell, un chercheur mondialement connu dans le domaine de la nutrition, ayant à son actif plus de 300 articles scientifiques et ayant dirigé la *China Study*[352], l'une des plus importantes études sur les relations entre l'alimentation et la santé, affirme que «c'est l'alimentation qui détermine fondamentalement si la maladie fera des dommages ou pas. C'est l'alimentation qui prévient la maladie dans ses premiers stades (avant le diagnostic) et c'est elle également qui arrête ou inverse la maladie dans ses stades ultérieurs (après le diagnostic).» Selon le Dr Campbell, «toutes les maladies auto-immunes sont caractérisées par un système immunitaire en révolte. L'un des mécanismes de base à ce comportement autodestructeur est appelé mimétisme moléculaire. Ce mimétisme moléculaire est en rapport avec ce que nous mangeons.» Le Dr Campbell rejoint les idées de base du Dr Seignalet en affirmant: «Le fait est que les antigènes qui incitent notre corps à attaquer ses propres cellules proviennent peut-être de la nourriture. Pendant que nous digérons, par exemple, certaines protéines se glissent dans le sang à partir de nos intestins avant d'avoir été totalement désintégrées en acides aminés. Les protéines non digérées sont traitées par le système immunitaire comme des envahisseurs, système qui se met à créer des moules pour les détruire et qui met en branle le processus auto-immun d'autodestruction.» Selon le Dr Campbell, le lait de vache fait partie des aliments qui fournissent beaucoup de ces protéines étrangères qui imitent les protéines de notre corps.

Chapitre 9

Autres maladies d'origine auto-immune
qui ont répondu positivement au régime hypotoxique

1. La spondylarthrite ankylosante : hypothèses du Dr Seignalet et résultats obtenus chez ses patients

La spondylarthrite ankylosante est une forme de rhumatisme inflammatoire chronique qui touche les articulations vertébrales lombaires ainsi que les articulations sacro-iliaques (os du bassin). Avec le temps, cette maladie cause une ankylose vertébrale. La maladie affecte entre 0,1 % et 1,4 % de la population, se manifeste trois fois plus fréquemment chez les hommes que chez les femmes, et survient de façon générale entre l'âge de 15 et 30 ans[353]. Comme l'antigène HLA-B27 est présent chez environ 90 % à 95 % des patients atteints de spondylarthrite ankylosante et que la concordance entre les jumeaux identiques est de 63 %, comparativement à 24 % chez les jumeaux non identiques, la prédisposition génétique à développer cette maladie est forte[354]. Le fait que 37 % des jumeaux identiques ne développent pas la maladie lorsque l'autre jumeau en est atteint indique également l'importance des facteurs de l'environnement dans le développement de la maladie.

De façon globale, la théorie de Seignalet sur la pathogénie de la spondylarthrite ankylosante repose sur les mêmes principes que ceux qui concernent la polyarthrite rhumatoïde, c'est-à-dire une alimentation moderne dont certains aliments induisent le développement d'une flore intestinale anormale causant une hyperméabilité du grêle ; le passage à travers la muqueuse intestinale de macromolécules provenant de certains aliments mal digérés et de molécules bactériennes qui gagnent possiblement les articulations. Il y aurait formation de complexes HLA-B27 avec certains de ces antigènes présentés à des lymphocytes T cytotoxiques qui vont léser les cellules articulaires. Il s'ensuit une réponse immunitaire consistant dans la libération de cytokines qui déclenchent une réponse inflammatoire causant de la douleur. En conclusion, les directives concernant le régime alimentaire sont les mêmes que pour l'arthrite rhumatoïde.

Les malades traités par Seignalet

Le Dr Seignalet a retenu pour son étude 122 patients atteints de spondylarthrite ankylosante qui suivaient rigoureusement le régime alimentaire depuis au moins un an. La durée moyenne de la spondylarthrite ankylosante était de onze ans et deux mois. Toutes les spondylarthrites ankylosantes étaient évolutives, réfractaires en partie ou en totalité aux médicaments traditionnels. La maladie était modérée dans 8 cas, moyenne dans 84 cas et sévère dans 30 cas. L'âge moyen des malades était de quarante-six ans et trois mois. Cent six personnes étaient porteuses de HLA- B27 et seize ne l'étaient pas. Un bilan était effectué tous les trois mois. Le régime a été suivi pendant plus de neuf ans par 1 patient, plus de huit ans par 5 patients, plus de sept ans par 7 patients, plus de six ans par 12 patients, plus de cinq ans par 7 patients, plus de quatre ans par 20 patients, plus de trois ans par 23 patients, plus de deux ans par 25 patients et plus d'un an par 22 patients.

Sur ces 122 malades, 116, soit 95,1 %, ont répondu favorablement au régime. Les succès ont été francs, tout comme les six échecs. Soixante-seize patients sont en rémission complète et ne prennent plus de médicaments, alors que quarante estiment leur amélioration supérieure à 90 % et ne prennent plus que de très faibles doses d'AINS. Là encore, il ne s'agit pas de guérison mais de rémission, car l'arrêt du régime est suivi d'une rechute du rhumatisme inflammatoire, et sa reprise entraîne à nouveau la rémission.

2. La sclérose en plaques : hypothèses et résultats

La sclérose en plaques serait une maladie auto-immune qui affecte plus d'un million de personnes dans le monde. Cette maladie compromet sévèrement les fonctions motrices et sensorielles par suite de la démyélinisation et de la perte des axones*. Cette maladie apparaît chez des individus prédisposés génétiquement; la concordance atteint 30 % chez les jumeaux identiques et les facteurs de l'environnement qui déclenchent cette maladie sont inconnus. La susceptibilité génétique s'exercerait à travers de nombreux gènes, chacun ayant un effet modeste[355].

De nombreuses études indiquent qu'il y a depuis les années 1960 une augmentation marquée du nombre de cas de sclérose en plaques dans les pays occidentaux, Canada y compris[356]. Plus particulièrement, la prévalence de la sclérose en plaques au Manitoba serait passée de 32,6 malades pour 100 000 habitants en 1984 à 226,7 en 2006. Comme cet accroissement important du nombre de malades ne peut s'expliquer par des modifications génétiques étant donné la période de temps si courte, il semble évident qu'il est dû à des facteurs environnementaux.

L'hypothèse du Dr Seignalet

Selon Seignalet, le premier facteur de l'environnement qui serait responsable du déclenchement de la maladie serait une bactérie, probablement *Pseudomonas*. Cette hypothèse n'est peut-être pas sans fondement puisque, chez les animaux affectés par l'encéphalomyélite allergique expérimentale, considérée comme le pendant animal de la sclérose en plaques, on retrouve des taux élevés d'anticorps contre les bactéries *Pseudomonas* et *Acinetobacter* ainsi que des anticorps contre la matière blanche et grise du cerveau[357]. Les auteurs supposent que les bactéries *Pseudomonas* et *Acinetobacter* pourraient jouer un rôle suivant un mécanisme de mimétisme moléculaire dans le déclenchement de la sclérose en plaques.

Le deuxième facteur environnemental serait l'alimentation moderne. Seignalet se base sur le fait que la sclérose en plaques est particulièrement rare chez les Arabes, les Noirs, les Japonais et les Chinois, mais que sa fréquence devient analogue à celle observée dans les pays occidentaux lorsque ces derniers y ont émigré avant l'âge de quinze ans. Les autres facteurs impliqués ont trait à l'hyperméabilité intestinale, au passage de molécules dangereuses provenant de bactéries et d'aliments insuffisamment digérés qui sont susceptibles de déclencher une réponse immunitaire dirigée contre la myéline. Seignalet se réfère aux travaux de Dre Kousmine qui a traité en vingt-six ans environ 500 patients atteints de sclérose en plaques. Elle rapporte avoir suivi 55 cas pendant un an. Elle aurait enregistré 97 % de succès francs chez les 30 patients qui ont suivi rigoureusement ses prescriptions.

Résultats obtenus chez les patients

Dans le cas des individus affectés par la sclérose en plaques, le Dr Seignalet, en plus d'appliquer son régime ancestral, a réduit grandement les graisses animales et saturées et fortement augmenté les graisses végétales insaturées en prescrivant la prise d'huile obtenue par première pression à froid ainsi que la consommation de fruits frais et de fruits secs. Il a ajouté de façon systématique six capsules par jour d'huile d'onagre en raison de son apport en acide γ gamma-linolénique, essentiel pour la synthèse des prostaglandines de type 1. Pour évaluer les résultats de son régime, il a retenu 46 patients qui pratiquaient son régime depuis au moins deux ans, le recul étant de dix ans pour le plus ancien. Il a enregistré 1 échec, 4 freinages de l'évolution dans des formes lentement progressives, 8 stabilisations, dont 1 échappement après cinq ans de stabilisation, 20 améliorations nettes et 13 rémissions complètes. Le retour à la normale est possible seulement avec les formes récentes, car dans celles-ci il n'existe pas encore de destructions définitives.

En conclusion, la démarche de Seignalet concernant le traitement des maladies auto-immunes consiste à : 1) empêcher le peptide causal (peptide bactérien ou alimentaire) de franchir la barrière intestinale ; 2) suivre une alimentation de type ancestral propre à restaurer une digestion complète, une flore bactérienne physiologique et une muqueuse étanche de l'intestin grêle ; 3) lorsque les peptides dangereux ne pénètrent plus dans le sang, l'organisme peut épurer progressivement ceux qui s'étaient accumulés dans les tissus. Seignalet souligne que cette méthode amène une nette amélioration ou une rémission complète chez environ 85 % des patients souffrant d'une pathologie auto-immune, ce qui semble indiquer que sa méthode s'attaque bien à la cause.

Chapitre 10

*La théorie de Seignalet sur le phénomène d'encrassage tissulaire
comme cause de certaines maladies inflammatoires chroniques*

1. Le rôle des déchets venus de l'intestin dans la théorie de l'encrassage

Selon le Dr Seignalet, toutes les maladies inflammatoires chroniques ont un lien avec certains aliments modernes que nous sommes incapables de digérer de façon efficace. Ces aliments mal digérés induisent une flore de putréfaction favorisant la croissance de bactéries pathogènes qui agressent la muqueuse intestinale. Ce déséquilibre entraînerait la destruction ou la disjonction d'un certain nombre d'entérocytes avec comme conséquence une hyperméabilité du grêle. Des peptides d'origine alimentaire ou bactérienne insuffisamment digérés passeraient par conséquent dans la circulation générale à travers la barrière intestinale. Certaines de ces molécules sont susceptibles de provoquer une réponse immunitaire et, par suite, une réponse inflammatoire. Cela est le cas particulièrement de peptides antigéniques et de protéines superantigènes. Ces molécules sont susceptibles de provoquer une réponse immunitaire et inflammatoire et de déclencher par la suite des maladies auto-immunes. D'autres molécules n'ont pas ce pouvoir immunogénique ; il s'agit entre autres de certains lipides, glucides, peptides trop longs ou trop courts, d'ADN bactériens et de molécules de Maillard. Ces molécules vont circuler dans l'organisme et vont être attirées par certaines cellules ou certains tissus, selon leur structure.

La notion d'encrassage

Selon Seignalet, lorsque les entrées de certains déchets alimentaires ou bactériens dépassent les capacités d'élimination de l'organisme par les émonctoires (poumons, reins, foie, peau et muqueuses, intestins), ces déchets vont s'accumuler progressivement, selon leur structure ou leur affinité, soit dans le milieu extracellulaire de l'hôte, soit dans la membrane cellulaire. Ces déchets peuvent même pénétrer dans le cytoplasme et le noyau des cellules. Les effets de cette surcharge en molécules nocives sont les suivants : a) compromission du déroulement normal du métabolisme par l'inhibition de certaines enzymes ; b) blocage de certains facteurs non enzymatiques ; c) modification de la structure et de la régulation des gènes ; d) altération des communications directes entre les cellules du fait de l'occupation des récepteurs. L'encrassage entraînerait des modifications dans le fonctionnement cellulaire, aboutissant soit à la souffrance, soit à la transformation ou à la mort des cellules affectées. Le potentiel de résistance des cellules à ce genre d'agression dépendrait de leur capacité à éliminer les déchets par les organes émonctoires et de l'efficacité de leurs enzymes qui sont déterminées génétiquement. Il est connu que de nombreuses enzymes sont polymorphes avec des capacités différentes. Comme l'hérédité détermine l'efficacité de leurs émonctoires, les êtres humains sont inégaux face à l'assaut des polluants venus de l'intestin grêle. Il s'agit bien ici de maladies multifactorielles dans lesquelles interviennent des facteurs héréditaires (gènes), environnementaux (aliments et bactéries) et aléatoires (stress, etc.).

À la suite de l'encrassage des tissus et cellules, plusieurs situations sont possibles:

1) dysfonctionnement de certaines enzymes + peu ou pas de déchets = pas de maladie;

2) excellentes enzymes + beaucoup de déchets = pas de maladie;

3) dysfonctionnement de certaines enzymes + beaucoup de déchets = maladie.

Le devenir des cellules encrassées

L'encrassage serait un phénomène progressif et dépendrait en grande partie des enzymes qui seraient affectées par ce phénomène. Le bagage enzymatique héréditaire des individus varie selon le genre de cellule en cause (cellule du foie, d'un muscle, fibroblaste, cellule de la synovie, neurone, etc.), de même que la capacité à continuer à fonctionner normalement malgré l'empilement des déchets. La pathologie d'encrassage s'installe en général lentement. Elle prédomine chez les adultes et surtout chez les aînés. Elle s'aggraverait lentement aussi. Ses caractéristiques l'opposent à la pathologie auto-immune, qui touche souvent les sujets jeunes, se déclare souvent brutalement (au moins sur le plan clinique) et atteint rapidement son intensité maximale.

Les cellules encrassées évoluent selon différents processus: 1) elles peuvent fonctionner de façon insuffisante: ostéoporose, diabète de type 2 en début d'évolution, maladie de Parkinson en début d'évolution; 2) elles peuvent fonctionner de façon anormale: hypercholestérolémie, arthrose, goutte; 3) elles souffrent: fibromyalgie, spasmophilie, dépression nerveuse endogène; 4) elles meurent: maladie d'Alzheimer, maladie de Parkinson en fin d'évolution, diabète sucré de type 2 en fin d'évolution; et 5) elles deviennent malignes: certaines leucémies, certains cancers (sein, prostate, colon/rectum, etc.)

Comment prévenir ou traiter l'encrassage

La cause première de l'encrassage étant l'alimentation moderne selon Seignalet, un régime sans céréales, sans produits laitiers, riche en aliments crus et en huiles vierges, accompagné de magnésium, d'oligo-éléments, de vitamines et de probiotiques sont à conseiller. Ainsi, les apports en molécules nocives étant fortement diminués, l'organisme aura les capacités d'élimination nécessaires pour se débarrasser progressivement des déchets accumulés. Ainsi, le décrassage des cellules atteintes peut prévenir, mettre en rémission ou même guérir ce genre de maladie.

2. L'arthrose, une maladie consécutive à l'encrassage tissulaire : caractéristiques et pathogenèse

L'ostéoarthrite appelée communément arthrose est, selon Seignalet, la pathologie d'encrassage la plus courante en rhumatologie. L'arthrose est la maladie qui cause le plus d'invalidité dans le monde. Plus de 10 % des individus présentent des symptômes de la maladie[358], et son incidence augmente avec l'âge. À partir de soixante-cinq ans, environ 80 % des individus présentent des évidences radiologiques de la maladie même si, dans la plupart des cas, il s'agit de formes silencieuses[359]. L'arthrose avec expression clinique est un sérieux problème à la fois pour le patient et la société, d'autant plus qu'il n'existe que peu de moyens de prévention ou de traitement de la maladie au stade précoce[360]. Les traitements courants visent à diminuer la douleur et à améliorer les fonctions articulaires à l'aide d'analgésiques, de médicaments anti-inflammatoires non stéroïdiens (AINS), d'injections intra-articulaires de stéroïdes ou d'acide hyaluronique. Ces traitements médicaux n'ont que peu d'effets, s'ils en ont, sur la dégradation structurale des tissus articulaires, et c'est pourquoi, faute de mieux, de nombreux patients recourent à la chirurgie de remplacement pour améliorer leur qualité de vie[361].

Les patients qui souffrent d'arthrose peuvent ressentir de la douleur sur un seul côté du corps. Les principales articulations touchées sont celles du pouce, des jointures moyennes et terminales des doigts, des hanches, des genoux, de la base du gros orteil et de la colonne cervicale et lombaire. Contrairement à d'autres formes d'arthrites, l'arthrose n'affecte pas d'autres organes du corps que les articulations. Les symptômes les plus communs de l'arthrose sont les douleurs et la perte de mobilité qui amoindrissent la qualité de vie. Les articulations ont une amplitude de mouvement limitée et peuvent se déformer progressivement (nodosité de Heberden et de Bouchard aux doigts).

Même si la pathogenèse de l'arthrose n'est pas totalement élucidée, il est évident qu'il s'agit d'une maladie chronique lente qui entraîne la destruction progressive des articulations. On considérait généralement que l'arthrose était d'abord une maladie du cartilage s'accompagnant de changements secondaires qui affectent l'os sous-chondral et la synoviale. On a également beaucoup insisté sur le phénomène d'usure comme cause de l'arthrose. Si l'usure a un rôle à jouer lorsque la maladie est installée, puisque le cartilage est alors moins résistant, **ce n'est pas l'usure qui est la cause première de l'arthrose**. L'ancienne façon d'envisager la pathogénie de l'arthrose est maintenant contestée du fait de la découverte d'anomalies touchant la synoviale et l'os sous-chondral au tout début de la maladie. En fait, l'inflammation de la membrane synoviale ferait partie des événements précoces qui influent sur le stade clinique de l'arthrose. Des cellules immunitaires en provenance de la circulation sanguine ainsi que d'autres tapissant la membrane synoviale joueraient un rôle important dans l'apparition et le maintien de l'inflammation de la synoviale par l'intermédiaire de la synthèse de médiateurs de l'inflammation[362]. Ces médiateurs de l'inflammation libérés dans le liquide synovial provoqueraient des altérations de l'os sous-chondral, une dégradation du cartilage, de la fibrose et la formation d'ostéophytes[363]. L'angiogenèse, caractérisée par le développement de nouveaux vaisseaux sanguins à partir des anciens, semble contribuer à ces différents phénomènes. Des vaisseaux sanguins de l'os sous-chondral envahissent le cartilage articulaire, facilitant la progression de l'arthrose et formant des ostéophytes dans le processus[364]. L'angiogenèse accompagnant l'inflammation de la synoviale peut compromettre la fonction des chondrocytes (cellules qui sécrètent le cartilage) et le fonctionnement équilibré (homéostasie) du cartilage articulaire[365]. Ce déséquilibre entraînerait, d'une part, une redistribution des vaisseaux sanguins loin de la surface de la synoviale avec comme conséquence une hypoxie (diminution de l'apport d'oxygène) articulaire, ce qui affecte grandement le fonctionnement normal des cellules et peut entraîner leur mort[366].

La théorie de Seignalet relative au mécanisme de l'arthrose

Même si les connaissances concernant la pathogenèse de l'arthrose ont progressé de façon sensible depuis la publication de son dernier livre, l'hypothèse de Seignalet relative au phénomène d'encrassage pour expliquer la pathogenèse de la maladie trouve une justification additionnelle dans les nouvelles études concernant les glycotoxines. Au départ, Seignalet rappelle que la composition du cartilage est altérée dans l'arthrose, ainsi que l'ont démontré des analyses qui ont mis en évidence une diminution du taux de l'élastine, du collagène de type 2 et des protéoglycanes (chaînes complexes de protéines reliées à de longues chaînes de polysaccharides) dans le cartilage des patients atteints d'arthrose. Se basant sur ces données, Seignalet émet l'hypothèse qu'un encrassage des chondrocytes pourrait expliquer la composition anormale du cartilage. Il affirme que, si un encombrement du milieu extracellulaire empêche les chondrocytes de recevoir les signaux émis par d'autres cellules et si un encombrement du milieu intracellulaire vient perturber le fonctionnement de leurs enzymes, les chrondrocytes deviennent incapables de fabriquer un cartilage normal. Ils vont synthétiser alors un cartilage pauvre en élastine, en collagène et en certains protéoglycanes.

Globalement, la théorie de Seignalet sur le mécanisme de l'arthrose se fonde sur les mêmes bases que celles sur lesquelles repose le mécanisme de l'arthrite rhumatoïde. Au départ, l'inadaptation de nos enzymes digestives à l'alimentation moderne entraîne un excès de macromolécules alimentaires, et donc un excès de déchets et une digestion de putréfaction qui favorise la multiplication des bactéries pathogènes dans l'intestin grêle. Cette situation provoque une atteinte de la paroi de l'intestin grêle qui devient alors hyperméable. Une quantité anormale de macromolécules d'origine alimentaire et bactérienne passe alors dans la circulation sanguine. Certaines de ces macromolécules peuvent avoir une affinité pour les tissus articulaires, ce qui amènerait un encrassage des milieux extracellulaire et intracellulaire et, par suite, un dysfonctionnement des chondrocytes. Cela conduirait à la fabrication d'un cartilage pauvre en protéoglycanes, puis à sa fragilisation, à sa destruction et à sa résorption. Se basant sur le fait, déjà établi à l'époque, que le problème débutait uniquement au niveau du cartilage, Seignalet situait à la toute fin du processus les réactions de l'os sous-chondral et de la synoviale.

Nouvelles données scientifiques confirmant que le phénomène d'encrassage est une des causes de l'arthrose et des autres maladies inflammatoires chroniques

Les thèses de Seignalet suivant lesquelles l'encrassage des chondrocytes perturberait le fonctionnement normal de ces cellules sont renforcées par la présence à ce niveau d'une angiogenèse, comme l'ont établi différents chercheurs[367]. Ces phénomènes compromettraient la fonction des chondrocytes et l'homéostasie du cartilage articulaire. Les problèmes d'angiogenèse observés au niveau de l'articulation pourraient vraisemblablement être causés par l'encrassage des différents types de cellules présents dans l'articulation. Il devient de plus en plus évident que l'accumulation de glycotoxines, appelées également produits finaux de la glycation avancée (AGE), joue un rôle crucial dans le développement des maladies inflammatoires liées à l'âge. Les glycotoxines se forment par la réaction de Maillard, ainsi que nous l'avons vu au chapitre 4, section 6. Il est maintenant évident que non seulement les sucres, mais également les lipides, jouent un rôle déterminant dans la transformation des protéines et acides aminés en glycotoxines sous l'action de la chaleur et que des facteurs génétiques déterminent l'importance de l'accumulation des glycotoxines chez les individus[368]. Les niveaux de glycotoxines les plus élevés dans l'organisme se situent dans les tissus qui comportent les taux de remplacement les plus lents, comme les tendons, le cristallin de l'œil, les os, le cartilage et la peau[369]. Un des effets de la formation des glycotoxines est de désactiver les protéines et les enzymes biologiquement actives par la formation de liens croisés inter- et intramoléculaires[370]. Les glycotoxines affectent les propriétés mécaniques des enveloppes et le renouvellement des tissus, ce qui favorise le développement de l'arthrose[371]. Il y a une corrélation directe entre l'ingestion de glycotoxines et leur taux présent dans la circulation chez les humains[372]. Ainsi, l'accumulation de glycotoxines met en lumière le premier mécanisme moléculaire capable d'expliquer des maladies dont l'incidence croît avec l'âge, comme c'est le cas avec l'arthrose[373].

Résultats du régime ancestral élaboré par Seignalet
chez les patients atteints d'arthrose

Comme il existe un point de non-retour dans l'arthrose, lorsque cette maladie a entraîné de sérieuses déformations, les prescriptions diététiques peuvent arriver trop tard. Le Dr Seignalet a donc écarté de son échantillon les formes trop avancées, par exemple certaines coxarthroses (dégénérescence des articulations avec déformation et impotence) irrécupérables et nécessitant une prothèse de hanche.

Le régime ancestral a été suivi par 118 patients, tous porteurs d'une arthrose nette touchant plusieurs articulations. Les résultats obtenus ont été surprenants et inespérés dans cette maladie considérée comme incurable: 99 patients (83,8 %) ont obtenu un bénéfice important et souvent spectaculaire, 12 patients (10 %) ont obtenu un bénéfice modéré, et ce fut un échec pour 7 patients (6 %).

Mécanisme d'action du changement nutritionnel

Selon le Dr Seignalet, il est probable que l'arrêt du flux de macromolécules d'origine intestinale vers la circulation sanguine, et donc des tissus, empêche l'arthrose de s'aggraver. Le fait qu'il y a amélioration plus ou moins importante de la fonctionnalité des patients qui suivent le régime suggère que les chondrocytes décrassés sont capables de résorber le cartilage anormal et de le remplacer par du cartilage normal, à la condition toutefois qu'il n'y ait pas eu destruction de l'articulation.

3. La fibromyalgie

La fibromyalgie est une maladie chronique caractérisée par un syndrome de douleur généralisée qui affecte le système musculosquelettique et qui comporte de nombreux symptômes. On observe à l'examen, en des endroits déterminés du corps, la présence de multiples points douloureux dont le nombre varie entre 11 et 18; certains individus nettement atteints de fibromyalgie ne ressentent pas nécessairement de la douleur au niveau de tous ces points[374]. Les désordres communs associés à la fibromyalgie incluent généralement une fatigue chronique, des troubles du sommeil et des épisodes de dépression[375]. On sait maintenant que ces symptômes ne sont pas causés par des dommages périphériques ou inflammatoires et on suspecte la présence de problèmes fondamentaux dans le processus de la sensibilité à la douleur plutôt qu'une anomalie confinée à la région du corps où la douleur se manifeste[376]. La prévalence de cette maladie chez l'ensemble des individus de la plupart des pays varierait entre 2% et 7%, et toucherait électivement les femmes et les gens âgés. Des études menées sur des jumeaux identiques suggèrent que 50% des risques de développer la maladie dépendent de facteurs génétiques et que l'autre moitié dépend de facteurs environnementaux ou aléatoires comme le stress[377]. La plupart des traitements classiques et de médecine alternative ne donnent que des améliorations modestes en ce qui concerne les symptômes et les activités fonctionnelles des patients[378].

La fibromyalgie, une maladie consécutive au phénomène d'encrassage, selon Seignalet

Seignalet attribue l'apparition de la fibromyalgie à l'encrassage progressif des cellules musculaires, tendineuses et cérébrales par des molécules bactériennes et alimentaires en provenance de l'intestin grêle. En fait, les molécules bactériennes et alimentaires mal digérées passeraient dans la circulation sanguine et iraient se déposer dans les muscles, les tendons, les neurones et les astrocytes, ces dernières étant les cellules nourricières des neurones. L'encrassage de ces cellules déréglerait leur fonctionnement normal, provoquant de la douleur au niveau des muscles et des tendons ainsi que des troubles d'origine nerveuse. Comme le phénomène d'encrassage augmente lentement et graduellement au cours des années, la fibromyalgie ne se manifeste généralement qu'à l'âge adulte et son développement est fonction des prédispositions génétiques et des facteurs environnementaux.

Résultats obtenus avec le régime ancestral

Quatre-vingts patients atteints de fibromyalgie (72 femmes et 8 hommes) ont pris part à l'étude de Seignalet. Les patients suivaient le régime depuis 1 à 10 ans. Le suivi du régime a entraîné une rémission complète chez 58 patients (72,5%), qui ont vu disparaître tous leurs signes de fibromyalgie. Dix patients ont vu leur état s'améliorer d'environ 75% et, chez quatre patients, le gain a été d'environ 50%. Il y a eu huit échecs.

Les effets favorables étaient généralement perçus après quelques semaines et augmentaient progressivement à l'intérieur d'un espace de temps de trois mois à deux ans. Lorsqu'il y avait entorse au régime, des symptômes modérés de fibromyalgie pouvaient resurgir. Le régime devait être poursuivi pour que la maladie soit maintenue en état de rémission.

4. Le diabète de type 2 ou non insulinodépendant

L'obésité constitue actuellement un problème de santé très sérieux dans le monde. Des études épidémiologiques indiquent que l'embonpoint, l'obésité et un manque d'activité physique sont de grands facteurs de risque du diabète de type 2[379]. Il y aurait dans le monde plus de 300 millions d'individus qui présentent une diminution de la tolérance au glucose et 246 millions d'individus atteints de diabète de type 2[380]. Les cas de diabète sont en constante augmentation: on a observé aux États-Unis une augmentation de 50% des cas de diabète entre 1973 et 1993[381]. D'autres études menées dans différents pays rapportent également des augmentations marquées des cas de diabète de type 2 au cours des dernières décennies[382]. Comme on sait que le diabète de type 2 est d'origine polygénique et environnementale, on peut présumer que c'est le mode de vie, et non pas les gènes, qui a changé, vu la courte période de temps écoulée.

L'obésité serait associée à une inflammation de faible amplitude (silencieuse) des tissus adipeux qui aboutirait à une activation chronique du système immunitaire inné et qui pourrait mener ultérieurement à la résistance à l'insuline et au diabète de type 2[383]. Cette situation est caractérisée par la sécrétion de nombreuses molécules inflammatoires qui ont des effets locaux et systémiques sur d'autres organes. La résistance à l'insuline peut être définie comme l'incapacité de cette dernière à exécuter ses fonctions normales malgré le fait que les cellules bêta du pancréas continuent à sécréter l'insuline[384]. La Fédération internationale du diabète a établi en 2005 les critères suivants pour le diagnostic clinique du diabète de type 2: l'obésité viscérale, l'élévation des triglycérides, la baisse des niveaux de HDL (lipoprotéines de haute densité, bon cholestérol), la présence d'hypertension et une diminution de la tolérance au glucose[385]. Les médicaments disponibles peuvent ralentir l'évolution de la maladie et retarder l'apparition des complications, mais ils ne guérissent pas la maladie et ils peuvent présenter des effets secondaires[386].

Hypothèse de Seignalet concernant la pathogenèse du diabète de type 2

Mal adaptée à nos enzymes digestives, l'alimentation moderne entraînerait une modification de la flore intestinale ainsi que la formation au niveau du grêle d'une quantité excessive de macromolécules d'origine alimentaire et bactérienne. Il y aurait conséquemment agression contre la muqueuse de l'intestin grêle et augmentation excessive de sa perméabilité. Le passage des macromolécules dans la circulation sanguine provoquerait un encrassage des cellules bêta du pancréas qui sécrètent l'insuline, surtout lorsque les organes émonctoires sont génétiquement moins efficaces. L'obésité et la sédentarité viendraient amplifier le phénomène d'encrassage des cellules cibles de l'insuline, d'où une résistance à l'insuline et une hyperglycémie. On a démontré que les diabétiques produisent un plus grand nombre de glycotoxines endogènes (produites par le corps lui-même). Ces glycotoxines se lieraient aux récepteurs RAGE de toutes les cellules touchées dans l'athérosclérose, provoquant des réactions inflammatoires. Ces dernières altéreraient les parois vasculaires en induisant un vieillissement accéléré des artères et artérioles, ce qui entraînerait les complications vasculaires du diabète de type 2.

L'effet du régime hypotoxique sur l'intestin

Le régime hypotoxique de Seignalet a pour but de normaliser le contenu alimentaire et bactérien de l'intestin grêle et de restaurer son étanchéité. Ainsi, lorsqu'il stoppe l'arrivée des molécules nocives dans la circulation sanguine, l'organisme doit être capable d'épurer progressivement les déchets exogènes des cellules altérées chez les individus prédisposés génétiquement au diabète de type 2. Selon Seignalet, il est essentiel de changer le régime le plus précocement possible pendant que les cellules bêta sont encore en nombre suffisant.

Résultats obtenus avec le régime hypotoxique de Seignalet

Vingt-cinq patients atteints de diabète de type 2 dont l'âge moyen était de soixante et un ans et dont la durée du diabète variait entre un et trente-trois ans, pour une moyenne de douze ans, ont fait l'objet de l'étude. Leur glycémie à jeun se situait entre 1,40 g et 3,50 g/litre de sang veineux, la normale étant de 1 g/litre. Le pourcentage d'hémoglobine glycosylée se situait entre 6,7 % et 9,3 %, selon les patients. Des complications vasculaires étaient déjà survenues chez huit des patients. Tous les patients prenaient un ou plusieurs médicaments contre leur diabète. Aucun patient n'était arrivé au stade d'insulinodépendance.

Le régime hypotoxique a mis en rémission 20 patients qui ont cessé toute prise de médicaments. Les effets positifs sont apparus après quelques semaines. Les critères de succès étaient une glycémie à jeun égale ou inférieure à 1 g et un pourcentage d'hémoglobine glycosylée égal ou inférieur à 6 %. Le régime avait été suivi depuis six mois pour le cas le plus récent et depuis six ans pour le cas le plus ancien. Les cinq autres patients ont vu leur état s'améliorer nettement. Leur glycémie, qui a été ramenée à un pourcentage variant entre 35 % et 55 %, se situait entre 1,20 g et 1,70 g. Leur hémoglobine glycosylée est descendue au-dessous de 8 %, ce qui atténuait le risque vasculaire. Il importe de répéter qu'il s'agit de rémission et non de guérison et que le régime hypotoxique doit être suivi pour le reste de la vie.

Chapitre 11

1. La théorie des maladies d'élimination selon Seignalet

De nombreuses molécules ne peuvent être dégradées par les enzymes humaines, comme certaines molécules issues de la réaction de Maillard, les lipopolysaccharides des parois bactériennes, des isomères de glucides, lipides et protéines, etc. Par conséquent, ces molécules doivent être éliminées par les divers émonctoires. Les organes émonctoires sont représentés par les reins, le foie, les intestins, les poumons, la peau et les muqueuses. Les globules blancs joueraient un rôle primordial en tant qu'éboueurs dans ce processus d'élimination.

Lorsque les molécules nocives à éliminer sont peu nombreuses, il se produit une élimination physiologique au niveau des organes émonctoires. Seignalet formule l'hypothèse que l'élimination physiologique est rarement observée chez les individus qui consomment une alimentation moderne, car les processus d'épuration sont souvent bloqués. Il est clair cependant que des facteurs génétiques influent sur l'efficacité des émonctoires et que la résistance aux excès et les capacités d'élimination varient d'un individu à l'autre.

L'élimination pathologique apparaît lorsque les molécules nocives sont abondantes et que par conséquent les globules blancs activés augmentent en nombre et provoquent de l'inflammation au niveau des organes émonctoires par la sécrétion de cytokines. La sécrétion continue de cytokines induit à la longue une inflammation chronique des émonctoires. L'inflammation chronique au niveau des divers émonctoires peut déclencher différentes maladies selon l'émonctoire fragilisé en fonction des fragilités génétiques des individus. Par exemple, au niveau du tube digestif, il peut y avoir déclenchement de colites, de la maladie de Crohn, etc. En ce qui concerne la peau, on pourra observer de l'acné, certains eczémas et du psoriasis; aux muqueuses des oreilles, du nez et de la gorge peuvent se développer des otites, sinusites, conjonctivites, etc.

Pour prévenir les maladies d'élimination, Seignalet recommande le régime ancestral. Ce régime nutritionnel diminuerait fortement les apports de molécules dangereuses, favoriserait leur élimination ainsi que le décrassage des émonctoires.

2. La colite ou colopathie fonctionnelle

Les maladies inflammatoires de l'intestin sont des maladies multifactorielles. Elles dépendent de prédispositions génétiques et de facteurs environnementaux qui agissent comme des éléments déclencheurs. La colite, appelée également côlon irritable ou colopathie fonctionnelle, est très répandue dans les pays occidentaux et se manifeste par des douleurs et des ballonnements abdominaux ainsi que par des troubles du transit qui se manifestent par de la constipation, de la diarrhée ou une alternance des deux. La pathogenèse de la maladie serait due, selon Seignalet, à l'alimentation moderne, donc aux mêmes mécanismes que ceux qui sont en cause dans les autres maladies inflammatoires chroniques. L'atteinte primitive siégerait donc au niveau de l'intestin grêle et le côlon ne serait atteint que secondairement.

Le Dr Seignalet a testé son régime hypotoxique chez 237 malades atteints de colite primitive, sans antécédents d'amibiase (présence de parasites appelés amibes). Une rémission complète a été observée chez 233 patients généralement au bout d'un mois. Tous les signes cliniques ont disparu progressivement. Trois personnes n'ont été que partiellement améliorées, et il y a eu échec dans deux cas.

3. La maladie de Crohn

La maladie de Crohn est caractérisée par une inflammation de l'intestin grêle. C'est une maladie multifactorielle dans laquelle les facteurs héréditaires, infectieux, environnementaux ainsi que le statut immunitaire de l'hôte, la flore intestinale, l'allergie alimentaire et l'hypersensibilité pourraient jouer un rôle[387]. L'importance des facteurs environnementaux est soulignée par le fait que les études à long terme montrent une augmentation générale de l'incidence de la maladie au cours du XXe siècle[388]. Des études récentes viennent démontrer que l'hyperméabilité intestinale joue un rôle critique dans l'étiologie de la maladie pédiatrique de Crohn[389]. Cette hyperméabilité intestinale influe sur la pénétration dans la circulation sanguine des pathogènes, des composés toxiques et des macromolécules.

L'hypothèse du Dr Seignalet relative à la pathogénie de la maladie de Crohn est encore ici basée sur l'alimentation moderne et l'hyperméabilité de la muqueuse du grêle qui permet le passage de macromolécules d'origine bactérienne et alimentaire dans la circulation sanguine. Il se produirait un phénomène beaucoup plus inflammatoire qu'immunitaire à la suite de la captation des macromolécules par les polynucléaires et les macrophages. On observerait par la suite des infiltrats de leucocytes et des ulcérations au niveau de l'épithélium de l'iléon terminal avec desquamation des cellules épithéliales.

Le régime hypotoxique a été essayé chez 99 patients atteints de la maladie de Crohn. Le Dr Seignalet n'a retenu que 72 patients qui suivaient le régime hypotoxique depuis au moins un an. Il a obtenu 62 succès francs (86%) avec rémission complète ou quasi complète, 9 résultats moyens (12,5%) et un seul échec vrai (1,4%).

4. L'acné, une pathologie d'élimination cutanée

Plus de 17 millions d'Américains souffrent d'acné alors qu'entre 80 % et 90 % des adolescents sont affectés par cette pathologie à différents degrés[390]. De façon générale, l'acné résulte de l'obstruction et de l'inflammation des follicules pileux et des glandes sébacées qui leur sont associées. L'acné peut dépendre d'un phénomène inflammatoire et impliquer la colonisation des follicules par des bactéries. L'activité hormonale, la production de sébum et le blocage des follicules peuvent aggraver le phénomène. Les facteurs environnementaux comme le mode alimentaire jouent également un rôle dans la prévalence de l'acné. De nombreuses études portant sur un grand nombre d'adolescents et comportant des contrôles adéquats ont démontré qu'un régime riche en produits laitiers était associé à une augmentation du risque d'acné et de la sévérité de l'affection[391]. Des composants du lait comme le facteur 1 de croissance *insuline-like* (IGF-1) joueraient un rôle dans le développement de l'acné[392]. De plus, un régime à index glycémique élevé influerait la durée de celle-ci[393]. Les modes de traitement de l'acné sont multiples, ils comportent des médicaments à administration topique, des anti-inflammatoires, des antibiotiques en passant par de l'hormonothérapie et de la photothérapie[394]. Ces traitements sont souvent décevants.

L'hypothèse de Seignalet relative à la pathogénie de l'acné est basée au départ, comme pour les autres pathologies qu'il a traitées avec succès, sur la pénétration dans l'organisme de macromolécules d'origine alimentaire et bactérienne qui n'ont pas pu être correctement dégradées par les enzymes et qui ont passé à travers la muqueuse du grêle devenue trop perméable. Ces molécules seraient captées par des polynucléaires neutrophiles qui se rendraient jusqu'à la peau avoisinant les glandes sébacées. Ces neutrophiles porteurs de molécules nocives sécréteraient des cytokines qui inciteraient les cellules épithéliales à se multiplier et le tissu glandulaire à sécréter un sébum trop abondant et épais. Cela aurait pour effet d'obstruer les glandes sébacées et, parfois, de provoquer une surinfection bactérienne ainsi que la formation de pustules.

Seignalet a appliqué son régime hypotoxique chez 42 patients. L'acné a totalement régressé chez 40 patients alors que, chez les 2 autres, les lésions inflammatoires ont nettement diminué. Seignalet souligne cependant que les cicatrices séquellaires des poussées précédentes sont irréversibles, d'où l'importance de traiter précocement.

5. L'eczéma atopique ou constitutionnel, appelé aussi dermatite atopique

L'eczéma atopique est une maladie chronique caractérisée par la présence de symptômes cutanés comme un prurit au niveau de la peau. Cette maladie affecte environ 17% des enfants dans les pays développés. La prévalence de l'eczéma est en croissance depuis les années 1950-1960 dans les pays dont le style de vie s'apparente à celui de l'Occident[395]. L'étiologie de l'eczéma est multifactorielle, l'interaction des facteurs génétiques et de l'environnement jouant un rôle de premier plan dans la pathogenèse de la maladie[396]. La flore intestinale pourrait être impliquée dans le développement de l'eczéma atopique chez le jeune enfant[397]. Malgré l'importance de la maladie du point de vue de la santé publique, l'efficacité des traitements disponibles est insuffisante. Les corticostéroïdes constituent le traitement topique le plus efficace, mais celui-ci doit être de courte durée à cause de ses effets secondaires[398].

Selon Seignalet, l'eczéma résulterait d'une maladie d'élimination basée sur des phénomènes apparentés à ceux décrits pour l'acné et qui mettent en jeu les organes émonctoires. Le Dr Seignalet a testé son régime sur 43 patients souffrant d'eczéma constitutionnel. Un succès complet a été obtenu chez 36 patients, une amélioration nette chez 4 patients et un échec chez 3 patients.

6. L'asthme

L'asthme est une maladie inflammatoire chronique du système respiratoire caractérisée par de l'obstruction réversible des voies respiratoires, de l'hyperréactivité, de l'infiltration de globules blancs dans la sous-muqueuse des voies respiratoires, de l'hypersécrétion de mucus et d'un remodelage des voies respiratoires[399]. Cette maladie implique la reconnaissance d'un allergène et la modulation d'une réponse immunitaire d'allergie[400].

L'asthme est la maladie chronique la plus commune chez les enfants et, en 2007, elle a été diagnostiquée chez plus de 9,5 millions d'enfants américains (13%)[401]. En Ontario, la prévalence de l'asthme chez les enfants de moins de 10 ans est passée à partir de 1994-1995 de 145,6 cas pour 1000 à 196,2 cas pour 1000 en 1998-1999, ce qui représente une augmentation de 34,8% en près de cinq ans[402]. La prévalence de l'asthme augmente de façon constante depuis plusieurs décennies, comme c'est d'ailleurs le cas de la plupart des maladies inflammatoires chroniques. Il s'agit de plus d'une maladie polygénétique qui est influencée par des facteurs environnementaux[403]. Le traitement habituel de l'asthme repose largement sur l'utilisation de corticostéroïdes anti-inflammatoires et sur les bronchodilatateurs, qui ne guérissent pas la maladie[404].

Le Dr Seignalet considère que l'asthme est avant tout une maladie inflammatoire qui fait partie des maladies d'élimination. Il formule la théorie suivante: les macromolécules en provenance de l'intestin grêle seraient transportées par des globules blancs pour être éliminées à travers la paroi bronchique. La présence en masse à ce niveau de différents globules blancs entraînerait la libération de cytokines avec comme effet le développement d'un infiltrat inflammatoire dans la sous-muqueuse bronchique. Les déchets seraient ensuite expulsés dans les sécrétions et les desquamations (perte de cellules de l'épiderme) des bronches. L'inflammation chronique augmenterait l'excitabilité du muscle bronchique, et les difficultés respiratoires augmenteraient en présence de facteurs tels que les allergènes, les polluants, le froid, l'exercice et le stress.

En 2005, des scientifiques démontraient que l'hyperméabilité intestinale pouvait être impliquée dans la pathogenèse de plusieurs maladies chroniques pédiatriques en raison d'une immaturité de la barrière intestinale chez des enfants génétiquement prédisposés[405]. Ils mettaient en évidence le rôle des défaillances au niveau des jonctions serrées de l'intestin grêle dans des maladies inflammatoires telles que celles de l'intestin, le diabète de type 1, les allergies et l'asthme. Des études ont également démontré une hyperméabilité intestinale dans des cas d'eczéma atopique[406] et d'asthme[407].

Le Dr Seignalet a testé le régime hypotoxique sur 85 patients souffrant d'asthme depuis des périodes de temps variables. Quatre-vingts patients ont été mis en rémission complète ou quasi complète au bout de quelques semaines ou de quelques mois. Ils ne prennent plus aucun médicament ou prennent seulement de petites doses, à la demande dans de rares cas. Par contre, un de ces patients qui était en rémission depuis quatre ans a souffert à nouveau d'asthme. Trois patients ont été améliorés, ce qui signifie que les crises ont été moins nombreuses et ont diminué d'intensité, que la capacité respiratoire a augmenté entre les crises et que les doses de médicament ont été diminuées. Le régime a été un échec dans deux cas.

Chapitre 12

1. Les médicaments anti-inflammatoires : généralités et modes d'action

Actuellement, il n'existe pas de médicaments capables d'arrêter la progression ou de guérir les maladies inflammatoires chroniques. Par conséquent, la médecine a pour objectif premier de traiter la douleur causée par ce type de maladies à cause de ses effets considérables sur la qualité de vie des individus. Le problème des médicaments anti-inflammatoires vient du fait que l'on ne connaît pas la cause de ces maladies. L'industrie pharmaceutique concentre donc son attention sur les symptômes et sur l'élaboration de médicaments antidouleur. De façon générale, ces médicaments tentent de réduire les dommages collatéraux dus à un excès d'acide arachidonique, un acide gras essentiel présent dans les membranes cellulaires et fabriqué par notre organisme. L'acide arachidonique est un précurseur des eicosanoïdes qui sont les premières hormones à avoir été sécrétées par les êtres vivants. Chaque cellule d'un organisme peut produire des eicosanoïdes, et ces hormones primitives conditionnent tout notre organisme, et plus particulièrement notre système immunitaire, notre système reproducteur, notre cerveau, notre cœur et l'intégrité de notre système gastro-intestinal[408]. Les eicosanoïdes participent aux différents processus qui entraînent les signes classiques d'inflammation. Normalement, l'inflammation est un processus bénéfique pour l'organisme, car elle incite le système immunitaire à lutter contre les infections, à réparer les tissus et à rétablir le fonctionnement du site infecté ou endommagé[409]. Normalement, le phénomène inflammatoire s'autorégule à l'aide de mécanismes de rétroaction comme la sécrétion de molécules messages anti-inflammatoires. Ainsi, les réponses inflammatoires bien contrôlées sont essentielles au maintien de la santé et de l'homéostasie. L'inflammation pathologique implique une perte de la tolérance immunologique ou du processus régulateur. La pathologie s'installe alors et l'inflammation devient chronique.

L'hyperalgie, c'est-à-dire la sensation de douleur très intense qui accompagne souvent les maladies inflammatoires chroniques, est provoquée par un eicosanoïde appelé prostaglandine E_2. Cette prostaglandine augmente la sensibilité des récepteurs situés sur les neurones sensoriels périphériques siégeant au site de l'inflammation. Les neurones sensoriels périphériques sont ceux qui, par exemple, sont situés dans la synoviale de l'articulation affectée ; les neurones sensoriels du système nerveux central jouent également un rôle actif[410]. La prostaglandine E_2 a une activité très complexe, car elle agit en tant que médiateur pro-inflammatoire et induit également des réponses anti-inflammatoires[411]. Ces actions diverses de la prostaglandine E_2 sont régies par quatre récepteurs qui se comportent différemment dans la transmission des signaux, selon leur localisation dans les différents tissus et la régulation de leur expression. Certains de ces récepteurs vont augmenter l'inflammation, comme ce peut être le cas au niveau des articulations alors que d'autres vont protéger les intestins contre l'inflammation, etc. Vu la complexité d'action de la prostaglandine E_2, on peut comprendre facilement que les médicaments anti-inflammatoires qui ciblent le fonctionnement de ces molécules peuvent avoir des effets secondaires inattendus, comme cela a été le cas pour le Vioxx et d'autres médicaments du même genre.

2. Les principales classes de médicaments antidouleur

Les corticostéroïdes

Les médicaments antidouleur les plus puissants sont les corticostéroïdes. Il s'agit de molécules synthétisées artificiellement qui ont une structure chimique ressemblant à celle des hormones sécrétées par les glandes surrénales. Ils préviennent la libération de l'acide arachidonique des membranes. Malheureusement, les corticostéroïdes détruisent sans discrimination tous les eicosanoïdes, que ceux-ci aient un rôle positif ou négatif en ce qui concerne l'inflammation. Les corticostéroïdes ne peuvent donc être administrés de façon prolongée parce qu'ils peuvent provoquer des effets secondaires graves comme l'affaiblissement du système immunitaire, des troubles cognitifs, de l'insulinorésistance, de la myopathie (affection du système musculaire), de l'ostéoporose, etc.[412]

Les opioïdes et les cannabinoïdes

Les opioïdes représentent une classe de médicaments qui peut être particulièrement efficace pour soulager la douleur chronique sévère. Cependant, cette classe de médicaments est très contrôlée parce qu'elle est figure parmi les substances illicites. Les opioïdes ne sont utilisés la plupart du temps que lorsque les autres classes de médicaments antidouleur se sont révélées inefficaces. On les administre parfois en association avec d'autres classes de médicaments antidouleur. L'effet analgésique des opioïdes repose sur leur capacité d'interagir avec un ou plusieurs récepteurs qui leur sont spécifiques et qui sont situés principalement dans le système nerveux et le tractus gastro-intestinal. Il existe plusieurs classes de récepteurs qui sont spécifiques aux opioïdes: les principales sont appelées mu, kappa et delta. Les opioïdes, selon qu'ils se lient, avec plus ou moins d'affinité, à un ou à plusieurs récepteurs qui leur sont spécifiques, ont des capacités différentes de réduire la perception de la douleur. Les opioïdes les plus utilisés dans les cas de douleurs chroniques modérées et sévères sont le buprénorphine, le fentanyl, la méthadone, l'hydromorphone, la morphine et l'oxycodone[413]. L'utilisation des opioïdes pour le traitement de la douleur chronique due à des maladies autres que le cancer, telles l'ostéoarthrite, l'arthrite rhumatoïde et les douleurs d'origine neuropathique, suscite de l'inquiétude chez les cliniciens. Ces derniers craignent que leurs clients ne développent de la dépendance physique, de l'addiction et de la tolérance envers ces médicaments et qu'ils les utilisent de manière inappropriée. De plus, le contrôle serré exercé par les autorités policières sur ces médicaments sont également une cause d'inquiétude et de complications pour les cliniciens. Les opioïdes, outre les problèmes cités précédemment, provoquent souvent des effets secondaires chez un pourcentage élevé de patients. Les patients âgés, qui représentent les principaux utilisateurs des médicaments antidouleur, sont souvent fragilisés par d'autres maladies concomitantes. Ainsi, des insuffisances rénales ou hépatiques possibles doivent être investiguées à l'aide d'analyses de pharmacocinétique et de pharmacodynamique. Toutes ces restrictions liées à la prescription des opioïdes ont comme conséquence une sous-utilisation de ce type d'analgésiques et la prescription de doses sous-optimales[414]. Cette situation est regrettable, car les propriétés analgésiques des opioïdes offrent assurément des avantages pour certains patients dont la douleur n'est pas contrôlée par les autres classes d'analgésiques: meilleur contrôle de la douleur, meilleure qualité de sommeil, possibilité d'une activité analgésique à plus long terme qui calme les inquiétudes des patients face à leurs douleurs[415].

La découverte de récepteurs spécifiques pour les cannabinoïdes au début des années 1990 a permis de caractériser ces derniers et d'étudier certaines de leurs propriétés physiologiques. Les récepteurs CB_1 sont présents dans certaines régions du système nerveux et ils joueraient un rôle dans la modulation de la douleur par des mécanismes différents de ceux des autres médicaments antidouleur. Pour leur part, les récepteurs CB_2 joueraient un rôle dans l'inhibition de molécules pro-inflammatoires[416]. Comme ces substances ont des modes d'action différents des autres médicaments antidouleur, elles représentent un espoir pour les patients dont la douleur n'est pas contrôlée par les autres médicaments antidouleur.

Les médicaments anti-inflammatoires non stéroïdiens (AINS)

Tous les médicaments anti-inflammatoires non stéroïdiens (AINS), y compris l'aspirine, inhibent l'enzyme cyclo-oxygénase (COX). L'enzyme COX joue un rôle critique dans la synthèse des prostaglandines. Au début des années 1990, on a démontré qu'il existait deux formes de COX: COX-1 et COX-2. Les AINS traditionnels inhibent les deux isoformes des COX. En inhibant l'action des prostaglandines, les AINS classiques qui sont non sélectifs favorisent l'érosion de la muqueuse de l'estomac, causant des gastropathies chez certains utilisateurs de ce genre de médicament. D'autre part, des études ont conclu que COX-2 n'agissait que sur le processus inflammatoire, donc qu'il n'affectait pas l'estomac[417]. Dans le but de diminuer la toxicité gastro-intestinale des AINS, des médicaments appelés coxibs, qui sont considérés comme des inhibiteurs sélectifs de COX-2, ont été mis au point et autorisés par la FDA, tels le Celebrex, le Bextra, le Prexige et le Vioxx. Leur utilisation à plus grande échelle a montré qu'un nombre anormalement élevé de patients traités avec le Vioxx décédaient de maladies cardiovasculaires. Ce médicament a été retiré du marché canadien en septembre 2004. En avril 2005 et en octobre 2007 respectivement, deux autres inhibiteurs sélectifs de la cyclo-oxygénase, le Bextra et le Prexige ont subi le même sort. Des revues systématiques et des méta-analyses ont établi que les coxibs, y compris le Celebrex, étaient associés à une augmentation du risque d'infarctus du myocarde lorsqu'ils étaient comparés aux placebos ou aux AINS non sélectifs[418]. Pourtant, en février 2005, malgré les évidences de risques d'accidents cardiovasculaires liés à la prise de Celebrex, le FDA donnait son aval à son utilisation aux États-Unis[419]. Cependant, des évaluateurs de la FDA ont conclu à quelques reprises que le Celebrex ne comportait aucun gain lorsque l'on comparait les risques et les avantages par rapport aux autres AINS d'usage courant[420]. En fait, il n'a pas été démontré que les effets secondaires des coxibs sont moins nocifs que ceux des AINS. Des travaux se basant sur des résultats de recherches contradictoires concernant le risque de maladies cardiovasculaires, de problèmes cérébrovasculaires et gastro-intestinaux utilisent l'argument de résultats inconsistants et du manque de connaissance des facteurs de risque à long terme pour continuer à promouvoir l'utilisation du Celebrex[421]. Entre-temps, sa promotion continue, car il représente un enjeu financier énorme, le coût moyen d'utilisation de ce médicament étant environ 13 fois plus élevé que les autres AINS non sélectifs[422].

3. Les effets secondaires des AINS

Les AINS figurent parmi les médicaments les plus souvent prescrits dans le monde en raison de leurs propriétés analgésiques, antipyrétiques (contre la fièvre) et anti-inflammatoires[423]. Le total des prescriptions d'AINS aux États-Unis en 2004 a été évalué à plus de 110 millions de dollars[424]. Les AINS sont des outils pharmacologiques puissants qui, en dépit de leur marge de sécurité relative, peuvent avoir des effets secondaires sérieux sur le tube digestif, le foie, les reins, le sang, le cerveau et les poumons. Les enfants, les femmes enceintes et les gens âgés qui prennent ces médicaments doivent faire l'objet d'une attention spéciale. En ce sens, la Société américaine de gériatrie a révisé en 2009 son guide de gestion pour le traitement de la douleur chronique chez les gens âgés de plus de soixante-cinq ans. Elle recommande de diminuer l'utilisation des AINS par rapport à ses recommandations antérieures en raison de nombreux cas bien documentés qui mettent en évidence des effets secondaires potentiels dus à ces médicaments; il s'agit d'insuffisance rénale, d'hémorragies cérébrales, d'hypertension, de crises cardiaques et de complications gastro-intestinales[425]. Pourtant, la grande majorité des prescriptions d'AINS serait destinée aux gens âgés de plus de soixante-cinq ans[426]. Contrairement à la population plus jeune, les douleurs chroniques chez les gens âgés sont souvent associées à d'autres comorbidités. En plus de l'âge, ces comorbidités les rendent plus vulnérables aux effets secondaires des médicaments, car elles peuvent altérer la pharmacocinétique (durée de la présence d'un médicament dans l'organisme) et la pharmacodynamique (action exercée par les médicaments sur l'organisme) des médicaments[427]. Étant donné ces faits, la Société américaine de gériatrie a conclu que, avant de prescrire des AINS aux gens âgés de plus de soixante-cinq ans, il y avait lieu de mener des tests préliminaires pour s'assurer qu'il n'y a pas présence chez l'individu de facteurs de morbidité préalables qui rendraient risquée la prise de ces médicaments. De plus, des tests pour évaluer la formule sanguine et le taux de créatinine* devraient être répétés dans les trois mois suivant le début d'une thérapie aux AINS à long terme[428].

On estime que chaque année, aux États-Unis, la toxicité gastro-intestinale liée à l'utilisation des AINS est responsable de plus de 100 000 hospitalisations et de plus de 16 000 morts[429]. Une revue systématique des études publiées entre 1997 et 2008 montre que la mortalité chez les patients souffrant de saignement gastro-intestinal ou de perforation était de 7,4 % chez ceux qui n'utilisaient pas d'AINS alors que ce taux atteignait 20 % chez ceux qui utilisaient des AINS[430]. Les problèmes gastro-intestinaux tels que des dommages à la muqueuse, des douleurs abdominales, des nausées, des brûlements d'estomac et des dyspepsies seraient présents chez 24 % à 40 % des utilisateurs d'AINS[431]. Les facteurs de risque de saignements gastro-intestinaux liés à la consommation d'AINS incluent les caractéristiques propres au médicament, l'importance de la dose, la durée du traitement, le fait d'être âgé et des

---

* Créatinine : un taux élevé de créatinine dans le sang signifie, entre autres, que les reins sont incapables d'éliminer les déchets et les médicaments avec efficacité.

antécédents d'ulcère d'estomac[432]. Parce qu'elle est couramment utilisée pour la prévention des maladies cardiovasculaires et cérébrovasculaires, l'aspirine, lorsqu'elle est associée à d'autres AINS, constitue un facteur de risque de saignements gastro-intestinaux en raison de son action anticoagulante, opposée à celle des plaquettes sanguines, responsables de la coagulation du sang[433].

Tous les AINS, à l'exception de l'aspirine, peuvent favoriser le développement des maladies cardiovasculaires[434]. Les AINS sélectifs, qui sont des inhibiteurs sélectifs de COX-2, augmenteraient le risque de formation de caillots sanguins. Le risque de maladies cardiovasculaires serait également associé à l'usage des AINS non sélectifs, particulièrement chez les patients qui consomment déjà de l'aspirine pour la prévention des maladies coronariennes et cérébrovasculaires ; des interférences seraient possibles, étant donné l'effet antiplaquettaire de l'aspirine. Des recherches suggèrent que les inhibiteurs de COX-2 ont une toxicité cardiovasculaire qui peut aboutir à un état favorisant les thromboses. Des méta-analyses concluent à la cardiotoxicité des inhibiteurs sélectifs de COX-2 et des AINS non sélectifs, même si la démonstration reste à faire. Toutefois, les risques d'événements coronariens causés par les AINS non sélectifs seraient relativement faibles, surtout si on les compare aux autres facteurs de risque[435].

Les études démontrent que les effets toxiques sur le foie causés par les AINS sont rarement observés dans la population générale[436]. Toutefois, les AINS comportent des risques pour les personnes qui présentent des problèmes hépatiques comme le fait d'être infecté par le virus de l'hépatite C, de souffrir de maladies hépatiques, de cirrhose ou d'insuffisance rénale[437]. Les AINS, qu'ils soient sélectifs ou non sélectifs, ont été associés à des problèmes de toxicité rénale. Ces problèmes peuvent englober des insuffisances rénales pouvant aller jusqu'à la nécrose et à un syndrome néphrotique possiblement mortel. Il est recommandé de ne pas administrer d'AINS aux individus qui souffrent d'insuffisance rénale, même légère, d'hypertension et de problèmes de congestion cardiaque. Si les effets secondaires des AINS non sélectifs ont été bien caractérisés, ceux qui sont associés aux inhibiteurs sélectifs de COX-2 sont moins bien documentés. Toutefois, il semble que le Vioxx avait des effets délétères sur les reins, alors que le Celebrex risquerait moins d'avoir de tels effets secondaires[438].

Les effets secondaires des AINS sur le système nerveux central sont rares dans la population générale mais plus fréquents chez les personnes âgées. Les acouphènes peuvent être un signe d'une concentration élevée de médicament dans le sang. Les psychoses et les changements cognitifs comme conséquences de la prise de médicaments anti-inflammatoires sont plus communs chez les personnes âgées et sont le plus souvent associés à l'usage de l'indométacine (Indocid). D'autres effets secondaires rares mais potentiels dus aux AINS incluent la confusion, la dépression et les vertiges[439].

L'aspirine et les autres AINS peuvent provoquer des problèmes respiratoires. Les effets secondaires les plus communs se traduisent par l'exacerbation de maladies respiratoires en déclenchant des symptômes de broncho-constriction et de rhinite. Il ne s'agirait pas d'un phénomène d'allergie. Ce genre de phénomène serait de l'ordre d'environ 0,07 % dans la population générale et atteindrait 21 % chez les adultes atteints d'asthme[440].

En définitive, la consommation de médicaments anti-inflammatoires n'est pas un geste anodin, et leur administration devrait être personnalisée en fonction des facteurs de risque tels que l'âge et la présence de faiblesses ou de maladies affectant les différents systèmes. Selon le Dr T. Colin Campbell, professeur émérite du Département de biochimie nutritionnelle de l'Université Cornell, les nouveaux médicaments présentent des dangers potentiels encore plus élevés puisque vingt pour cent d'entre eux ont des effets secondaires sérieux, imprévisibles, et que conséquemment, plus de 100 000 Américains meurent chaque année parce qu'ils prennent correctement les médicaments qu'on leur a prescrits[441].

Chapitre 13

Tentatives d'explication concernant le fait qu'une nutrition ciblée ne fait pas encore consensus pour prévenir et traiter nombre de maladies chroniques malgré la publication de nombreux travaux de recherche convaincants

Les systèmes de santé des pays occidentaux s'avèrent très efficaces à soigner les maladies aiguës et les urgences comme les crises cardiaques, les cancers, les fractures, les traumatismes et les infections. Par contre, ce système de santé fondé surtout sur les médicaments et la chirurgie est peu ou pas efficace pour soigner les maladies chroniques car il néglige généralement l'importance de la prévention, donc de l'alimentation et du mode de vie dans le maintien d'une bonne santé. Pour ces raisons, l'«orthodoxie médicale» a ignoré l'importance que la nutrition pouvait avoir en tant que médicament. Pourtant Hypocrate, le père de la médecine, né 490 ans av. J.-C., affirmait: «Que l'aliment soit ton seul médicament.» Il n'est donc pas évident pour la grande majorité des individus, y compris pour les professionnels de la santé, de prendre des décisions éclairées et pertinentes en ce qui concerne le choix d'un régime susceptible de prévenir et de traiter les maladies chroniques.

Une partie du problème viendrait du peu de formation de nos médecins en nutrition. Un résumé d'un rapport du Collège royal de médecine publié en 2002[442] fait état de critiques de la part de cet établissement concernant le manque de formation en nutrition des étudiants en médecine. Le rapport statuait que, malgré le fait qu'en médecine clinique on reconnaisse depuis quelques décennies l'importance du régime alimentaire pour le maintien d'une bonne santé, la plupart des programmes d'éducation médicale offraient une formation minimale en matière de nutrition. On mentionnait le manque de coordination entre les différentes disciplines et la nutrition, laquelle n'était pas reconnue comme une entité clinique ayant rapport avec les problèmes de santé. De plus, on soulignait que le rôle des régimes modèles dans la prévention et le traitement des maladies était largement sous-estimé et que, généralement, on ne considérait pas ce champ d'expertise comme de la «vraie médecine». Cela tenait au fait que les professeurs de clinique ont peu ou pas de connaissances dans le domaine de la nutrition et qu'ils tendent à ne pas l'enseigner. Le rapport concluait que pour ces raisons, de nombreux médecins négligent la nutrition clinique à cause d'un manque de connaissance des bénéfices potentiels attachés à cette science.

Un fait pour le moins surprenant est rapporté par le Dr Campbell[443] : ce serait l'Institut Danone (Dannon Institute), le Conseil de nutrition des œufs, l'Association nationale des producteurs de bœufs, le Conseil national du lait, Nestlé Clinical Nutrition, les Laboratoires Wyeth-Ayerst, la compagnie Bristol-Myers Squibb, Baxter Healthcare et autres qui auraient collaboré ensemble en vue de mettre sur pied un programme de nutrition dans les facultés de médecine américaines. Que des compagnies et des lobbys qui ont des intérêts financiers dans le monde de l'alimentation et de la santé élaborent un tel programme et que, de plus, en 2003, 112 des facultés de médecine américaines utilisaient ces programmes est pour le moins questionnable.

Autres facteurs d'importance qui s'opposent
aux changements d'ordre alimentaire

S'il est vrai que le régime hypotoxique exige, surtout au début, de réels sacrifices — changer ses habitudes alimentaires est rarement facile –, l'obstacle probablement le plus sérieux vient du fait que les produits laitiers et les céréales, de façon générale, constituent des pièces centrales de notre alimentation. Il ne faut pas non plus sous-estimer les liens affectifs qui lient les individus aux aliments que ces derniers ont l'habitude de consommer depuis leur enfance; en ce sens, la mode actuelle du «*comfort foods*» est révélatrice de ce genre de phénomène. Peut-être que l'obstacle majeur à un changement nutritionnel vient également du fait que les bienfaits pour la santé des produits laitiers et des céréales sont tellement loués dans la publicité qu'il est difficile d'aller à l'encontre de ce courant. À ce sujet, un Américain, le Dr Caldwell B. Esselstyn Jr, un très grand chirurgien cardiaque qui est devenu le champion du traitement des maladies cardiaques et autres par l'alimentation a d'ailleurs dit: «Où que vous alliez, 99% des gens ne se nourrissent pas bien. Les chiffres jouent contre vous. Il est vraiment difficile pour tous ces gens de regarder celui qui fait partie du 1% et de reconnaître que ce dernier a raison et qu'eux ont tort[444].»

Un autre obstacle d'importance vient du fait que les autorités médicales dans leur ensemble croient qu'il est nécessaire de consommer quotidiennement des produits laitiers et des céréales. Actuellement, même si de nombreuses recherches ont démontré la nocivité de la consommation de lait d'origine animale et les multiples problèmes de santé liés à la consommation de céréales chez un pourcentage non négligeable d'individus, l'«ordre médical établi» et nos gouvernements ne semblent pas préoccupés par le problème. De plus, si de plus en plus de gens ont commencé à incriminer les gras trans, les gras saturés, le sucre raffiné et le sel comme causes de l'obésité et de maladies chroniques, le Canada, contrairement au Danemark, n'a pas encore adopté de loi qui oblige les industriels de l'alimentation à modifier leurs recettes.

Pourquoi est-il si difficile et même menaçant d'abandonner un traitement standard inefficace au profit d'un régime alimentaire pour traiter les maladies chroniques?

En fait, selon le Dr T. Colin Campbell, «presque tout est gouverné par la règle d'or, c'est-à-dire que celui qui possède l'or est celui qui établit les règles[445]». La santé financière des riches industries de l'alimentation et des médicaments dépend du contrôle qu'elles exercent sur l'information qui parvient au public en ce qui concerne l'alimentation et la santé. Le Dr Campbell, qui a travaillé à l'intérieur du système américain de santé, aux plus hauts échelons, affirme: «La science n'est pas toujours dans une honnête quête de vérité comme bien des gens se l'imaginent. L'argent, le pouvoir, l'ego et la protection des intérêts personnels entrent trop souvent en jeu, et ce, au détriment du bien-être public. Il ne s'agit pas ici d'un scénario hollywoodien, mais simplement du gouvernement, de la science et de l'industrie au quotidien aux États-Unis[446].»

Les industries de la santé et de l'alimentation figurent parmi les organisations les plus influentes du monde. Kraft a des revenus annuels d'environ 30 milliards de dollars. Le groupe Danone, une compagnie internationale de produits laitiers, a des revenus annuels de 15 milliards de dollars. McDonald's a des revenus annuels de plus de 15 milliards de dollars[447]. Les dépenses totales en nourriture, y compris la nourriture achetée par les individus, le gouvernement et les entreprises, dépassent 700 milliards de dollars par année, selon les chiffres de 1999[448]. La compagnie pharmaceutique Pfizer a enregistré des revenus de 32 milliards de dollars en 2002. La même année, Eli Lilly a eu des revenus de 11 milliards pendant que Johnson & Johnson a réalisé des ventes totalisant 36 milliards de dollars. De plus, de nombreuses associations disposant de centaines de millions de dollars, comme les associations chargées de la promotion des produits laitiers et de la viande, les producteurs d'œufs et les producteurs de céréales, s'efforcent de promouvoir la vente de leurs produits et d'augmenter leur part de marché. Une façon d'y arriver est de promouvoir les bienfaits des produits alimentaires et des médicaments vendus. La science de l'alimentation et des médicaments devient donc du «marketing». Ces associations forment des comités constitués de médecins, de chercheurs scientifiques et d'autres spécialistes pour garder l'œil sur les programmes de recherche américains susceptibles de leur causer du tort et de leur faire obstacle. Ces scientifiques font office de spécialistes médicaux dans les médias et fournissent des données venant appuyer les bienfaits des médicaments et des aliments comme le lait et les céréales pour la santé[449].

Il arrive également que l'intégrité des scientifiques soit parfois fortement mise en cause par des compagnies pharmaceutiques et même des universités, lesquelles souvent dépendent de subventions venant de l'industrie. Ainsi, un chercheur universitaire qui avait découvert qu'un médicament à l'étude entraînait de sérieux effets secondaires et se révélait inefficace, a vu sa carrière compromise. Un scientifique qui avait mis en évidence les effets secondaires possibles des antidépresseurs perdit une possibilité d'emploi à l'Université de Toronto[450]. La Dre Marcia Angell, ex-rédactrice en chef du *New England Journal of Medicine*, a rédigé un article très critique dont le titre était: «La médecine universitaire est-elle à vendre[451]?» Elle affirmait: «Les milliards de dollars que l'industrie verse chaque année aux médecins affectent la recherche, la pratique médicale et jusqu'à la définition de la maladie. [...] Les chercheurs jouent le rôle de conseillers auprès des compagnies dont ils étudient les produits; ils font partie de conseils consultatifs, de bureaux, et de porte-parole; ils concluent des ententes concernant des brevets et des droits d'auteur; ils acceptent d'être mentionnés comme les auteurs d'articles écrits par des écrivains fantômes pour des compagnies; ils moussent des médicaments et des dispositifs médicaux dans des symposiums organisés par les compagnies et s'autorisent à recevoir des cadeaux coûteux et des voyages vers des destinations de luxe. Nombre de ces chercheurs ont également investi de l'argent dans ces compagnies. »

Modes d'attribution des subventions
pour la recherche gouvernementale

Le gouvernement américain, par l'intermédiaire des instituts nationaux de santé (National Institutes of Health ou NIH), subventionne 80% à 90% de l'ensemble des recherches biomédicales et nutritionnelles qui s'effectuent dans les universités américaines. Malgré le lien démontré entre l'alimentation et la santé, sur un budget de 28 milliards de dollars provenant du NIH, seulement 3,6% de cette somme a été consacrée à des programmes liés à l'alimentation, et 24% porte sur des programmes liés à la prévention[452]. En réalité, les sommes allouées pour la prévention et la nutrition servent à mettre au point des médicaments et des suppléments alimentaires. Plus précisément, la majorité de la recherche biomédicale subventionnée par les Américains sert à découvrir des produits que l'industrie pharmaceutique peut fabriquer et mettre en marché[452]. Selon Campbell, « cette recherche massive sur les médicaments, les gènes, les dispositifs et la technologie ne guérira jamais les maladies chroniques. Ces dernières sont le résultat d'une mauvaise alimentation, et aucune substance chimique isolée ne pourra jamais se substituer à une alimentation saine. De plus, ces substances chimiques isolées peuvent être très dangereuses. » Pour conclure, Campbell pose la question suivante: « Pourquoi le gouvernement américain ignore-t-il les nombreuses recherches scientifiques qui vont dans le sens de l'alimentation et pourquoi favorise-t-il à la place des médicaments et des dispositifs la plupart du temps inefficaces et potentiellement dangereux? »

Emprise des compagnies pharmaceutiques sur la santé
mise en évidence dans un article de la revue Protégez-vous

Les nombreux faits rapportés par le Dr Campbell montrent de façon éloquente l'importance de l'emprise des compagnies pharmaceutiques et de l'industrie de l'alimentation sur la santé des Américains. Comme ce sont les mêmes compagnies, le plus souvent internationales, qui contrôlent les domaines de la santé et de l'alimentation en Amérique du Nord, au Canada, et bien souvent dans le monde entier, nous subissons les mêmes contraintes. Les deux articles publiés dans la revue *Protégez-vous* de mai 2010[453] viennent confirmer l'importance de l'emprise que ces compagnies exercent sur notre santé. Le premier article intitulé « Marketing sur ordonnance » rapporte que l'on assiste à une médicalisation des événements normaux de la vie et à la transformation de troubles bénins en maladies. Ce programme d'action, selon le Dr Marc Zaffran, chercheur invité au Centre de recherche en éthique de l'Université de Montréal, « garantit un marché immense et facilement extensible » aux pharmaceutiques. Toujours selon ce chercheur, l'objectif des compagnies pharmaceutiques est de « faire de chacun de nous un consommateur de pilules en puissance, si possible sur une longue durée ». L'auteur de l'article rapporte des anomalies qui mettent en cause l'indépendance de certains groupes de médecins spécialistes face aux compagnies pharmaceutiques. Par exemple, le fait que 95 des 170 experts de l'Association américaine de psychiatrie qui ont participé à l'édition la plus récente du *DSM**, la bible des psychiatres en Amérique du Nord et en Europe, entretenaient des liens financiers avec l'industrie pharmaceutique serait pour le moins questionnable. De plus, la pratique des compagnies pharmaceutiques d'étendre la durée de vie des brevets en modifiant très légèrement d'anciens médicaments pour les vendre à prix élevé serait contestable sur le plan éthique. On a rapporté que « sur les 109 nouvelles molécules mises sur le marché français

---

* *DMS: Manuel diagnostique et statistique des troubles mentaux.*

en 2009, 3 représentaient une avancée thérapeutique mineure, 95 n'apportaient rien de nouveau, 19 étaient carrément jugées dangereuses pour la santé publique et 11 n'avaient pu être évaluées». En fait, selon les spécialistes consultés par l'auteur, les critères d'évaluation des médicaments devraient être mieux contrôlés afin que le régime public de santé ne rembourse que les médicaments qui ont des effets réellement thérapeutiques.

Promotion, RD et impact sur la médecine

L'article rapporte également que, en 2004, les frais engagés par les compagnies pharmaceutiques américaines dans la promotion des médicaments totalisaient 61 milliards de dollars, soit près du double de ses dépenses en RD; il semble que les proportions seraient les mêmes au Canada[454]. Ces données tendent à démontrer que ce n'est pas nécessairement le coût de la recherche qui explique le prix élevé de certains médicaments. De plus, selon le Dr Alain Vadeboncœur, chef de l'urgence à l'Institut de cardiologie de Montréal et vice-président de Médecins québécois pour le régime public, le marketing intensif des médicaments irait «du financement commercial des universités aux essais cliniques biaisés, des pseudo-publications scientifiques à l'abaissement régulier des seuils de facteurs de risque pour certaines maladies, de l'éducation continue des médecins aux visites incessantes des représentants pharmaceutiques qui nous apportent des échantillons gratuits. Sans oublier le financement des congrès, des repas payés et des soupers-conférences dans de grands restaurants.» Toujours selon ce dernier, le problème serait dû en partie au désengagement progressif de l'État à l'égard du monde médical, «ce qui laisse le champ libre au secteur privé dans des domaines aussi stratégiques que la recherche scientifique ou la formation continue des médecins». Tout cela aurait un effet non négligeable sur les médecins, car, selon le Dr Pierre Biron, spécialiste québécois de la pharmacovigilance*, «cette influence restreint leur autonomie, réduit l'utilité de leurs ordonnances et appauvrit le régime public de soins en augmentant le niveau de consommation des médicaments».

Emplois non conformes des médicaments et études insuffisantes concernant les effets indésirables des médicaments

Un point important traité par l'article de *Protégez-vous*[455] concerne l'utilisation de certains médicaments à des fins autres que leur spécification. Cette pratique concernerait de 20% à 50% des prescriptions aux États-Unis et au Canada. Aux États-Unis, Pfizer a déboursé, en 2004, 450 millions de dollars pour mettre fin à des poursuites parce que le Neurontin, un médicament destiné à soigner les crises d'épilepsie, avait été promu auprès des médecins pour des usages non autorisés comme le traitement de troubles bipolaires ou de maux de tête. La vente de ce médicament avait rapporté à la compagnie 2,8 milliards de dollars en 2003. En fait, entre 2004 et 2009, les pratiques commercialement inacceptables des compagnies pharmaceutiques ont été tellement courantes que sept d'entre elles ont dû donner plus de sept milliards en diverses amendes et pénalités.

Il semble de plus que l'industrie pharmaceutique ne déploie pas suffisamment d'efforts pour vérifier les effets indésirables des médicaments et que même parfois elle dissimule les données dont elle dispose. Ainsi, des résultats défavorables d'essais cliniques sur le Vioxx, un anti-inflammatoire commercialisé par Merck, ont été dissimulés, et la compagnie a été accusée d'être à l'origine de 138 000 crises cardiaques, dont 55 000 mortelles aux États-Unis[456].

Heureusement, différentes formes de résistance s'organiseraient pour tenter de contrer l'emprise croissante des «*Big Pharma*» sur l'ensemble des secteurs de la santé. Les associations médicales

---

* Pharmacovigilance : étude des effets secondaires inattendus d'un nouveau médicament.

demandent de refuser les dons provenant de l'industrie, mènent des campagnes intitulées «*PharmFree*» et demandent aux chercheurs de déclarer publiquement leurs liens financiers avec les compagnies. Depuis quelques années, la plupart des revues scientifiques obligent les chercheurs à faire état, à la fin de leurs publications, de tout lien susceptible de nuire à leur indépendance. Des étudiants de l'Université de Montréal ont fondé le CLAMP, ou Comité de lutte anti-marketing pharmaceutique. Ce collectif réclame l'adoption de mesures plus strictes pour s'opposer à l'influence des firmes dans les universités et les centres hospitaliers universitaires[457].

Épilogue

On sait que les maladies inflammatoires chroniques se développent chez des individus prédisposés génétiquement. Cependant, les fragilités génétiques ne s'expriment qu'à la condition qu'un ou des facteurs environnementaux favorisent l'expression de ces gènes. Si nous ne pouvons pas modifier notre génétique, nous pouvons au moins agir sur des facteurs environnementaux tels que la nutrition, qui joue un rôle central dans le développement de nombreuses maladies inflammatoires chroniques. Il va sans dire que, pour maintenir un bon état de santé, il faut à la fois suivre un régime alimentaire bien adapté à notre génétique et faire régulièrement de l'activité physique.

Selon le professeur américain T. Colin Campbell, un scientifique à l'avant-garde de la recherche dans le domaine de la nutrition depuis plus de quarante ans, il existe un grand nombre d'études extrêmement sérieuses qui appuient l'hypothèse selon laquelle un régime optimal peut non seulement prévenir mais également traiter une grande variété de maladies chroniques telles que les maladies cardiovasculaires, le diabète de type 2 et les maladies auto-immunes. Selon le Dr Campbell, un régime optimal devrait être basé sur des aliments complets, non raffinés incluant des légumineuses, des grains entiers, des fruits et légumes frais, l'évitement des produits laitiers, une consommation réduite en viande, en sucre, en sel et en gras tout en minimisant le plus possible la consommation d'aliments industriels[458].

Le régime préconisé par le Dr Seignalet est globalement le même que celui du Dr Campbell, à quelques exceptions près. Le Dr Seignalet recommande l'élimination presque totale des céréales chez les individus affectés par des maladies inflammatoires chroniques; son régime hypotoxique ou ancestral se distingue en outre par le fait qu'il se fonde sur l'hypothèse que l'alimentation qui a précédé le développement de l'agriculture il y a environ 10 000 ans était mieux adaptée aux enzymes digestives des humains que celle qui a suivi l'avènement de l'agriculture. Pendant des millions d'années, les ancêtres de l'homme et par la suite *Homo sapiens* ont consommé exclusivement des animaux sauvages et des plantes non cultivées, ce qui a façonné la physiologie de leur système digestif, y compris leurs enzymes digestives. Selon Seignalet, le changement d'alimentation avec prédominance de céréales et de produits laitiers aurait entraîné un conflit potentiel entre nos vieux gènes et l'alimentation nouvelle. Cela est plus que plausible étant donné le fait que 10 000 ans représentent moins de 1% de l'histoire évolutive de l'homme. Ce conflit serait également responsable de l'acidose métabolique (acidification des liquides corporels), cause de nombreuses maladies chroniques en Occident. L'acidose métabolique est la conséquence de la diminution du potassium dans l'alimentation moderne, laquelle est favorisée par la consommation importante de céréales, de produits laitiers, d'un excès de viande et d'une faible consommation de plantes, ces dernières fournissant la majeure partie du potassium. La théorie de Seignalet prend en compte également un autre point essentiel, à savoir que la cuisson de certains aliments à haute température ($\geq$ 120 °C) induit la formation de molécules de Maillard. Les molécules de Maillard, qui sont représentées par différentes glycotoxines, sont formées à la suite de réactions non enzymatiques entre des acides aminés et des sucres ou des lipides, lorsqu'ils sont soumis à des températures élevées. En fait, la décision de Seignalet d'éliminer les céréales semblait davantage le fruit d'une intuition et d'observations que de la connaissance exacte du processus responsable de ce type de réactions biochimiques. Ce n'est qu'à partir véritablement de 2003, année du décès de Seignalet, que deux découvertes essentielles ont permis de mettre en évidence l'importance particulièrement négative des glycotoxines, issues de la cuisson d'aliments à haute température, dans le développement de maladies chroniques. La première découverte concerne l'identification des récepteurs RAGE à la surface de certaines de nos cellules. Les récepteurs RAGE sont capables de reconnaître et de se lier de façon spécifique aux glycotoxines, ce qui a comme effet de compromettre le fonctionnement normal des cellules et d'entraîner le développement de maladies chroniques. La seconde découverte a permis de mettre en évidence la présence d'acrylamide dans des aliments de consommation courante, comme la majorité des céréales qui entrent dans la fabrication du pain, des pâtes et autres farineux, et les pommes de terre lorsqu'elles sont cuites à température élevée, comme dans les cas des frites. L'acrylamide est une variété de glycotoxine particulièrement néfaste pour certains tissus qui se renouvellent lentement. La formation d'acrylamide dans les céréales et les pommes de terre est due à la présence de grandes quantités d'asparagine libre, un acide aminé qui en présence de sucre ou d'amidon se transforme en acrylamide lorsque l'aliment est cuit à température élevée, comme c'est le cas pour les frites, les croustilles et la préparation des produits céréaliers.

Il est évident que le choix qu'a fait Seignalet d'éliminer la grande majorité des céréales de son régime hypotoxique se trouve maintenant justifié par des arguments scientifiques solides fondés sur des expériences contrôlées (voir les chapitres 3 et 4) ainsi que sur les résultats extrêmement positifs que ce médecin chercheur a obtenus en soumettant les malades à son régime. Par exemple, la grande majorité des patients atteints d'arthrite rhumatoïde, qui ont suivi correctement le régime ancestral, ont vu leurs douleurs s'effacer complètement et leur maladie a été mise en rémission, comme cela a été le cas pour 90 autres maladies chroniques. On ne parle pas ici de guérison mais bien de rémission, puisque l'arrêt du régime signifie le retour de la maladie. Malgré la disparition du Dr Seignalet en 2003, on trouve toujours sur Internet de nombreux témoignages de Français qui ont vu leurs douleurs chroniques disparaître et qui ont recouvré la santé depuis qu'ils suivent le régime hypotoxique. À la suite des résultats extraordinaires et inespérés que j'ai personnellement obtenus en suivant le régime hypotoxique, je dois dire que cela a été avec un intérêt toujours grandissant que j'ai passé plus de deux ans de ma vie à rédiger le présent ouvrage et à effectuer une revue exhaustive de la littérature scientifique en vue de vérifier la solidité des fondements scientifiques du régime hypotoxique du Dr Seignalet. Je profite de l'occasion pour rendre hommage au Dr Seignalet qui, malgré des moyens financiers très limités et une opposition parfois féroce, a fait montre d'une créativité, d'une ardeur et d'un courage exceptionnels dans sa recherche d'un régime propre à aider un nombre grandissant d'individus qui souffrent de maladies inflammatoires chroniques.

Il est encourageant de constater que dans le monde médical émerge actuellement, bien que timidement, une prise de conscience face au phénomène de la douleur. J'en veux pour preuve l'article intitulé «À l'école de la douleur» publié dans le journal *La Presse* en juillet 2010[459]. On rapporte dans cet article qu'à l'Hôtel-Dieu du CHUM on offre maintenant un cours aux gens atteints de douleur chronique et, pour la première fois, Montréal a été l'hôte, en août 2010, du 13e Congrès mondial sur la douleur. La douleur chronique, depuis les dernières décennies, est devenue un phénomène qui prend sans cesse de l'ampleur et qui touche actuellement plus de 20% de Canadiens[460]. On peut espérer que la nouvelle conscientisation vis-à-vis de la douleur chronique permettra aux enseignements du Dr Seignalet d'atteindre et d'aider un nombre de plus en plus grand d'individus à recouvrer la santé et à se défaire de douleurs insoutenables.

Globalement, le régime ancestral du Dr Seignalet s'adresse avant tout aux individus qui sont déjà affectés par des maladies inflammatoires chroniques. Toutefois un régime contenant très peu de glycotoxines toxiques serait profitable à tous, à titre préventif, et plus particulièrement à la majorité des individus ayant franchi la cinquantaine. Avec l'âge, nos émonctoires ou systèmes d'élimination des substances toxiques deviennent moins efficaces, et la majorité des personnes risquent alors d'être atteintes par au moins une de ces maladies favorisées par une mauvaise alimentation comme l'arthrose, les maladies cardiaques, le diabète de type 2 et le cancer. Les coûts sociaux et économiques que nos sociétés doivent supporter pour le traitement de maladies chroniques souvent évitables par une diète ciblée sont énormes. Ces coûts, qui sont déjà trop lourds pour nos sociétés et qui continuent d'augmenter, devraient inciter nos gouvernements à exiger de l'industrie alimentaire qu'elle modifie ses recettes pour tenir compte des connaissances acquises au cours des dernières années concernant une alimentation propre à préserver le capital santé de la population. Par exemple, entre autres possibilités, la neutralisation ou l'élimination de l'asparagine, l'acide aminé responsable en association avec les sucres de la formation de l'acrylamide dans le pain, les pâtes, les croustilles, les pommes de terre frites et de nombreux aliments préparés à haute température, ne devraient pas représenter un défi insurmontable pour l'industrie alimentaire (voir chapitre 4, section 6). Il y a de l'espoir car le public est maintenant mieux informé et il a accès à des moyens d'information comme Internet. Peut-être plus important encore, les gens sont de plus en plus conscients que notre système de santé engendre des coûts astronomiques et que ceux-ci ne cessent de progresser année après année. Parallèlement à l'accroissement des coûts, on constate que notre système de santé souffre d'un encombrement quasi inextricable, en partie dû à l'afflux croissant de malades chroniques. Comme nous avons atteint un point où la consommation de produits alimentaires nocifs et notre mode de vie sédentaire mettent gravement en danger la survie de notre système de santé, une part de plus en plus grande de la population semble consciente de cet énorme problème et se montre prête à admettre qu'une alimentation ciblée peut non seulement prévenir, mais également traiter un grand nombre de maladies chroniques. Changer nos habitudes alimentaires n'est plus une question de choix mais une nécessité. En ce qui concerne les substances toxiques contenues dans l'alimentation industrielle, c'est la population qui doit exiger de nos gouvernements qu'ils prennent leurs responsabilités et obligent les industries alimentaires et pharmaceutiques à cesser de ne viser uniquement que leurs profits et à assurer la santé de la population en adoptant un comportement éthique et responsable.

Glossaire

ACÉTAMINOPHÈNE (genre Tylenol): médicament analgésique et antipyrétique, donc agissant contre la douleur et contre la fièvre. Il n'a pas d'activité anti-inflammatoire.

ACIDE GRAS TRANS: tout acide gras insaturé qui contient un ou plusieurs doubles liens isolés dans une position trans.

ACIDE ACÉTYLSALICYLIQUE (genre aspirine): agit contre la fièvre et la douleur et a une activité anti-inflammatoire.

ACIDOSE MÉTABOLIQUE: excès de production d'acidité ou défaut d'élimination de cette acidité par les reins.

ADN (acide désoxyribonucléique): molécule support de l'information génétique héréditaire présente sous forme de gènes formant les chromosomes dans le noyau cellulaire.

ALLÈLE: une des différentes formes que peut prendre un même gène.

ALLOANTIGÈNES: *allo* mot grec qui signifie « autre » ou « différent ». Les individus d'une même espèce sont différents du point de vue immunologique, à l'exception des jumeaux vrais ou homozygotes.

ANGIOGENÈSE: développement de nouveaux vaisseaux sanguins servant à alimenter les tumeurs et leur chémorésistance spécifique à des traitements.

ANTICORPS : protéine qualifiée d'immunoglobuline qui reconnaît un site antigénique particulier nommé épitope. Les anticorps facilitent l'élimination des antigènes. Des anticorps membranaires sont exprimés à la surface des lymphocytes B qui n'ont pas encore rencontré l'antigène qui leur est spécifique (lymphocytes B naïfs).

ANTIGÈNE : vient des mots *anti* qui signifie «contre» ainsi que du mot «générer». Le terme antigène désigne en immunologie toute molécule susceptible de déclencher une réponse immunitaire apte à neutraliser ou à détruire cette molécule antigénique.

APOPTOSE : mort cellulaire programmée, soit un suicide cellulaire déclenché à partir d'un signal. Activité particulièrement bénéfique dans le cas de cellules anormales ou cancéreuses.

ARTICULATION DIARTHRODIALE : articulation mobile possédant une capsule (par exemple, le genou).

ATAXIE SPORADIQUE : terme désignant différents troubles d'équilibre et de coordination liés à une atteinte du cervelet.

AUTO-ANTICORPS : anticorps dirigés contre les propres antigènes ou tissus de l'individu.

AXONE : long prolongement cylindrique d'un neurone qui permet la circulation de l'influx nerveux.

BACTÉRIES OU FLORE COMMENSALE : microorganismes qui vivent aux dépens d'un autre organisme sans lui causer de dommage; ce dernier peut même leur être bénéfique.

BACTÉRIES SAPROPHYTES : se nourrissent de matières organiques en décomposition en vivant en symbiose avec l'humain, c'est-à-dire qu'elles lui rendent service sans lui nuire.

CALCIDIOL : molécule intermédiaire de la vitamine D.

CALCITRIOL : hormone synthétisée par le foie et le rein à partir de la vitamine D. Elle augmente le taux de calcium dans le sang et favorise l'ossification.

CANNABINOÏDES : molécules présentes dans le cannabis qui agissent sur certaines cellules par l'intermédiaire de récepteurs spécifiques. Joueraient un rôle dans la modulation de la douleur et dans l'inhibition de molécules pro-inflammatoires.

CASÉINE : ensemble des principales protéines du lait. Ces protéines sont précipitées à partir du lait à pH 4,6 alors que les protéines qualifiées de petit-lait restent en solution à ce pH.

COLLAGÈNE : protéine fibreuse, principal constituant du tissu conjonctif.

CRÉATININE : substance constituée d'azote et éliminée par les reins. Un taux élevé de créatinine dans le sang signifie que les reins ne fonctionnent pas normalement, donc qu'ils sont incapables d'éliminer les déchets et les médicaments avec efficacité.

CYTOKINES : petits peptides sécrétés principalement par des cellules du système immunitaire qui jouent un rôle de messagers en modulant les réactions immunitaires. Les cytokines exercent leur action sur les autres cellules par l'intermédiaire de récepteurs qui leur sont spécifiques sur les cellules cibles qu'elles modifient.

DÉGÉNÉRESCENCE MACULAIRE : destruction progressive de la macula, le point de la rétine le plus sensible à la lumière, correspondant à l'acuité visuelle maximale.

DERMATITE HERPÉTIFORME : affection cutanée chronique et bénigne caractérisée par une sensation intense de brûlure et par des démangeaisons.

DMS : *Manuel diagnostique et statistique des troubles mentaux.*

ÉICOSANOÏDES : molécules pro-inflammatoires dérivées d'acides gras qui sont des médiateurs chimiques très puissants intervenant localement dans les phénomènes d'inflammation. Les prosta-glandines en font partie.

EFFET TÉRATOGÈNE : effet entraînant des anomalies dans le développement de l'embryon.

ENSILAGE : méthode de conservation du fourrage qui nécessite une fermentation bactérienne anaérobie, donc en l'absence d'oxygène, ce qui donne un fourrage acide.

ENTÉROCYTE : cellule cylindrique de l'épithélium intestinal dont l'extrémité aplatie est recouverte de microvillosités.

ENTÉROVIRUS : virus qui entrent dans l'organisme humain par le système gastro-intestinal et qui s'y confinent de façon stricte. Ils sont capables de persister longtemps dans le milieu extérieur.

ENZYMES : protéines qui activent des réactions biochimiques.

ÉTUDE LONGITUDINALE : étude qui permet de mesurer un effet chez un groupe de patients à différents moments dans le temps.

FACTEURS ALÉATOIRES : facteurs imprévisibles liés au hasard (par exemple, le stress qui peut influer sur le développement d'une maladie).

FDA (abréviation de Food and Drug Administration) : service du gouvernement américain responsable de la pharmacovigilance.

GLYCOPROTÉINE : molécule constituée par la liaison d'une protéine et d'un glucide (sucre).

HISTOCOMPATIBILITÉ : capacité des tissus à coexister. Le degré d'histocompatibilité entre les antigènes majeurs d'histocompatibilité de deux individus permet de prédire si la greffe d'un donneur pourra être acceptée par le receveur. Si le degré de compatibilité est insuffisant, la greffe est rejetée.

HLA (*human leukocyte antigen*) : terme génétique utilisé pour désigner le complexe majeur d'histocompatibilité humain responsable de la reconnaissance du soi et du non-soi.

HYPERMÉABILITÉ INTESTINALE : perte d'étanchéité de la muqueuse intestinale qui laisse passer un excès de grosses molécules insuffisamment digérées par les enzymes.

IGF-1 : facteur de croissance dont la structure moléculaire est proche de celle de l'insuline.

INDEX INSULINÉMIQUE : mesure du taux d'insuline après ingestion d'un aliment.

INDEX GLYCÉMIQUE : mesure de la quantité de sucre dans le sang à la suite de l'ingestion d'un glucide.

INFLAMMATION : accumulation locale de liquide, de protéines plasmatiques et de globules blancs qui proviennent des vaisseaux sanguins.

INSULINÉMIE : taux d'insuline dans le sang.

INSULINORÉSISTANCE: mise en évidence d'un excès d'insuline.

INSULINOTOLÉRANCE: perte de sensibilité à l'insuline.

ISOMÈRES: composés ayant la même formule moléculaire mais organisés de façon différente dans l'espace, d'où la possibilité de réactions différentes.

JUMEAUX MONOZYGOTES: jumeaux génétiquement identiques car provenant d'un même ovule fécondé par un spermatozoïde. L'œuf s'est divisé en deux lors des premières phases du développement, donnant deux individus distincts mais génétiquement semblables.

LIPOPOLYSACCHARIDE: molécule formée d'un lipide et d'un polysaccharide (sucre) située dans la membrane externe de la paroi cellulaire d'une bactérie à gram négatif.

LYMPHE: liquide blanc extracellulaire provenant du sang et s'accumulant dans les tissus. La lymphe est ramenée par les vaisseaux lymphatiques à travers le système lymphatique jusqu'au canal thoracique d'où elle retourne dans la circulation sanguine.

LYSE CELLULAIRE: dissolution ou destruction de la structure d'une cellule, d'une bactérie.

MICROBE: mot familier général, non scientifique, qui désigne à la fois les virus, les bactéries et tous les organismes microscopiques.

MICRONUTRIMENTS ESSENTIELS: certains acides aminés, acides gras, vitamines et minéraux qui doivent être obtenus de la diète parce que le corps humain ne peut pas les fabriquer ou les fabrique en quantité insuffisante pour répondre aux besoins du métabolisme humain normal.

MÉTA-ANALYSE: procédé d'analyse statistique combinant les résultats d'une série d'études indépendantes sur un même sujet pour en tirer une conclusion globale que les études isolées ne peuvent fournir.

MIMÉTISME MOLÉCULAIRE: le fait qu'un microbe possède un antigène qui ressemble fortement à un antigène de l'hôte qu'il parasite. Le mimétisme moléculaire peut provoquer une maladie auto-immune.

MUCINES: différentes protéines de surface fortement glycosylées. Elles ont un rôle de ligand, c'est-à-dire qu'elles ont la capacité de se lier à des récepteurs spécifiques. Ces protéines font partie de solutions visqueuses qui agissent comme lubrifiants protecteurs des surfaces internes et externes du corps.

MYÉLINE: gaine protectrice lipidique du tissu nerveux.

NARCOLEPSIE: maladie neurologique avec épisodes quotidiens d'accès irrépressibles de sommeil.

NÉOPLASIE: prolifération pathologique de cellules, de tissus, formant une tumeur.

NEUROTOXICITÉ: action d'un poison ou d'une substance nocive sur le système nerveux.

OLIGO-ÉLÉMENTS: éléments requis sous forme de traces ou en quantités minimales, tels certains minéraux comme le sélénium dont les besoins seraient de 200 microgrammes/jour ou 0,000002 g/jour, par rapport au calcium qui nécessite une prise quotidienne d'environ 1 g/jour. Le sélénium en grande quantité devient toxique. Environ 90 minéraux en provenance du sol sont essentiels.

OPIOÏDES: médicaments dérivés de l'opium destinés à réduire la douleur.

ORGANES ÉMONCTOIRES: organes dont la fonction est d'évacuer les déchets ou substances nuisibles à l'organisme. Il s'agit du foie, des reins, des poumons, de la peau, des muqueuses et de l'intestin.

PARATHORMONE: hormone sécrétée par les glandes parathyroïdes situées au-dessus des glandes surrénales. Cette hormone, en présence d'un équilibre acido-basique de l'organisme, travaille de concert avec la vitamine D pour augmenter l'absorption intestinale du calcium. Par contre, lorsque le taux d'acidité est trop élevé dans les liquides corporels, cela entraîne un excès de sécrétion de parathormone qui aurait alors un effet contraire en induisant une déminéralisation et une résorption de la masse osseuse, favorisant ainsi l'ostéoporose chez les gens âgés.

PATHOGÉNIE : mécanisme à l'origine du développement de maladies.

PÉRISTALTISME INTESTINAL : mouvement de l'intestin ressemblant à une vague qui a pour effet de diminuer le diamètre du tube digestif de façon séquentielle pour faire progresser lentement les aliments d'un bout à l'autre de l'organe, dans le même sens.

pH : le potentiel hydrogène ou pH est un indice qui permet de mesurer l'activité chimique des ions hydrogènes (H^+) dans un liquide. Le pH des liquides chez les êtres vivants est particulièrement important et la survie est impossible si le pH du sang humain n'est pas maintenu entre 7,3 et 7,4, soit une valeur légèrement alcaline.

PHAGOCYTOSE : ingestion de particules ou de microbes par des cellules phagocytaires comme les macrophages et les leucocytes neutrophiles. Dans les macrophages, il y a présence de vésicules qui contiennent des enzymes aptes à digérer les pathogènes en petites molécules.

PHARMACODYNAMIE : étude de l'action exercée par les médicaments sur les organismes sains.

PHARMACOVIGILANCE : étude des effets secondaires inattendus d'un nouveau médicament.

PLACEBO : préparation pharmacologiquement inerte qui sert de contrôle pour évaluer l'activité réelle ou objective d'un médicament.

PROBIOTIQUE : microorganismes vivants qui lorsque administrés en quantité adéquate améliorent la santé de l'hôte.

PROTÉINE C-RÉACTIVE : protéine présente dans le sérum lors de la phase inflammatoire. Cette protéine peut se fixer à un constituant de la paroi de bactéries, ce qui favorise leur phagocytose.

RADICAUX LIBRES : molécules d'oxygène instables qui tentent de s'associer à des molécules ou cellules de l'organisme provoquant leur désorganisation et leur destruction, un peu à la façon de la rouille sur le métal. Les radicaux libres peuvent provenir de notre mode de vie : alimentation déséquilibrée, stress, pesticides, pollution, etc. Les radicaux libres peuvent être neutralisés par des antioxydants contenus dans les aliments.

Soi (Le) : comprend toutes les molécules antigéniques qui déterminent un individu X. Ces molécules antigéniques proviennent de sa génétique propre alors que le «non-soi» concerne toute molécule antigénique qui est étrangère à cet individu X comme les antigènes alimentaires, les antigènes microbiens ou les antigènes qui proviennent de tous les autres êtres vivants.

Stress oxydatif : agression des constituants de la cellule par des réactions d'oxydation, un peu comme l'oxydation du fer par l'oxygène de l'air.

Superantigène : antigène très réactif qui ne respecte pas les règles habituelles de spécificité en immunologie. Un superantigène est capable d'activer un nombre excessif de cellules.

Synovie : liquide incolore lubrifiant sécrété par la membrane synoviale qui tapisse la face interne de la capsule des articulations mobiles.

UI (unité internationale) : unité de mesure d'une substance basée sur son effet biologique

Vitesse de sédimentation : évaluation non spécifique de l'inflammation qui est mesurée en fonction de la vitesse et du temps nécessaires pour précipiter les globules rouges dans un tube soumis à une centrifugation.

Bibliographie

1. Site Web de La Société de l'arthrite.

2. J.-P. Pelletier, J. Martel-Pelletier et S. B. Abramson, «Osteoarthritis, an inflammatory disease», *Arthritis Rheum*, vol. 44, 2001, p. 1237-1247.

3. J. Seignalet, *L'Alimentation ou la troisième médecine*, 5e édition, Paris, Office d'Édition Impression Librairie, 2004, 660 p.

4. B. Caldwell, S. Aldington, M. Weatherall *et al.*, «Risk of cardiovascular events and celecoxid: A systematic review and meta-analysis», *J R Soc Med*, vol. 99, 2006, p. 132-140; <www.passeportsante.net>.

5. <www.seignalet.com>.

6. J. Seignalet, *L'Alimentation ou la troisième médecine*, 5e édition, Paris, Office d'Édition Impression Librairie, 2004, 660 p.

7. R. Béliveau et D. Gingras, *Les Aliments contre le cancer*, Québec, Éditions du Trécarré, 2005, 213 p.

8. L. Vase, J. L. Riley et D. D. Price, «A comparison of placebo effects in clinical analgesic trials versus studies of placebo analgesia», *Pain*, vol. 99, 2002, p. 443-452.

9. A. Hróbjartsson et P. C. Gøtzshe, «Is the placebo powerless?», *New Engl J Med*, vol. 344, 2001, p. 1594-1599.

10. L. Vase, J. L. Riley et D. D. Price, «A comparison of placebo effects in clinical analgesic trials versus studies of placebo analgesia», *Pain*, vol. 99, 2002, p. 443-452.

11. A. Hróbjartsson et P. C. Gøtzshe, «Is the placebo powerless? Update of a systematic review with 52 new randomized trials comparing placebo with no treatment», *J Intern Med*, vol. 256, 2004, p. 91-100.

12. F. Benedetti, L. Colloca, E. Torre *et al.*, «Placebo-responsive Parkinson patients show decrease activity in single neurons of subthalamic nucleus», *Nat Neurosci*, 2004, vol. 7, p. 587-588.

13. G. Buckland, C. A. González, A. Agudo *et al.*, «Adherence to the Mediterranean diet and risk of coronary heart disease in the Spanish EPIC cohort study», *Am J Epidemiol*, vol. 170, 2009, p. 1518-1529.

14. C. B. Esselstyn Jr, S. G. Ellis, S. V. Medendorp *et al.*, «Updating a 12-years experience with arrest and reversal therapy for coronary heart disease», *Am J Cardiol*, vol. 84, 1999, p. 339-341.

15. Voir également T. C. Campbell et T. M. Campbell, *Le Rapport Campbell*.

Révélations stupéfiantes sur les liens entre l'alimentation et la santé à long terme, Outremont, Éditions Ariane, 2008, 488 p.

16. C. B. Esselstyn Jr, « Resolving the coronary artery disease epidemic through plant-based nutrition », *Prev Cardiol*, vol. 4, 2001, p. 171-177.

17. <www.passeportsante.net>.

18. R. El Asmar, P. Panigrahi, P. Bamford *et al.*, « Host-dependent activation of the zonulin system is involved in the impairment of the gut barrier function following bacterial colonization », *Gastroenterol*, vol. 123, 2002, p. 1607-1615 ; J. Visser, J. Rozing, A. Sapone *et al.*, « Tight junctions, intestinal permeability and autoimmunity : Celiac disease and type 1 diabetes paradigms », *Ann N, Acad Sci*, vol. 1165, 2009, p. 195-205.

19. O. Vaarala, M. A. Atkinson et J. Neu, « The "perfect storm" for type 1 diabetes. The complex interplay between intestinal microbiota, gut permeability, and mucosal immunity », *Diabetes*, vol. 57, 2008, p. 2555-2562.

20. J. Visser, J. Rozing, A. Sapone *et al.*, « Tight junctions, intestinal permeability and autoimmunity : celiac disease and type 1 diabetes paradigms », *Ann NY Acad. Sci.*, vol. 1165, 2009, p. 195-205.

21. A. Fasano, « Pathological and therapeutic implications of macromolecule passage through the tight junction », dans *Tight Junctions*, CRC Press Inc., Boca Raton, Florida, 2001, p. 697-722 ; A. M. Mowat, « Anatomical basis of tolerance and immunity to intestinal antigens », *Nat Rev Immunol*, vol. 3, 2003, p. 331-341 ; A. Fasano, « Intestinal zonulin: Open sesame! », *Gut*, vol. 49, 2001, p. 159-162.

22. A. M. Mowat, « Anatomical basis of tolerance and immunity to intestinal antigens », *Nat Rev Immunol*, vol. 3, 2003, p. 331-341 ; A. Fasano, « Intestinal zonulin: Open sesame! », *Gut*, vol. 49, 2001, p. 159-162.

23. S. Gorbach et E. Bengt, « Gustafsson memorial lecture: function of the normal human microflora », *Scand J Infect Dis*, vol. 49, 1986, p. 17-30.

24. A. Ouwehand, E. Isolauri et S. Salminen, « The role of the intestinal microflora for the development of the immune system in early chidhood », *Eur J Nutr*, vol. 41, 2002, p. 132-137.

25. J. Turner, « Molecular basis of epithelial barrier regulation: from basic mechanisms to clinical application », *Am J Pathol*, vol. 169, 2006, p. 1901-1909 ; G. Gasbarrini et M. Montalto, « Structure and function of tight junctions: Role in intestinal barrier », *Ital J Gastroenterol Hepatol*, vol. 31, 1999, p. 481-488.

26. G. Gasbarrini et M. Montalto, « Structure and function of tight junctions: Role in intestinal barrier », *Ital J Gastroenterol Hepatol*, vol. 31, 1999, p. 481-488 ; A. Nusrat, J. Turner et J. Madara, « Molecular physiology and pathophysiology of tight junctions. IV: Regulation of tight junctions by extracellular stimuli: nutrients, cytokines and immune cells », *Am J Physiol Gastrointest Liver Physiol*, vol. 279, 2000, p. G851-G857.

27. A. Fasano, « Pathological and therapeutic implications of macromolecule passage through the tight junction », dans *Tight Junctions*, CRC Press Inc., Boca Raton, Florida, 2001, p. 697-722.

28. G. S. Cooper et B. C. Strœhla, « The epidemiology of autoimmune diseases », *Autoimmun*, vol. 2, 2003, p. 119-125.

29. A. Fasano et T. Shea-Donohue, « Mechanisms of disease: the role of intestinal barrier function in the pathogenesis of gastrointestinal autoimmune diseases », *Nat Clin Pract Gastroenterol Hepatol*, vol. 2, 2005, p. 416-421.

30. A. Timmer, «Environmental influences on inflammatory bowel disease manifestations. Lessons from epidemiology», *Dig Dis*, vol. 21, 2003, p. 91-104; M. A. Feeney, F. Murphy et A. J. Clegg, «A case-control study of childhood environmental risk factors for the development of inflammatory bowel disease», *Eur J Gastroenterol Hepatol*, vol. 14, 2002, p. 529-534.

31. H. Asakura, K. Suzuki, T. Kitahora *et al.*, «Is there a link between food and intestinal microbes and the occurrence of Crohn's disease and ulcerative colitis ?», *J Gastroenterol Hepatol*, vol. 23, 2008, p. 1794-1801.

32. *Ibid.*

33. *Ibid.*

34. T. Stefanelli, A. Malesci, A. Repici *et al.*, «New insights into inflammatory bowel disease pathophysiology: paving the way for novel therapeutic targets», *Curr. Drug Targets*, vol. 9, 2008, p. 413-418; J. Wyatt, H. Vogelsang, W. Hübl *et al.*, «Intestinal permeability and the prediction of relapse in Crohn's disease», *Lancet*, vol. 341, 1993, p. 1437-1439.

35. J. Visser, J. Rozing, A. Sapone *et al.*, «Tight junctions, intestinal permeability and autoimmunity: Celiac disease and type 1 diabetes paradigms», *Ann NY Acad Sci*, vol. 1165, 2009, p. 195-205; O. Vaarala, M. A. Atkinson et J. Neu, «The "perfect storm" for type 1 diabetes. The complex interplay between intestinal microbiota, gut permeability, and mucosal immunity», *Diabetes*, vol. 57, 2008, p. 2555-2562.

36. J. L. Madara et J. S. Trier, «Structural abnormalities of jejunal epithelial cell membranes in cœliac sprue», *Lab Invest*, vol. 43, 1980, p. 254-261; J. D. Schulzke, C. J. Bentzel, I. Schulzke *et al.*, «Epithelial tight junction structure in the jejunum of children with acute and treated coeliac sprue», *Pediatr Res*, vol. 43. 1998, p. 435-441.

37. J. D. Schulzke, C. J. Bentzel, I. Schulzke *et al.*, «Epithelial tight junction structure in the jejunum of children with acute and treated coeliac sprue», *Pediatr Res*, vol. 43. 1998, p. 435-441; A. Fasano, T. Not, W. Wang *et al.*, «Zonulin, a newly discovered modulator of intestinal permeability, and its expression in coeliac disease», *Lancet*, vol. 355, 2000, p. 1518-1519.

38. M. G. Clemente, S. De Virgiliis, J. S. Kang *et al.*, «Early effects of gliadin on enterocyte intracellular signalling involved in intestinal barrier function», *Gut*, vol. 52, 2003, p. 218-223.

39. R. D'Incà, V. Di Leo, G. Corrao *et al.*, «Intestinal permeability test as a predictor of clinical courses in Crohn's disease», *Am J Gastroenterol*, vol. 94, 1999, p. 2956-2960; E. J. Irvine et J. K. Marshall, «Increased intestinal permeability precedes the onset of Crohn's disease in a subject with familiar risk», *Gastroenterology*, vol. 119, 2000, p. 1740-1744.

40. U. Christen et M. G. von Herrath, «Induction, acceleration or prevention of autoimmunity by molecular mimicry, *Mol Immunol*, vol. 40, 2004, p. 1113-1120.

41. A. Fasano et T. Shea-Donohue, «Mechanisms of disease: The role of intestinal barrier function in the pathogenesis of gastrointestinal autoimmune diseases», *Nat Clin Pract Gastroenterol Hepatol*, vol. 2, 2005, p. 416-421.

42. J. Visser, J. Rozing et A. Sapone *et al.*, «Tight junctions, intestinal permeability and autoimmunity: Celiac disease and type 1 diabetes paradigms», *Ann NY Acad Sci*, vol. 1165, 2009, p. 195-205; A. Fasano et T. Shea-Donohue, «Mechanisms of disease: The role of intestinal barrier function in the pathogenesis of gastrointestinal autoimmune diseases», *Nat Clin Pract Gastroenterol Hepatol*, vol. 2, 2005, p. 416-421.

43. O. Vaarala, M. A. Atkinson et J. Neu, «The "perfect storm" for type 1 diabetes. The complex interplay between intestinal microbiota, gut permeability, and mucosal immunity», *Diabetes*, vol. 57, 2008, p. 2555-2562.

44. L. V. Hooper, «Bacterial contributions to mammalian gut development», *Trends Microbiol*, vol. 12, 2004, p. 129-134; L. V. Hooper et J. I. Gordon, «Commensal host-bacterial relationships in the gut», *Science*, vol. 292, 2001, p. 1115-1118; T. S. Stappenbeck, L. V. Hooper et J. I. Gordon, «Developmental regulation of intestinal angiogenesis by indigenous microbes via Paneth cells», *Proc Nat Acad Sci USA*, vol. 99, 2002, p. 15451-15455; S. K. Mazmanian, C. H. Liu et A. O. Tzianabos *et al.*, «An immunomodulatory molecule of symbiotic bacteria directs maturation of the host immune system», *Cell*, vol. 122, 2005, p. 107-118.

45. F. D. S. Calcinaro, M. Marinaro, P. Candeloro *et al.*, «Oral probiotic administration induces interleukin-10 production and prevents spontaneous autoimmune diabetes in the non-obese diabetic mouse», *Diabetologia*, vol. 48, 2005, p. 1565-1575.

46. J. Neu, C. M. Reverte, A. D. Mackey *et al.*, «Changes in intestinal morphology and permeability in the biobreeding rat before the onset of type 1 diabetes», *J Pediatr Gastroenterol Nutr*, vol. 40, 2005, p. 589-595; J. B. Meddings, J. Jarand, S. J. Urbanski *et al.*, «Increased gastrointestinal permeability is an early lesion in the spontaneously diabetic BB rat», *Am J Physiol*, vol. 276, 1999, p. G951-G957.

47. M. Secondulfo, D. Iafusco, R. Carratù *et al.*, «Ultrastructural mucosal alterations and increased intestinal permeability in non-celiac, type 1 diabetic patients», *Dig Liver Dis*, vol. 36, 2004, p. 35-45.

48. T. Watts, I. Berti, A. Sapone *et al.*, «Role of the intestinal tight junction modulator zonulin in the pathogenesis of type 1 diabetes in BB diabetic-prone rats», *Proc Nat Acad Sci USA*, vol. 102, 2005, p. 2916-2921; A. Sapone, L. de Magistris, M. Pietzak *et al.*, «Zonulin upregulation is associated with increased gut permeability in subjects with type 1 diabetes and their relatives», *Diabetes*, vol. 55, 2006, p. 1443-1449.

49. E. Savilahti, T. Ormälä, T. Saukkonen *et al.*, «Jejuna of patients with insulin-dependent diabetes mellitus (IDDM) show signs of immune activation», *Clin Exp Immunol*, vol. 116, 1999, p. 70-77; M. Westerholm-Ormio, O. Vaarala, P. Pihkala *et al.*, «Immunologic activity in the small intestinal mucosa of pediatric patients with type 1 diabetes», *Diabetes*, vol. 52, 2003, p. 2287-2295; R. Auricchio, F. Paparo, M. Maglio *et al.*, «In vitro-deranged intestinal immune response to gliadin in type 1 diabetes», *Diabetes*, vol. 53, 2004, p. 1680-1683.

50. O. Vaarala, P. Klemetti, E. Savilahti *et al.*, «Cellular immune response to cow's milk beta-lactoglobulin in patients with newly diagnosed IDDM», *Diabetes*, vol. 45, 1996, p. 178-182; P. Klemetti, E. Savilahti, J. Ilonen *et al.*, «T-cell reactivity to wheat gluten in patients with insulin-dependent diabetes mellitus», *Scand J Immunol*, vol. 47, 1998, p. 48-53.

51. R. Auricchio, F. Paparo, M. Maglio *et al.*, «In vitro-deranged intestinal immune response to gliadin in type 1 diabetes», *Diabetes*, vol. 53, 2004, p. 1680-1683.

52. M. R. Pastore, E. Bazzigaluppi, C. Belloni *et al.*, «Six months of gluten-free diet do not influence autoantibody titers, but improve insulin secretion in subjects at high risk for type 1 diabetes», *J Clin Endocrinol Metab*, vol. 88, 2003, p. 162-165.

53. M. Oikarinen, S. Tauriainen, T. Honkanen *et al.*, «Detection of enteroviruses in the intestine of type 1 diabetic patients», *Clin Exp Immunol*, vol. 151, 2008, p. 71-75.

54. H. K. Akerblom, S. M. Virtanen, J. Ilonen *et al.* (National TRIGR Study Group), «Dietary manipulation of beta cell autoimmunity in infants at increased risk of type 1 diabetes: A pilot study», *Diabetologia*, vol. 48, 2005, p. 829-837; O. Vaarala, «Leaking gut in type 1 diabetes», *Curr Opin Gastroenterol*, vol. 24, 2008, p. 701-706.

55. S. Gorbach et E. Bengt, «Gustafsson memorial lecture: Function of the normal human microflora», *Scand J Infect Dis*, vol. 49, 1986, p. 17-30.

56. M. D. Pimentel, D. Wallace, D. Hallegua *et al.*, «A link between irritable bowel syndrome and fibromyalgia may be related to findings on lactulose breath testing», *Ann Rheum Dis*, vol. 63, 2004, p. 450-452.

57. A. Gœbel, S. Buhner, R. Schedel *et al.*, «Altered intestinal permeability in patients with primary fibromyalgia and in patients with complex regional pain syndrome», *Rheumatology*, vol. 47, 2008, p. 1223-1227.

58. T. T. MacDonald et G. Monteleone, «Immunity, inflammation, and allergy in the gut», *Science*, vol. 307, 2005, p. 1920-1925.

59. T. T. MacDonald et G. Monteleone, «Immunity, inflammation, and allergy in the gut», *Science*, vol. 307, 2005, p. 1920-1925; W. Holden, T. Orchard et P. Worldsworth, «Enteropathic arthritis», *Rheum Dis Clin North Am*, vol. 29, 2003, p. 513-530; H. Reyes, R. Zapata, I. Hernandez *et al.*, «Is a leaky gut involved in the pathogenesis of intrahepatic cholestasis of pregnancy?», *Hepatology*, vol. 43, 2006, p. 715-722; D. R. Clayburgh, T. A. Barrett, Y. Tang *et al.*, «Epithelial myosin light chain kinase-dependent barrier dysfunction mediates T cell activation-induced diarrhea in vivo», *J Clin Invest*, vol. 115, 2005, p. 2702-2715.

60. W. Whitehead, O. Palsson et K. Jones, «Systematic review of the comorbidity of irritable bowel syndrome with other disorders: What are the causes and implication?», *Gastroenterology*, vol. 122, 2002, p. 1140-1156.

61. M. Pimentel, E. J. Chow et H. C. Lin, «Normalization of lactulose breath testing correlates with symptom improvement in irritable bowel syndrome: A double-blind, randomized, placebo-controlled study», *Am J Gastroenterol*, vol. 98, 2003, p. 412-419; M. Othman, R. Agüro et H. C. Lin, «Alterations in intestinal microbial flora and human disease», *Curr Opin Gastroenterol*, vol. 24, 2008, p. 11-16.

62. M. Othman, R. Agüro et H. C. Lin, «Alterations in intestinal microbial flora and human disease», *Curr Opin Gastroenterol*, vol. 24, 2008, p. 11-16.

63. D. J. Pattison, R. A. Harrison et D. P. Symmons, «The role of diet in susceptibility to rheumatoid arthritis: A systematic review», *J Rheumatol*, vol. 31, 2004, p. 1310-1319.

64. P. Thrasyvoulos, J. M. D. Nightingale et R. Oldham, «Is rheumatoid arthritis a disease that starts in the intestine? A pilot study comparing an elemental diet with oral prednisolone», *Postgrad Med J*, vol. 83, 2007, p. 128-131.

65. L. Sköldstam, L. Larson et F. D. Lindström, « Effects of fasting and lactovegetarian diet on rheumatoid arthritis », *Scand J Rheumatol*, vol. 8, 1979, p. 249-255 ; I. Hafström, B. Ringertz, A. Spångberg *et al.*, « A vegan diet free of gluten improves the signs and symptoms of rheumatoid arthritis : The effects on arthritis correlate with a reduction in antibodies to food antigens », *Rheumatology (Oxford)*, vol. 40, 2001, p. 1175-1179.
66. E. Benito-Garcia, D. Feskanich, F. B. Hu *et al.*, « Protein, iron, and meat consumption and risk for rheumatoid arthritis : A prospective cohort study », *Arthritis Res Ther*, vol. 9, 2007, p. R16. (doi:10.1186/ar 2123).
67. P. Thrasyvoulos, J. M. D. Nightingale et R. Oldham, « Is rheumatoid arthritis a disease that starts in the intestine ? A pilot study comparing an elemental diet with oral prednisolone », *Postgrad Med J*, vol. 83, 2007, p. 128-131.
68. P. C. Gotzsche et H. K. Johansen, « Short-term low-dose corticosteroids vs placebo and nonsteroidal antiinflammatory drugs in rheumatoid arthritis », *Cochrane Database Syst Rev*, vol. 3, 2004, p. CD000189.
69. P. Thrasyvoulos, J. M. D. Nightingale et R. Oldham, « Is rheumatoid arthritis a disease that starts in the intestine ? A pilot study comparing an elemental diet with oral prednisolone », *Postgrad Med J*, vol. 83, 2007, p. 128-131.
70. W. Whitehead, O. Palsson et K. Jones, « Systematic review of the comorbidity of irritable bowel syndrome with other disorders : What are the causes and implication ? », *Gastroenterology*, vol. 122, 2002, p. 1140-1156.
71. L. J. Albert, « Infection and rheumatoid arthritis : Guilt by association ? », *J Rheumatol*, vol. 27, 2000, p. 564-566.

72. D. D. Adams, J. G. Knight et A. Ebringer, « Autoimmune diseases : Solution of the environmental, immunological and genetic components with principles for immunotherapy and transplantation », *Autoimmun Rev*, vol. 9, 2010, p. 525-530.
73. B. M. Holt et V. Formicola, « Hunters of the Ice Age : The biology of Upper Paleolithic people », *Am J Phys Anthropol*, vol. suppl. 47, 2008, p. 70-99 ; L. Cordain, S. B. Eaton, A. Sebastian *et al.*, « Origins and evolution of the Western diet : Health implications for the 21st century », *Am J Clin Nutr*, vol. 81, 2005, p. 341-354 ; E. Pouydebat, P. Gorce, Y. Coppens *et al.*, « Biomechanical study of grasping according to the volume of the object : human versus non-human primates », *J Biomech*, vol. 42, 2009, p. 266-272.
74. L. A. Frassetto, R. C. Morris Jr, D. E. Sellmeyer *et al.*, « Diet, evolution and aging », *Eur J Nutr*, vol. 40, 2001, p. 200-213.
75. S. B. Eaton et S. B. Eaton III S, « Paleolithic vs. modern diets – selected pathophysiological implications », *Eur J Nutr*, vol. 39, 2000, p. 67-70.
76. L. A. Frassetto, R. C. Morris Jr, D. E. Sellmeyer *et al.*, « Diet, evolution and aging », *Eur J Nutr*, vol. 40, 2001, p. 200-213.
77. S. B. Eaton et S. B. Eaton III S, « Paleolithic vs. modern diets – selected pathophysiological implications », *Eur J Nutr*, vol. 39, 2000, p. 67-70.
78. *Ibid.*
79. L. A. Frassetto, R. C. Morris Jr, D. E. Sellmeyer *et al.*, « Diet, evolution and aging », *Eur J Nutr*, vol. 40, 2001, p. 200-213.
80. L. Cordain, S. B. Eaton, A. Sebastian *et al.*, « Origins and evolution of the Western diet : Health implications for the 21st

century», *Am J Clin Nutr*, vol. 81, 2005, p. 341-354.

81. B. Wood et M. Collard, «The human genus», *Science*, vol. 284, 1999, p. 65-71.

82. P. R. Shewry, «Wheat», *J Experimental Botany*, vol. 60, 2009, p. 1537-1553.

83. A. S. Tatham et P. R. Shewry, «Allergy to wheat and related cereals», *Clin Exp Allergy*, vol. 38, 2008, p. 1712-1726.

84. C. Feighery, «Cœliac disease», *British Med J*, vol. 29, 1999, p. 236-239.

85. L. Fry, «Dermatitis herpetiformis», dans M. N. Marsh (dir.), *Cœliac disease*, Oxford, U.K, Blackwell Scientific Publications, 1992, p. 81-104.

86. K. Karell, A. S. Louka, S. J. Moodie *et al.*, «HLA types in celiac disease patients not carrying the *DQA1* heterodimer: results from the European Genetics Clusters on Celiac Disease», *Human Immunology*, vol. 64, 2003, p. 469-477.

87. P. R. Shewry, «Wheat», *J Experimental Botany*, vol. 60, 2009, p. 1537-1553.

88. S. L. Neuhausen, L. Steele, S. Ryan *et al.*, «Co-occurrence of celiac disease and other autoimmune diseases in celiacs and their first degree relatives», *J Autoimmunity*, vol. 31, 2008, p. 160-165.

89. M. M. Singh et S. R. Roy, «Wheat gluten as a pathogenic factor in schizophrenia», *Science*, vol. 191, 1975, p. 401-402; A. E. Kalaydiian, W. Eaton, N. Cascella *et al.*, «The gluten connection: The association between schizophrenia and celiac disease», *Acta Physchiatr Scandinavia*, vol. 113, 2006, p. 82-90.

90. R. P. Ford, «The gluten syndrome: a neurological disease», *Medical Hypotheses*, vol. 73, 2009, p. 438-440; E. Lionetti, R. Francavilla, P. Pavone *et al.*, «The neurology of cœliac disease in childhood: what is the evidence ? A systematic review and meta-analysis»,

Dev Med Child Neurol, vol. 52, 2010, p. 700-707.

91. M. Hadjivassiliou, R. A. Grünewald, B. Sharrack *et al.*, «Gluten ataxia in perspective: epidemiology, genetic susceptibility and clinical characteristics», *Brain*, vol. 126, 2003, p. 685-691; M. Hadjivassiliou, D. S. Sanders, N. Wooddroofe *et al.*, «Gluten ataxia», *Cerebellum*, vol. 7, 2008, p. 494-498.

92. P. Humbert, F. Pelletier, B. Dreno *et al.*, «Gluten intolerance and skin diseases», *Eur J Dermatol*, vol. 16, 2006, p. 4-11.

93. U. Wahnshaffe, J. D. Schulzke, M. Zeitz *et al.*, «Predictors of clinical response to gluten-free diet in patients diagnosed with diarrhea-predominant irritable bowel syndrome», *Clin Gastroenterol Hepatol*, vol. 5, 2007, p. 844-850.

94. E. C. Grant, «Food allergies and migraine», *Lancet*, vol. 1, 1979, p. 66-69; J. Pascual et C. Leno, «A woman with daily headaches», *J Headache Pain*, vol. 6, 2005, p. 91-92.

95. K. J. Rix, J. Ditchfield, D. L. Freed *et al.*, «Food antibodies in acute psychoses», *Psychological Medecine*, vol. 15, 1985, p. 347-354.

96. M. Hadjivassiliou, R. A. Grünewald et G. A. B. Davies-Jones, «Gluten sensitivity as a neurological illness», *J Neurol, Neurosurg Psychiatry*, vol. 72, 2002, p. 560-563.

97. S. Lucarelli, T. Frediani, A. M. Zingoni *et al.*, «Food allergy and infantile autism», *Panminerva Med*, vol. 37, 1995, p. 137-141; K. L. Reichelt et A. M. Knivsberg, «The possibility and probability of a gut-to-brain connection in autism», *Ann Clin Psychiatry*, vol. 21, 2009, p. 205-211.

98. J. H. Elder, «The gluten-free, casein-free diet in autism: an overview with clinical implications », *Nut Clin Pract,* vol. 23, 2008, p. 583-588.

99. R. P. Ford, « The gluten syndrome: a neurological disease », *Medical Hypotheses,* vol. 73, 2009, p. 438-440.

100. *Ibid.*

101. *Ibid.*

102. H. L. McClellan, S. J. Miller et P. E. Hartmann, « Evolution of lactation: Nutrition versus protection with special reference to five mammalian species », *Nut Res Rev,* vol. 21, 2008, p. 97-116.

103. S. Kamiński, A. Cieślińska et E. Kostyra, « Polymorphism of bovine beta-casein and its potential effect on human health », *J Appl Genet,* vol. 48, 2007, p. 189-198.

104. C. N. McLachlan, « Beta-casein A1, ischaemic heart disease mortality, and other illnesses », *Med Hypotheses,* vol. 56, 2001, p. 262-272; M. Laugesen et R. Elliot, « Ischaemic heart disease, type 1 diabetes, and cow milk A1 beta-casein », *N Z Med J,* vol. 116, 2003, p. 1-19.

105. G. Kontopidis, C. Holt et L. Sawyer, « Invited review: B-lactoglobulin: binding properties, structure, and function », *J Dairy Sci,* vol. 87, 2004, p. 785-796; R. G. Jensen, « The composition of bovine milk lipids: January 1995 to December 2000 », *J Dairy Sci,* vol. 85, 2002, p. 295-350.

106. J. W. Anderson, B. M. Johnstone et D. T. Remley, « Breast-feeding and cognitive development: a meta-analysis », *Am J Clin Nutr,* vol. 70, 1999, p. 525-535.

107. L. Shack-Nielsen et K. F. Michaelsen, « Advances in our understanding of the biology of human milk and its effects on the offspring », *J Nutrition,* vol. 137, 2007, p. 503S-510S.

108. B. C. Melnik, « Milk – The promoter of chronic Western diseases », *Med Hypotheses,* vol. 72, 2009, p. 631-639.

109. J. W. Rich-Edwards, D. Ganmaa, M. N. Pollak *et al.,* « Milk consumption and the prepubertal somatotropic axis », *Nutr J,* vol. 6, 2007, p. 28; A. Larnkjaer, H. K. Ingstrup, L. Schack-Nielsen *et al.,* « Early programming of the IGF-I axis: negative association between IGF-I in infancy and late adolescence in a 17-year longitudinal follow-up study of healthy subjects », *Growth Horm IGF Res,* vol. 19, 2009, p. 82-86.

110. A. Denley, L. J. Cosgrove, G. W. Booker *et al.,* « Molecular interactions of the IGF system », *Cytokine Growth Factor Rev 2005,* vol. 16, 2005, p. 421-439.

111. A. Denley, J. C. Wallace, L. J. Cosgrove *et al.,* « The insulin receptor isoform exon 11-(IR-A) in cancer and other diseases: a review », *Horm Metab Res,* vol. 35, 2003, p. 778-785.

112. G. Fürstenberger et H. J. Senn, « Insulin-like growth factors and cancer », *Lancet,* vol. 3, 2002, p. 298-302.

113. M. Gaard, S. Tretli et E.B. Loken, « Dietary fat and the risk of breast cancer: a prospective study of 25,892 Norvegian Women », *Int J Cancer,* vol. 63, 1995, p. 13-17.

114. Writing Group for the Women's Health Initiative Investigators, « Risks and benefits of estrogen plus progestin in healthy postmenopausal women », *JAMA,* vol. 288, 2002, p. 321-333.

115. S. Demers, *Hormones au féminin,* Montréal, Les Éditions de l'Homme, 2008, 259 p.

116. G. L. Francis, F. M. Upton, F. J. Ballard *et al.,* « Insulin-like growth factors 1 and 2 in bovine colostrum. Sequences and biological activities compared with those of a potent truncated form », *Biochem J,* vol. 251, 1988, p. 95-103.

117. M. D. Holmes, M. N. Pollak, W. C. Willett *et al.,* « Dietary correlates of plasma insulin-like growth factor-I and insulin-like growth factor binding protein 3 concentrations», *Cancer Epidemiol Biomarkers Prev*, vol. 11, 2002, p. 852-861; I. S. Rogers, D. Gunnell, P. M. Emmett *et al.*, "Cross-sectional associations of diet and insulin-like growth factor levels in 7-to-8-year-old children", *Cancer Epidemiol Biomarkers Prev*, vol. 14, 2005, p. 204-212.

118. E. M. Östman, H. G. M. Liljeberg Elmstahl et I. M. E. Björck, «Inconsistency between glycemic and insulinemic responses to regular and fermented milk products», *Am J Clin Nutr*, vol. 74, 2001, p. 96-100.

119. G. Hoyt, M. S. Hickey et L. Cordain, «Dissociation of the glycaemic and insulinaemic responses to whole and skimmed milk», *Br J Nutr*, vol. 93, 2005, p. 175-177.

120. M. C. Gannon, F. Q. Nuttal, P. A. Krezowski *et al.*, «The serum insulin and plasma glucose responses to milk and fruit in type 2 (non-insulin-dependent) diabetic patients», *Diabetologica*, vol. 29, 1986, p. 784-791.

121. S. Holt, J. Brand Miller et P. Petocz, «An insulin index of foods: the insulin demand generated by 1000-kj portions of common foods», *Am J Clin Nutr*, vol. 66, 1997, p. 1264-1276.

122. B. C. Melnik, «Milk – The promoter of chronic Western diseases», *Med Hypotheses*, vol. 72, 2009, p. 631-639.

123. A. Larnkjaer, H. K. Ingstrup, L. Schack-Nielsen *et al.*, «Early programming of the IGF-I axis: negative association between IGF-I in infancy and late adolescence in a 17-year longitudinal follow-up study of healthy subjects», *Growth Horm IGF Res*, vol. 19, 2009, p. 82-86.

124. B. C. Melnik, «Milk – The promoter of chronic Western diseases», *Med Hypotheses*, vol. 72, 2009, p. 631-639.

125. S. Holt, J. Brand Miller et P. Petocz, «An insulin index of foods: the insulin demand generated by 1000-kj portions of common foods», *Am J Clin Nutr*, vol. 66, 1997, p. 1264-1276.

126. K. Dahl-Jørgensen, G. Joner et K. F. Hanssen, «Relationship between cows' milk consumption and incidence of IDDM in childhood», *Diabetes Care*, vol. 14, 1991, p. 1081-1083.

127. R. E. LaPorte, N. Tajima, H. K. Akerblom *et al.*, «Geographic differences in the risk of insulin-dependent diabetes mellitus: the importance of registries», *Diabetes Care*, vol. 8, Suppl. 1, 1985, p. 101-107.

128. The Diamond Project Group, «Incidence and trends of childhood type 1 diabetes worldwide 1990-1999», *J. Compilation*, vol. 23, 2006, p. 857-866.

129. Gale EAM, «The rise of childhood type 1 diabetes in the 20th century», *Diabetes*, vol. 51, 2002, p. 3353-3361.

130. The Diamond Project Group, «Incidence and trends of childhood type 1 diabetes worldwide 1990-1999», *J. Compilation*, vol. 23, 2006, p. 857-866.

131. T. C. Campbell et T. M. Campbell, «Le Rapport Campbell. Révélations stupéfiantes sur les liens entre l'alimentation et la santé à long terme», Outremont, Éditions Ariane, 2008, 488 p.; K. Kousmine, *Sauvez votre corps*, Paris, Éditions J'ai lu, 1987, 629 p.

132. K. Kousmine, *Sauvez votre corps*, Paris, Éditions J'ai lu, 1987, 629 p.; R. L. Hostettler-Allen, L. Tappy et J. W. Blum, «Insulin resistance, hyperglycemia, and glucosuria in intensively milk-fed calves», *J Anim Sci*, vol. 72, 1994, p. 160-173.

133. R. L. Hostettler-Allen, L. Tappy et J. W. Blum, «Insulin resistance, hyperglycemia, and glucosuria in intensively milk-fed calves», *J Anim Sci*, vol. 72, 1994, p. 160-173.

134. R. Wolter, *Alimentation de la vache laitière*, 3ᵉ édition, Paris, Édition La France agricole, 1997, 264 p.

135. R. P. Heaney, «Bone as the calcium nutrient reserve», dans C. M. Weaver, R. P. Heaney (dir.), *Calcium in human health*, Totowa, Human Press Inc. 2006, p. 7-12; K. Rafferty et R. P. Heaney, «Nutrient effects on the calcium economy: emphasizing the potassium controversy», *J Nutr*, vol. 138, 2008, p. 166S-171S.

136. J. Brockie, «Exercise for women in the early postmenopausal years», *J Br Menopause Soc*, vol. 12, 2006, p. 126-127; A. Guadalupe-Grau, T. Fuentes, B. Guerra *et al.*, «Exercise and bone mass in adults», *Sports Med*, vol. 39, 2009, p. 439-468.

137. J. Compston, «Clinical and therapeutic aspects of osteoporosis», *Eur J Radiol*, vol. 71, 2009, p. 388-391.

138. P. Haentjens, J. Magaziner, C. S. Colón-Emeric *et al.*, «Meta-analysis: excess mortality after hip fracture among older women and men», *Ann Intern Med*, vol. 152, 2010, p. 380-390.

139. B. J. Abelow, T. R. Holford et K. L. Insogna, «Cross-cultural association between dietary animal protein and hip fracture: a hypothesis», *Calcif Tissue Int*, vol. 50, 1992, p. 14-18.

140. D. Feskanich, W. C. Willet, M. J. Stampfer *et al.*, «Milk, dietary calcium, and bone fractures in women: a 12-year prospective study», *Am J Public Health*, vol. 87, 1997, p. 992-997; K. Michaëlsson, H. Melhus, R. Bellocco *et al.*, «Dietary calcium and vitamin D in relation to osteoporotic fracture risk», *Bone*, vol. 32, 2003, p. 694-703.

141. H. A. Bischoff-Ferrari, B. Dawson-Hughes, J. A. Baron *et al.*, «Calcium intake and hip fracture risk in men and women: a meta-analysis of prospective cohort studies and randomized controlled trials», *Am J Clin Nutr*, vol. 86, 2007, p. 1780-1790; J. A. Kanis, H. Johansson, A. Oden *et al.*, «A meta-analysis of milk intake and fracture risk: low utility for case finding», *Osteoporos Int*, vol. 16, 2005, p. 799-804.

142. C. S. Johnston, S. L. Tjonn, P. D. Swan *et al.*, «Low-carbohydrate, high-protein diets that restrict potassium-rich fruits and vegetables promote calciuria», *Osteoporos Int*, vol. 17, 2006, p. 1820-1821.

143. J. Vormann et T. Remer, «Dietary, metabolic, physiologic, and disease-related aspects of acid-base balance: foreword to the contributions of the second international acid-base symposium», *J Nutr*, vol. 138, 2008, p. 413S-414S.

144. S. Berkemeyer, J. Vormann, A. L. B. Günther *et al.*, «Renal net acid excretion capacity is comparable in prepubescence, adolescence, and young adulthood but falls with aging», *JAGS*, vol. 56, 2008, p. 1442-1448; B. Dawson-Hughes, S. S. Harris, N. J. Palermo *et al.*, «Treatment with potassium bicarbonate lowers calcium excretion and bone resorption in older men and women», *J Clin Endocrinol Metab*, vol. 94, 2009, p. 96-102.

145. L. A. Frassetto et C. Hsu, «Metabolic acidosis and progression of chronic kidney disease», *J Am Soc Nephrol*, vol. 20, 2009, p. 1869-1870; I. Brito-Ashurst, M. Varagunam, M. J. Raferty *et al.*, «Bicarbonate supplementation slows progression of CKD and improves nutritional status», *J Am Soc Nephrol*, vol. 20, 2009, p. 2075-2084.

146. M. Gaard, S. Tretli et E. B. Løken, «Dietary fat and the risk of breast cancer: a prospective study of 25,892 Norwegian women», *Int J Cancer*, vol. 63, 1995,

p. 13-17; J. Green et C. R. Kleeman, «Role of bone in regulation of systemic acid-base balance», *Kidney Int*, vol. 39, 1991, p. 9-26.

147. H. M. Macdonald, A. J. Black, L. Aucott *et al.*, «Effect of potassium citrate supplementation or increased fruit and vegetable intake on bone metabolism in healthy postmenopausal women: a randomized controlled trial», *Am J Clin Nutr*, vol. 88, 2008, p. 465-474; S. A. New, C. Bolton-Smith, D. A. Grubb *et al.*, «Nutritional influences on bone mineral density: a cross-sectional study in menopausal women», *Am J Clin Nutr*, vol. 65, 1997, p. 1831-1839; H. M. Macdonald, S. A. New, M. H. Golden *et al.*, «Nutritional associations with bone loss during the menopausal transition: evidence of a beneficial effect of calcium, alcohol, and fruit and vegetable nutrients and of a detrimental effect of fatty acids», *Am J Clin Nutr*, vol. 79, 2004, p. 155-165.

148. L. A. Frassetto, R. C. Morris Jr, E. Sellmeyer *et al.*, «Adverse effects of sodium chloride on bone in the aging human population resulting from habitual consumption of typical American diets», *J Nutr*, vol. 138, 2008, p. 419S-422S.

149. L. A. Frassetto, R. C. Morris Jr, E. Sellmeyer *et al.*, «Adverse effects of sodium chloride on bone in the aging human population resulting from habitual consumption of typical American diets», *J Nutr*, vol. 138, 2008, p. 419S-422S; P. Frings-Meuthen, N. Baecker et M. Heer, «Low-grade metabolic acidosis may be the cause of sodium chloride-induced exaggerated bone resorption», *J Bone Miner Res*, vol. 23, 2008, p. 517-524.

150. Report of a Joint FAO/WHO Expert Consultation, «Human vitamin and mineral requirements», septembre 1998, Bangkok, Thailand. Disponible sur: ftp://ftp.fao.org/es/esn/nutrition/Vitrni/vitrni.html (visité le 24 octobre 2008).

151. US Department of Agriculture, «Agricultural Research Service, USDA Nutrient Data Laboratory, 2007. USDA National Nutrient Database for Standard Reference», Release 20. Disponible sur: www.ars.usda.gov/nutrientdata (visité le 24 octobre 2008); N. D. Barnard, A. R. Scialli, G. Truner-McGrievy *et al.*, «The effects of a low-fat, plant-based dietary intervention on body weight, metabolism, and insulin sensitivity», *Am J Med*, vol. 118, 2005, p. 991-997.

152. I. Jennifer, R. D. Keller, J. Amy *et al.*, «The consumer cost of calcium from food and supplements», *J Am Diet Assoc*, vol. 102, 2002, p. 1669-1671; U. S. Barzel et L. K. Massey, «Excess dietary protein can adversely affect bone», *J Nutr*, vol. 128, 1998, p. 1051-1053.

153. C. M. Weaver, W. R. Proulx et R. Heaney, «Choices for achieving adequate dietary calcium with a vegetarian diet», *Am J Clin Nutr*, vol. 70 (suppl.), 1999, p. 543S-548S; A. J. Lanou, «Should dairy be recommended as part of a healthy vegetarian diet? Counterpoint», *Am J Clin Nutr*, vol. 89 (suppl.), 2009, p. 1638S-1642S.

154. I. Seiquer, M. Mesías, A. M. Hoyos *et al.*, «A Mediterranean dietary style improves calcium utilization in healthy male adolescents», *J Am Coll Nutr*, vol. 27, 2008, p. 454-462.

155. S. A. New, S. P. Robins, M. K. Campbell *et al.*, «Dietary influences on bone mass and bone metabolism: further evidence of a positive link between fruit and vegetable consumption and bone health?», *Am J Clin Nutr*, vol. 71, 2000, p. 142-151; C. J. Prynne, G. D. Mishra, M. A. O'Connel *et al.*, «Fruit and vegetable intake and bone mineral status: a cross sectional study in 5 age and sex cohorts», *Am J Clin Nutr*, vol. 83, 2006, p. 1420-1428.

156. www.passeportsante.net; I. Jennifer, R. D. Keller, J. Amy *et al.*, «The consumer cost of calcium from food and supplements», *J Am Diet Assoc*, vol. 102, 2002, p. 1669-1671; A. J. Lanou, «Should dairy be recommended as part of a healthy vegetarian diet? Counterpoint», *Am J Clin Nutr*, vol. 89 (suppl.), 2009, p. 1638S-1642S; C. M. Weaver et K. L. Plawecki, «Dietary calcium: adequacy of a vegetarian diet», *Am J Clin Nutr*, vol. 59 (suppl.), 1994, p. 1238S-1241S.

157. C. D. Hunt et L. K. Johnson, «Calcium requierements: new estimations for men and women by cross-sectional statistical analyses of calcium balance data from metabolic studies», *Am J Clin Nutr*, vol. 86, 2007, p. 1054-1063.

158. R. P. Heaney, «Calcium», dans J. P. Bilezikian, L. G. Raiz, G. A. Rodan (dir.), *Principles of bone biology*, San Diego (CA), Academic, 1996, p. 1007-1018.

159. Guide alimentaire canadien de l'Alimentation, www.hc-sc.gc.ca/fr.

160. C. D. Hunt et L. K. Johnson, «Calcium requierements: new estimations for men and women by cross-sectional statistical analyses of calcium balance data from metabolic studies», *Am J Clin Nutr*, vol. 86, 2007, p. 1054-1063.

161. A. C. Looker et M. E. Mussolino, «Serum 25-hydroxyvitamin D and hip fracture risk in older U.S. white adults», *J Bone Miner Res*, vol. 23, 2008, p. 143-150.

162. D. Feskanich, P. Weber, W. C. Willett *et al.*, «Vitamin K intake and hip fractures in women: a prospective study», *Am J Clin Nutr*, vol. 69, 1999, p. 74-79.

163. K. L. Tucker, M. T. Hannan, H. Chen *et al.*, «Potassium, magnesium, and fruit and vegetable intake are associated with greater bone mineral density in elderly men and women», *Am J Clin Nutr*, vol. 69, 1999, p. 726-736.

164. J. A. Simon et E. S. Hudes, «Relation of ascorbic acid to bone mineral density and self-reported fractures among US adults», *Am J Epidemiol*, vol. 154, 2001, p. 427-433; K. L. Tucker, «Osteoporosis Prevention and Nutrition», *Current Osteoporosis Reports*, vol. 7, 2009, p. 111-117.

165. S. Sahni, M. T. Hannan, J. Blumberg *et al.*, «Protective effect of total carotenoid and lycopene intake on the risk of hip fracture: a 17-year follow-up from the Framingham Osteoporosis Study», *J Bone Miner Res*, vol. 24, 2009, p. 1086-1094.

166. K. L. Tucker, «Osteoporosis Prevention and Nutrition», *Current Osteoporosis Reports*, vol. 7, 2009, p. 111-117.

167. *Ibid.*

168. T. Lloyd, V. M. Chinchilli, N. Johnson-Rollings *et al.*, «Adult female hip bone density reflects teenage sports-exercise patterns but not teenage calcium intake», *Pediatrics*, vol. 106, 2000, p. 40-44; W. Kemmier, S. von Stengel, K. Engelke *et al.*, «Exercise effects on bone mineral density, falls, coronary risk factors, and health care costs in older women: the randomized controlled senior fitness and prevention (SEFIP) study», *Arch Intern Med*, vol. 170, 2010, p. 179-185.

169. E. Wynn, M. A. Krieg, J. M. Aeschlimann, P. Burckhardt, «Alkaline mineral water lowers bone resorption even in calcium sufficiency: alkaline mineral water and bone metabolism», *Bone*, vol. 44, 2009, p. 120-124.

170. P. Meunier, C. Jenvrin, F. Munoz *et al.*, «Consumption of a high calcium mineral water lowers biochemical indices of bone remodelling in postmenopausal women with low calcium intake», *Osteoporos Int*, vol.16, 2005, p. 1203-1209; J. Guillemant, L. Huyen-Tran, C. Accarie *et al.*, «Mineral water as a source of dietary calcium: acute effects on parathyroid function and bone resorption in young men», *Am J Clin Nutr*, vol. 71, 2000, p. 999-1002.

171. L. C. Maillard, «Action des acides aminés sur des sucres: formation des mélanoïdes par voie méthodique», *C R Acad Sci*, vol. 154, 1912, p. 66-68.

172. C. Van Nguyen, «Toxicity of the AGEs generated from the Maillard reaction: on the relationship of food-AGEs and biological-AGEs», *Mol Nutr Food Res*, vol. 50, 2006, p. 1140-1149; M. A. Saraiva, C. M. Borges et M. H. Florêncio, «Non-enzymatic model glycation reactions—a comprehensive study of the reactivity of a modified arginine with aldehydic and diketonic dicarbonyl compounds by electrospray mass spectrometry», *J Mass Spectrom*, 41, 2006, p. 755-770; P. Pouillart, H. Mauprivez, L. Ait-Ameur *et al.*, «Strategy for the study of the health impact of dietary Maillard products in clinical studies: the example of the ICARE clinical study on healthy adults», *Ann NY Acad Sci*, vol. 1126, 2008, p. 173-176; H. Vlassara, «Advanced glycation in health and disease: role of the modern environment», *Ann NY Acad Sci*, vol. 1043, 2005, p. 452-460.

173. J. Uribarri, S. Wooddruff, S. Goodman *et al.*, «Advanced glycation end products in foods and a practical guide to their reduction in the diet», *Am Diet Ass*, vol. 110, 2010, p. 912-916.

174. Van Nguyen C, "Toxicity of the AGEs generated from the Maillard reaction: on the relationship of food-AGEs and biological-AGEs", *Mol Nutr Food Res*, vol. 50, 2006, p. 1140-1149; S.R. Thorpe et J.W. Baynes, «Maillard reaction products in tissue proteins: new products and new perspectives», Amino Acids, vol. 25, 2003, p. 275-281.

175. T. Chavakis, A. Bierhaus et P. P. Nawroth, «RAGE (receptor for advanced glycation end products): a central player in the inflammatory response», *Microbes Infect*, vol. 6, 2004, p. 1219-1225; R. Ramasamy, S. J. Vannucci, S. S. Yan *et al.*, «Advanced glycation end products and RAGE: a common thread in aging, diabetes, neurodegeneration, and inflammation», *Glycobiology*, vol. 15, 2005, p. 16R-28R.

176. A. Xanthis, A. Hatzitolios, G. Koliakos *et al.*, «Advanced glycosylation end products and nutrition – a possible relation with diabetic atherosclerosis and how to prevent it», *J Food Sci*, vol. 72, 2007, p. R125-R129.

177. S. Bengmark, «Advanced glycation and lipoxidation end products-amplifiers of inflammation: the role of food», *J Parenter Enteral Nutr*, vol. 31, 2007, p. 430-440.

178. H. Vlassara, J. Cai, J. Crandall *et al.*, «Inflammatory mediators are induced by dietary glycotoxins, a major risk factor for diabetic angiopathy», *Proc Natl Acad Sci U S A*, vol. 99, 2002, p. 15596-15601; M. Peppa, J. Uribarri, W. Cai *et al.*, «Glycoxidation and inflammation in renal failure patients», *Am J Kidney Dis*, vol. 43, 2004, p. 690-695.

179. R. Weindruch, «The retardation of aging by caloric restriction: studies in rodents and primates», *Toxicol Pathol*, vol. 24, 1996, p. 742-745; J. Couzin, «Low-calorie diets may slow monkeys' aging», *Science*, vol. 282, 1998, p. 1018.

180. H. Vlassara, «Advanced glycation in health and disease: role of the modern environment », *Ann NY Acad Sci*, vol. 1043, 2005, p. 452-460 ; W. Cai, J. C. He, L. Zhu *et al.*, « Reduced oxidant stress and extended lifespan in mice exposed to a low glycotoxin diet. Association with increased AGER1 expression », *Am J Pathol*, vol. 170, 2007, p. 1893-1902.

181. H. Vlassara et G. Striker, « Glycotoxins in the diet promote diabetes and diabetic complications », *Curr Diab Rep*, vol. 7, 2007, p. 235-241 ; J. Uribarri, M. Peppa, W. Cai *et al.*, « Restriction of dietary glycotoxins markedly reduces AGE toxins in renal failure patients », *J Am Soc Nephrol*, vol. 14, 2003, p. 728-731.

182. J. Uribarri, W. Cai, M. Peppa *et al.*, « Circulating glycotoxins and dietary advanced glycation endproducts : two links to inflammatory response, oxidative stress, and aging », *J Gerontol A Bio Sci Med Sci*, vol. 62, 2007, p. 427-433 ; I. Birlouez-Aragon, F. Morales, V. Fogliano *et al.*, « The health and technological implications of a better control of neoformed contaminants by the food industry », *Pathol Biol* (Paris), vol. 58, 2010, p. 232-238.

183. T. Neade et J. Uribarri, « Diet, inflammation, and chronic kidney disease : Getting to the heart of the matter », *Semin Dial*, vol. 21, 2008, p. 331-337.

184. J. Uribarri, W. Cai, O. Sandu *et al.*, « Diet-derived advanced glycation end products are major contributors to the body's AGE pool and induce inflammation in healthy subjects », *Ann NY Acad Sci*, vol. 1043, 2005, p. 461-466.

185. *Ibid.*

186. T. Korchinsky, C. J. He, T. Mitsuhashi *et al.*, « Orally absorbed reactive glycation products (glycotoxins) : an environmental risk factor in diabetic nephropathy », *Proc Natl Acad Sci U S A*, vol. 94, 1997, p. 6474-6479.

187. H. Vlassara, J. Uribarri, L. Ferrucci *et al.*, « Identifying advanced glycation end products as a major source of oxidants in aging : implications for the management and/or prevention of reduced renal function in elderly persons », *Semin Nephrol*, vol. 29, 2009, p. 594-603.

188. M. Peppa et S. A. Raptis, « Advanced glycation end products and cardiovascular disease », *Curr Diabetes Rev*, vol. 4, 2008, p. 92-100 ; H. Vlassara, J. Uribarri, W. Cai *et al.*, « Advanced glycation end product homeostasis : exogenous oxidants and innate defenses », *Ann NY Acad Sci*, vol. 1126, 2008, p. 46-52.

189. C. Van Nguyen, « Toxicity of the AGEs generated from the Maillard reaction : on the relationship of food-AGEs and biological-AGEs », *Mol Nutr Food Res*, vol. 50, 2006, p. 1140-1149.

190. H. Vlassara, J. Uribarri, W. Cai *et al.*, « Advanced glycation end product homeostasis : exogenous oxidants and innate defenses », *Ann NY Acad Sci*, vol. 1126, 2008, p. 46-52 ; B. S. Szwergold, S. K. Howell et P. J. Beisswenger, « Human fructosamine-3-kinase : purification, sequencing, substrate specificity, and evidence of activity in vivo », *Diabetes*, vol. 50, 2001, p. 2139-2147.

191. W. Cai, J. C. He, L. Zhu *et al.*, « Oral glycotoxins determine the effects of calorie restriction on oxidant stress, age-related diseases, and lifespan », *Am J Pathol*, vol. 173, 2008, p. 327-335 ; H. Vlassara, W. Cai, S. Goodman *et al.*, « Protection against loss of innate defenses in adulthood by low advanced glycation end products (AGE) intake : role of the antiinflammatory AGE receptor-1 », *J Clin Endocrinol Metab*, vol. 94, 2009, p. 4483-4491.

192. H. Vlassara, W. Cai, S. Goodman *et al.*, « Protection against loss of innate defenses in adulthood by low advanced glycation end products (AGE) intake: role of the antiinflammatory AGE receptor-1», *J Clin Endocrinol Metab*, vol. 94, 2009, p. 4483-4491; M. Torreggiani, H. Liu, J. Wu *et al.*, «Advanced glycation end product receptor-1 transgenic mice are resistant to inflammation, oxidative stress, and post-injury intimal hyperplasia», *Am J Pathol*, vol. 175, 2009, p. 1722.

193. H. Vlassara, J. Uribarri, W. Cai *et al.*, «Advanced glycation end product homeostasis: exogenous oxidants and innate defenses», *Ann NY Acad Sci*, vol. 1126, 2008, p. 46-52.

194. D. Aronson, «Cross-linking of glycated collagen in the pathogenesis of arterial and myocardial stiffening of aging and diabetes», *J Hypertens*, vol. 21, 2003, p. 3-12.

195. S. Bengmark, «Advanced glycation and lipoxidation end products-amplifiers of inflammation: the role of food», *J Parenter Enteral Nutr*, vol. 31, 2007, p. 430-440.

196. *Ibid.*

197. S. Bengmark, «Advanced glycation and lipoxidation end products-amplifiers of inflammation: the role of food», *J Parenter Enteral Nutr*, vol. 31, 2007, p. 430-440.

198. T. Goldberg, W. Cai, M. Peppa *et al.*, «Advanced glycoxidation end products in commonly consumed foods», *J Am Diet Assoc*, vol. 104, 2004, p. 1287-1291.

199. A. Xanthis, A. Hatzitolios, G. Koliakos *et al.*, «Advanced glycosylation end products and nutrition – a possible relation with diabetic atherosclerosis and how to prevent it», *J Food Sci*, vol. 72, 2007, p. R125-R129.

200. J. Uribarri, S. Wooddruff, S. Goodman *et al.*, «Advanced glycation end products in foods and a practical guide to their reduction in the diet», *Am Diet Ass*, vol. 110, 2010, p. 912-916.

201. *Ibid.*

202. *Ibid.*

203. I. Birlouez-Aragon, F. Morales, V. Fogliano *et al.*, «The health and technological implications of a better control of neoformed contaminants by the food industry», *Pathol Biol* (Paris), vol. 58, 2010, p. 232-238.

204. M. I. Sabri et P. S. Spencer, «How does acrylamide pertub axon transport and induce nerve fiber degeneration? Commentary on forum position paper», *Neurotoxicology*, vol. 23, 2002, p. 259-263.

205. E. Tareke, P. Rydberg, P. Karlsson *et al.*, «Analysis of acrylamide, a carcinogen formed in heated foodstuffs», *J Agric Food Chem*, vol. 50, 2002, p. 4998-5006.

206. G. Weiss, «Acrylamide in Food: Uncharted Territory», *Science*, vol. 297, 2002, p. 27.

207. D. S. Mottram, B. L. Wedzicha et A. T. Dodson, «Food chemistry: acrylamide is formed in the Maillard reaction», *Nature*, vol. 419, 2002, p. 448-449.

208. W. Ahmad, L. Li et Y. Deng, «Identification of AGE-precursors and AGE formation in glycation-induced BSA peptides», *BMB Rep*, vol. 41, 2008, p. 516-522; Y. L. Lai, S. Aoyama, R. Nagai *et al.*, «Inhibition of L-arginine metabolizing enzymes by L-arginine-derived advanced glycation end products», *J Clin Biochem Nutr*, vol. 46, 2010, p. 177-185.

209. M. Friedman et C. E. Levin, «Review of methods for the reduction of dietary content and toxicity of acrylamide», *J Agric Food Chem*, vol. 56, 2008, p. 6113-6140.

210. *Ibid.*

211. *Ibid.*

212. *Ibid.*

213. R. Nishigaki, T. Watanabe, T. Kajimoto *et al.*, «Isolation and identification of a novel aromatic amine mutagen produced by the Maillard reaction», *Chem Res Toxicol*, vol. 22, 2009, p. 1588-1593.

214. R. Abe et S. Yamagishi, «AGE-RAGE system and carcinogenesis», *Curr Pharm Des*, vol. 15, 2008, p. 940-945.

215. *Ibid.*

216. T. H. Parliament, «Comparison of thermal and microwave mediated Maillard reactions», *Dev-Food-Sci*, vol. 32, 1993, Amsterdam: Elsevier Scientific Publications, p. 657-662.

217. *Ibid.*

218. K. Sakai, L. A. Frassetto, M. Schloetter *et al.*, «Metabolic and physiologic improvements from consuming a paleolithic, hunter-gatherer type diet», *Eur J Clin Nutr*, vol. 63, 2009, p. 947-955.

219. I. Birlouez-Aragon, F. Morales, V. Fogliano *et al.*, «The health and technological implications of a better control of neoformed contaminants by the food industry», *Pathol Biol* (Paris), vol. 58, 2010, p. 232-238.

220. E. Capuano, A. Ferrigno, I. Acampa *et al.*, «Characterization of the Maillard reaction in bread crisp», *Eur Food Res Technol*, vol. 228, 2008, 311-319.

221. W. Ahmad, L. Li et Y. Deng, «Identification of AGE-precursors and AGE formation in glycation-induced BSA peptides», *BMB Rep*, vol. 41, 2008, p. 516-522.

222. K. Nakano, T. Suzuki, T. Hayakawa *et al.*, «Organ and cellular localization of asparagine synthetase in rice plants», *Plant Cell Physiol*, vol. 41, 2000, p. 874-880.

223. Y. Kezuka, T. Itagaki, R. Satoh *et al.*, «Purification, crystallization and preliminary X-ray analysis of a deletion mutant of a major buckwheat allergen», *Acta Crystallogr Sect F Struct Biol Cryst Commun*, vol. 65, 2009, p. 1267-1270.

224. H. Zielinski, A. Michalska, M. Amigo-Benavent *et al.*, «Changes in protein quality and antioxidant properties of buckwheat seeds and groats induced by roasting», *J Agric Food Chem*, vol. 57, 2009, p. 4771-4776.

225. K. Sakai, S. Kino, M. Takeuchi *et al.*, «Analysis of antioxidant activities in vegetable oils and fat soluble vitamins and biofactors by the PAO-SO method», *Methods Mol Biol*, vol. 594, 2010, p. 241-250.

226. J. Uribarri, S. Wooddruff, S. Goodman *et al.*, «Advanced glycation end products in foods and a practical guide to their reduction in the diet», *Am Diet Ass*, vol. 110, 2010, p. 912-916.

227. M. Messina et A. H. Wu, «Perspectives on the soy-breast cancer relation», *Am J Clin Nutr*, vol. 89 (suppl.), 2009, p. 1673S-1679S.

228. B. J. Trock, L. Hilakivi-Clarke et R. Clarke, «Meta-analysis of soy intake and breast cancer risk», *J Natl Cancer Inst*, vol. 98, 2006, p. 459-471.

229. A. Jacobs, U. Wegewitz, C. Sommerfeld *et al.*, «Efficacy of isoflavones in relieving vasomotor menopausal symptoms – A systematic review», *Mol Nutr Food Res*, vol. 53, 2009, p. 1084-1097.

230. M. Messina, W. McCaskill-Stevens et J. W. Lampe, «Addressing the soy and breast cancer relationship: review, commentary, and workshop proceedings», *J Natl Cancer Inst*, vol. 98, 2006, p. 1275-1284.

231. D. Rieu, A. Bocquet, J.-L. Bresson *et al.*, «Phyto-estrogènes et aliments à base de soja chez le nourrisson et l'enfant: la prudence est de mise», *Arch pediatr*, vol. 13, 2006, p. 1091-1093.

232. Y. Cao, A. M. Calafat, D. R. Dœrge *et al.*, «Isoflavones in urine, saliva and blood of infants – data from a pilot study on the estrogenic activity of soy formula», *J Expo Sci Environ Epidemiol*, vol. 19, 2009, p. 223-234.

233. W. Z. Zhang, W. M. Cui, X. Zhang *et al.*, «Subchronic Toxicity Study on Soy Isoflavones in Rats», *Biomedical and Environmental Sciences*, vol. 22, 2009, p. 259-264; L. Guan, Y. Huang et Z. Chen, «Developmental and reproductive toxicity of soybean isoflavones to immature SD rats», *Biomed Environ Sci*, vol. 21, 2008, p. 197-204; L. Pan, X. Xia, Y. Feng *et al.*, «Exposure to the phytoestrogen daidzein attenuates apomorphine-induced penile erection concomitant with plasma testosterone level reduction in dose- and time-related manner in adults rats», *Urology*, vol. 70, 2007, p. 613-617; D. J. Kim, S. H. Seok, M. W. Baek *et al.*, «Developmental toxicity and brain aromatase induction by high genistein concentrations in zebrafish embryos», *Toxicol Mech Methods*, vol. 19, 2009, p. 251-256; S. Basak, D. Pookot, E. Noonan *et al.*, «Genistein down-regulates androgen receptor by modulating HDAC6-Hsp90 chaperone function», *Mol Cancer Ther*, vol. 7, 2008, p. 3195-3202; J. D. Sherrill, M. Sparks, J. Dennis *et al.*, «Developmental exposures of male rats to soy isoflavones impact Leydig cell differentiation», *Biol Reprod*, vol. 83, 2010, p. 488-501.

234. A. Faqi, W. Johnson, R. Morrissey *et al.*, «Reproductive toxicity assessment of chronic dietary exposure to soy isoflavones in male rats», *Reprod Toxicol*, vol. 18, 2004, p. 605-611; T. M. Badger, J. M. Gilchrist, R. T. Pivik *et al.*, «The health implications of soy infant formula», *Am J Clin Nutr*, vol. 89 (suppl.), 2009, p. 1668S-1672.

235. K. D. Hancock, E. S. Coleman, Y. X. Tao *et al.*, «Genistein decreases androgen biosynthesis in rat Leydig cells by interference with luteinizing hormone-dependent signalling», *Toxicol Lett*, vol. 184, 2009, p. 169-175.

236. D. J. Kim, S. H. Seok, M. W. Baek *et al.*, «Developmental toxicity and brain aromatase induction by high genistein concentrations in zebrafish embryos», *Toxicol Mech Methods*, vol. 19, 2009, p. 251-256.

237. E. N. Pearce et L. E. Braverman, «Environmental pollutants and the thyroid», *Best Pract Res Clin Endocrinol Metab*, vol. 23, 2009, p. 801-813.

238. R. Hampl, D. Ostatnikova, P. Celec *et al.*, «Short-term effect of soy consumption on thyroid hormone levels and correlation with phytoestrogen level in healthy subjects», *Endocr Regul*, vol. 42, 2008, p. 53-61.

239. M. Messina et G. Redmond, «Effects of soy protein and soybean isoflavones on thyroid function in healthy adults and hypothyroid patients: a review of the relevant literature», *Thyroid*, vol. 16, 2006, p. 249-258.

240. P. Burckhardt, «The effects of the alkali load of mineral water on bone metabolism: interventionnal studies», *J Nutr*, vol. 138, 2008, p. 435S-437S.

241. H. Bhmer, H. Miller et K. L. Resch, «Calcium supplementation with calcium-rich mineral waters: a systemic review and meta-analysis of its bioavailability», *Osteoporos Int*, vol. 11, 2000, p. 938-943.

242. E. Wynn, M. A. Krieg, J. M. Aeschlimann, P. Burckhardt, «Alkaline mineral water lowers bone resorption even in calcium sufficiency: Alkaline mineral water and bone metabolism», *Bone*, vol. 44, 2009, p. 120-124; P. Burckhardt, «The effects of the alkali load of mineral water on bone metabolism: interventionnal studies», *J Nutr*, vol. 138, 2008, p. 435S-437S.

243. E. Wynn, E. Raetz et P. Burckhardt, « The composition of mineral waters sourced from Europe and North America in respect to bone health: composition of mineral water optimal for bone », *British Journal of Nutrition*, vol. 101, 2009, p. 1195-1199.

244. *Ibid.*

245. P. Buckhart, « The effect of the alkali load of mineral water on bone metabolism: interventional studies », *J Nutr*, vol. 138, 2008, p. 435S-437S; T. Buclin, M. Cosma, M. Appenzeller *et al.*, « Diet acids and alkali influence calcium retention in bone », *Osteoporos Int*, vol. 12, 2001, 493-499.

246. E. Wynn, M. A. Krieg, J. M. Aeschlimann, P. Burckhardt, « Alkaline mineral water lowers bone resorption even in calcium sufficiency: Alkaline mineral water and bone metabolism », *Bone*, vol. 44, 2009, p. 120-124; E. Wynn, M. A. Krieg, S. A. Lanham-New *et al.*, « Postgraduate Symposium: positive influence of nutritional alkalinity on bone health », *Proc Nutr Soc*, vol. 69, 2010, 166-173.

247. *Ibid.*

248. K. Kousmine, *Sauvez votre corps,* Paris, Éditions J'ai lu, 1987, 629 p.

249. L. A. Frassetto, R. C. Morris Jr, D. E. Sellmeyer *et al.*, « Diet, evolution and aging », *Eur J Nutr*, vol. 40, 2001, p. 200-213.

250. E. Wynn, M. A. Krieg, J. M. Aeschlimann, P. Burckhardt, « Alkaline mineral water lowers bone resorption even in calcium sufficiency: Alkaline mineral water and bone metabolism », *Bone*, vol. 44, 2009, p. 120-124; E. Wynn, M. A. Krieg, S. A. Lanham-New *et al.*, « Postgraduate Symposium: positive influence of nutritional alkalinity on bone health », *Proc Nutr Soc*, vol. 69, 2010, 166-173.

251. R. Penner, R. N. Fedorak et K. L. Madsen, « Probiotics and nutraceuticals: non-medicinal treatments of gastrointestinal diseases », *Curr Opin Pharmacol*, vol. 5, 2005, p. 596-603; H. Tlaskalová-Hogenová, R. Štěpánková, T. Hudcovic *et al.*, « Commensal bacteria (normal microflora), mucosal immunity and chronic inflammatory and autoimmune diseases », *Immunol Lett*, vol. 93, 2004, p. 97-108.

252. B. D. Huff, « Caveat emptor. Probiotic might not be what they seem », *Fam Physician*, vol. 50, 2004, p. 583-587.

253. L. C. Allgeyer, M. J. Miller et S. Y. Lee, « Sensory and microbiological quality of yogurt drinks with prebiotics and probiotics », *J Dairy Sci*, vol. 93, 2010, p. 4471-4479.

254. M. Beausoleil, N. Fortier, S. Guénette *et al.*, « Effect of fermented milk combining *Lactobacillus acidophilus* CL1285 and *Lactobacillus casei* in the prevention of antibiotic-associated diarrhea: a randomized, double-blind, placebo-controlled trial », *Can J Gastroenterol*, vol. 21, 2007, p. 732-736; X. W. Gao, M. Mubasher, C. Y. Fang *et al.*, « Dose-response efficacy of a proprietary probiotic formula of *Lactobacillus acidophilus* CL1285 and *Lactobacillus casei* LBC80R for antibiotic-associated diarrhea and *Clostridium difficile*-associated diarrhea prophylaxis in adult patients », *Am J Gastroenterol*, vol. 105, 2010, p. 1636-1641.

255. X. W. Gao, M. Mubasher, C. Y. Fang *et al.*, « Dose-response efficacy of a proprietary probiotic formula of *Lactobacillus acidophilus* CL1285 and *Lactobacillus casei* LBC80R for antibiotic-associated diarrhea and *Clostridium difficile*-associated diarrhea prophylaxis in adult patients », *Am J Gastroenterol*, vol. 105, 2010, p. 1636-1641.

256. D. Thomas, « The mineral depletion of foods available to us as a nation (1940-2002) – A review of the 6ᵗʰ Edition of McCance and Widdowson », *Nutr Health*, vol. 19, 2007, p. 21-55.

257. A. N. Mayer, « Historical changes in the mineral content of fruits and vegetables », *British Food Journal*, vol. 99, 1997, p. 207-211.

258. *Ibid.*

259. D. Thomas, « The mineral depletion of foods available to us as a nation (1940-2002) – A review of the 6ᵗʰ Edition of McCance and Widdowson », *Nutr Health*, vol. 19, 2007, p. 21-55.

260. *Ibid.*

261. *Ibid.*

262. S. Bengmark, « Ecological control of the gastrointestinal tract. The role of probiotic flora », *Gut*, vol. 42, 1998, p. 2-7.

263. D. R. Jacobs Jr, M. D. Gross et L. C. Tapsell, « Food synergy: an operational concept for understanding nutrition », *Am J Clin Nutr*, vol. 89 (suppl.), 2009, p. 1543S-1548S.

264. *Ibid.*

265. R. H. Liu, J. Liu et B. Chen, « Apples prevent mammary tumors in rats », *J Agric Food Chem*, vol. 53, 2005, p. 2341-2343.

266. M. Stacewicz-Sapuntzakis et P. E. Bowen, « Role of lycopene and tomato products in prostate health », *Biochim Biophys Acta*, vol. 1740, 2005, p. 202-205; T. W. Boileau, Z. Lia, S. Kim *et al.*, « Prostate carcinogenesis in Nmethyl – N-nitrosourea (NMU) – testosterone-treated rats fed tomato powder, lycopene, or energy-restricted diets », *J Nail Cancer Inst*, vol. 95, 2003, p. 1578-1586.

267. F. Van Wijk, S. Nierkens, I. Hassing *et al.*, « The effect of the food matrix on in vivo immune responses to purified peanut allergens », *Toxicol Sci*, vol. 86, 2005, p. 333-341.

268. NIH state-of-the-science panel, « National Institutes of Health state-of-the-science conference statement: multivitamin/mineral supplements and chronic disease prevention », *Annals of Internal Medicine*, vol. 145, 2006, p. 364-370; E. R. Miller, R. Pastor-Barriuso, D. Dalai *et al.*, « Meta-analysis: high-dosage vitamin E supplementation may increase all-cause mortality », *Ann Intern Med*, vol. 142, 2005, p. 37-46.

269. NIH state-of-the-science panel, « National Institutes of Health state-of-the-science conference statement: multivitamin/mineral supplements and chronic disease prevention », *Annals of Internal Medicine*, vol. 145, 2006, p. 364-370.

270. K. Barnard et C. Colón-Emeric, « Extraskeletal effects of vitamin D in older adults: cardiovascular disease, mortality, mood, and cognition », *Am J Geriatr Pharmacother*, vol. 8, 2010, p. 4-33.

271. B. Dawson-Hugues, S. S. Harris, E. A. Krall *et al.*, « Effect of calcium and vitamin D supplementation on bone density in men and women 65 years of age or older », *N Engl J Med*, vol. 337, 1997, p. 670-676.

272. M. C. Chapuy, M. E. Arlot, F. Dubœuf *et al.*, « Vitamin D3 and calcium to prevent hip fractures in the elderly women », *N Engl J Med*, vol. 327, 1992, p. 1637-1642.

273. G. Bergman, T. Fan, J. T. McFertridge *et al.*, « Efficacy of vitamin D3 supplementation in preventing fractures in elderly women: a meta-analysis », *Curr Med Res Opin*, vol. 26, 2010, p. 1193-1201.

274. G. Buhr et C. W. Bales, « Nutritional supplements for older adults: review and recommendations – part I », *J Nutr Elder*, vol. 28, 2009, p. 5-29.

275. M. F. Holick, « The vitamin D deficiency pandemic and consequences for nonskeletal health: mechanisms of action», Molecular Aspects of Medicine, vol. 29, 2008, p. 361-368.

276. M. Peterlik et H. S. Cross, «Vitamin D and calcium insufficiency-related chronic diseases: molecular and cellular pathophysiology», Eur J Clin Nutr, vol. 63, 2009, p. 1377-1386.

277. L. A. Merlino, J. Curtis, T. R. Mikuls et al., «Vitamin D intake is inversely associated with rheumatoid arthritis: results from the Iowa Women's Health Study», Arthritis Rheum, 50, 2004, p. 72-77.

278. T. E. McAlindon, D. T. Felson, Y. Zhang et al., «Relation of dietary intake and serum levels of vitamin D to progression of osteoarthritis of the knee among participants in the Framingham Study», Ann Intern Med, 125, 1996, p. 353-359.

279. G. Sigurdsson, L. Franzson, L. Steingrimsdottir et al., «The association between parathyroid hormone, vitamin D and bone mineral density in 70-year-old icelandic women», Osteoporos Int, vol. 11, 2000, p. 1031-1035.

280. R. P. Heaney, «Is the paradigm shifting?», Bone, vol. 33, 2003, p. 457-465.

281. L. Steingrimsdottir, O. Gunnarsson, O. S. Indridason et al., «Relationship between serum parathyroid hormone levels, vitamin D sufficiency, and calcium intake», JAMA, vol. 294, 2005, p. 2336-2341.

282. G. Buhr et C. W. Bales, «Nutritional supplements for older adults: review and recommendations – part I», J Nutr Elder, vol. 28, 2009, p. 5-29.

283. Ibid.

284. J. Martel-Pettetier, S. Kwan Tat et J.-P. Pelletier, «Effects of chondroitin sulfate in the pathophysiology of the osteoarthritic joint: a narrative review»,

Osteoarthritis Cartilage, vol. 18 (suppl. 1), 2010, p. S7-S11.

285. Ibid.

286. J. Monfort, J. Martel-Pelletier, J.-P. Pelletier, «Chondroitin sulfate for symptomatic osteoarthritis: critical appraisal of meta-analyses», Curr Med Res Opin, vol. 24, 2008, p. 1303-1308.

287. Y. H. Lee, J. H. Woo, S. J. Choi et al., «Effect of glucosamine or chondroitin sulfate on the osteoarthritis progression: a meta-analysis», Rheumatol Int, vol. 30, 2010, p. 357-363.

288. J. Martel-Pettetier, S. Kwan Tat et J.-P. Pelletier, «Effects of chondroitin sulfate in the pathophysiology of the osteoarthritic joint: a narrative review», Osteoarthritis Cartilage, vol. 18 (suppl. 1), 2010, p. S7-S11.

289. J. Y. Reginster, «The efficacy of glucosamine sulfate in osteoarthritis: financial and nonfinancial conflict of interest», Arthritis Rheum, vol. 56, 2007, p. 2105-2110.

290. J. B. Houpt, R. McMilan, C. Wein et al., «Effect of glucosamine hydrochloride in the treatment of pain of osteoarthritis of the knee», J Rheumatol, vol. 26, 1999, p. 2423-2430; D. O. Clegg, D. J. Reda, C. L. Harris et al., «Glucosamine, chondroitin sulfate, and the two in combinaison for painful knee orsteoarthritis», N Engl J Med, vol. 354, 2006, p. 795-808.

291. G. Herrero-Beaumont, J. A. Roman Ivorra, M. Del Carmen Trabado et al., «Glucosamine sulfate in the treatment of knee osteoarthritis symptoms: a randomized, double-blind, placebo-controlled study using acetaminophen as a side comparator», Arthritis Rheum, vol. 56, 2007, p. 555-567.

292. J. Y. Reginster, «The efficacy of glucosamine sulfate in osteoarthritis: financial and nonfinancial conflict of

interest», *Arthritis Rheum,* vol. 56, 2007, p. 2105-2110.

293. C. Y. Chang, D. S. Ke et J. Y. Chen, «Essential fatty acids and human brain», *Acta Neurol Taiwan,* vol. 18, 2009, p. 231-241.

294. The National Diet-Heart Study Final Report, *Circulation,* vol. 37, 1968, p. 11-428.

295. F. A. Kummerow, «The negative effects of hydrogenated trans fat and what to do about them», *Artherosclerosis,* vol. 205, 2009, p. 458-465.

296. *Ibid.*

297. L. Ricciuto, K. Lin, V. Tarasuk, «A comparison of the fat composition and prices of margarines between 2002 and 2006, when new Canadian labelling regulations came into effect», *Public Health Nutrition,* vol. 12, 2008, p. 1270-1275.

298. M. J. Albers, L. J. Harnack, L. M. Stephen *et al.,* «2006 marketplace survey of trans-fatty acid content of margarines and butters, cookies and snack cakes, and savory snacks», *J Am Diet Assoc,* vol. 108, 2008, p. 367-370.

299. *Ibid.*

300. S. Innis, T. Green et T. Halsey, «Variability in the trans fatty acid content of foods within a food category: implications for estimation of dietary trans fatty acid intakes», *J Am Coll Nutr,* vol. 18, 1999, p. 255-260.

301. C. M. Skeaff, «Feasibility of recommending certain replacement or alternative fats», *Eur J Clin Nutr,* vol. 63, 2009, p. S34-S49.

302. S. I. Elias et S. M. Innis, «Bakery foods are the major dietary source of trans-fatty acids among pregnant women with diets providing 30 percent energy from fat», *J Am Diet Assoc,* vol. 102, 2002, p. 46-51.

303. H. Zevenbergen, A. de Bree, M. Zeelenberg *et al.,* «Foods with a high fat quality are essential for healthy diets», *Ann Nutr Metab,* vol. 54, 2009, p. 15-24.

304. J. Seignalet, *L'Alimentation ou la troisième médecine,* 5ᵉ éd., Paris, Office d'Édition Impression Librairie, 2004, 660 p.

305. W. E. Paul *et al., Fundamental Immunology,* 6ᵉ éd., New York, Raven Press, 2007, 1632 p.

306. C. A. Janeway, K. Murphy, P. Travers *et al., Immunobiologie,* 3ᵉ éd., Paris, De Bœch, 2009, 922 p.

307. B. Sears, *Le régime anti-inflammatoire. Comment vaincre ce mal silencieux qui détruit votre santé,* Montréal, Les Éditions de l'Homme, 2006, 411 p.

308. *Ibid.*

309. *Ibid.*

310. *Ibid.*

311. M. P. Lehucher-Michel, J. F. Lesgards, O. Delubac *et al.,* «Oxidative stress and human disease. Current knowledge and perspectives for prevention», *Presse Med,* vol. 30, 2001, p. 1076-1081.

312. G. Lettre et J. D. Rioux, «Autoimmune diseases: insights from genome-wide association studies», *Hum Mol Genet,* vol. 17, 2008, p. R116-R121.

313. T. Shiina, H. Inoko et J. K. Kulski, «An update of the HLA genomic region, locus information and disease associations: 2004», *Tissue Antigens,* vol. 64, 2004, p. 631-649.

314. S. M. Dai, X. H. Han, D. B. Zhao *et al.,* «Prevalence of rheumatic symptoms, rheumatoid arthritis, ankylosing spondylitis, and gout in Shanghai, China: a COPCORD study», *J Rheumatol,* vol. 30, 2003, p. 2090-2091; O. O. Adelowo, O. Ojo, I. Oduenyi *et al.,* «Rheumatoid arthritis among Nigerians: the first 200 patients from a rheumatology clinic», *Clin Rheumatol,* vol. 29, 2010, p. 593-597.

315. C. Ramos-Remus, G. Sierra-Jimenez, K. Skeith *et al.*, « Latitude gradient influences the age of onset in rheumatoid arthritis patients », *Clin Rheumatol*, vol. 26, 2007, p. 1725-1728.

316. P. K. Gregersen, J. Silver et R. J. Winchester, « The shared epitope hypothesis. An approach to understanding the molecular genetics of susceptibility to rheumatoid arthritis », *Arthritis Rheum*, vol. 30, 1987, p. 1205-1213 ; L. Klareskog, U. Forsum, A. Scheynius *et al.*, « Evidence in support of a self-perpetuating HLA-DR-dependent delayed-type cell reaction in rheumatoid arthritis », *Proc Natl Acad Sci U S A*, vol. 79, 1982, p. 3632-3636.

317. C. Vignal, A. T. Bansal, D. J. Balding *et al.*, « Genetic association of the major histocompatibility complex with rheumatoid arthritis implicates two non-DRB1 loci », *Arthritis Rheum*, vol. 60, 2009, p. 2207.

318. M. Bukhari, M. Lunt, B. J. Harrison *et al.*, « Rheumatoid factor is the major predictor of increasing severity of radiographic erosions in rheumatoid arthritis : results from the Norfolk Arthritis Register Study, a large inception cohort », *Arthritis Rheum*, vol. 46, 2002, p. 906-912.

319. P. F. Whiting, N. Smidt, J. A. Sterne *et al.*, « Systematic review : accuracy of anti-citrullinated peptide antibodies for diagnosing rheumatoid arthritis », *Ann Intern Med*, vol. 152, 2010, p. 456-464.

320. G. J. Pruijn, A. Wilk et W. J. van Venrooij, « The use of citrullinated peptides and proteins for the diagnosis of rheumatoid arthritis », *Arthritis Res Ther*, vol. 12, 2010, p. 203 ; N. Vuilleumier, S. Bas, S. Pagano *et al.*, « Anti-apolipoprotein A-1 IgG predict major cardiovascular events in patients with rheumatoid arthritis », *Arthritis Rheum*, vol. 62, 2010, p. 2640-2650.

321. C. Turesson, W. M. O'Fallon, C. S. Crowson *et al.*, « Extra-articular disease manifestations in rheumatoid arthritis : incidence trends and risk factors over 46 years », *Ann Rheum Dis,* vol. 62, 2003, p. 722-727 ; J. M. Berthelot, H. J. Bernelot-Mœns, M. Klarlund *et al.*, « Differences in understanding and application of 1987 ACR criteria for rheumatoid arthritis and 1991 ESSG criteria for spondylarthropathy. A pilot survey », *Clin Exp Rheumatol*, vol. 20, 2002, p. 145-150.

322. M. A. van Bœkel, E. R. Vossenaar, F. H. van den Hoogen *et al.*, « Autoantibody systems in rheumatoid arthritis : specificity, sensitivity and diagnostic value », *Arthritis Res*, vol. 4, 2002, p. 87-93 ; S. Bas, S. Ganevay, O. Meyer *et al.*, « Anti-cyclic citrullinated peptide antibodies, IgM and IgA rheumatoid factors in the diagnosis and prognosis of rheumatoid arthritis », *Rheumatology (Oxford)*, vol. 42, 2003, p. 677-680.

323. T. K. Kvien, « Epidemiology and burden of illness of rheumatoid arthritis », *Pharmacoeconomics*, vol. 22 (2 Suppl. 1), 2004, p. 1-12 ; N. Graudal, « The natural history and prognosis of rheumatoid arthritis : association of radiographic outcome with process variables, joint motion and immune proteins », *Scand J Rheumatol*, vol. 118 (Suppl.), 2004, p. 1-38.

324. A. G. Pratt, J. D. Isaacs et D. L. Mattey, « Current concepts in the pathogenesis of early rheumatoid arthritis », *Best Pract Res Clin Rheumatol*, vol. 23, 2009, p. 37-48.

325. I. Hafström, B. Ringertz, A. Spångberg *et al.*, « A vegan diet free of gluten improves the signs and symptoms of rheumatoid arthritis : the effects on arthritis correlate with a reduction in antibodies to food antigens », *Rheumatology (Oxford)*, vol. 40, 2001, p. 1175-

1179; A. C. Elkan, B. Sjöberg, B. Kolsrud et al., «Gluten-free vegan diet induces decreased LDL and oxidized LDL levels and raised atheroprotective natural antibodies against phosphorylcholine in patients with rheumatoid arthritis: a randomized study», *Arthritis Res Ther*, vol. 10, 2008, p. R34. Disponible gratuitement: arthritis-research.com/content/10/2/R34 (8 p.)

326. A. G. Pratt, J. D. Isaacs et D. L. Mattey, «Current concepts in the pathogenesis of early rheumatoid arthritis», *Best Pract Res Clin Rheumatol*, vol. 23, 2009, p. 37-48.

327. A. H. van der Helm-van Mil, T. W. J. Huizinga, G. M. Schreuder et al., «An independent role of protective HLA class II alleles in rheumatoid arthritis severity and susceptibility», *Arthritis Rheum*, vol. 52, 2005, p. 2637-2644.

328. J. E. Oliver et A. J. Silman, «Risk factors for the development of rheumatoid arthritis», *Scand J Rheumatol*, vol. 35, 2006, p. 169-174.

329. E. W. Karlson, L. A. Mandl, S. E. Hankinson et al., «Do breast-feeding and other reproductive factors influence future risk of rheumatoid arthritis? Results from the Nurses' Health Study», *Arthritis Rheum*, vol. 50, 2004, p. 3458-3467.

330. M. Cutolo et S. Accardo, «Sex hormones, HLA and rheumatoid arthritis», *Clin Exp Rheumatol*, vol. 9, 1991, p. 641-646; M. Schmidt, H. Naurmann, C. Weidler et al., «Inflammation and sex hormone metabolism», *Ann NY Acad Sci*, vol. 1069, 2006, p. 236-246.

331. D. Hutchinson, L. Shepstone, R. Moots et al., «Heavy cigarette smoking is strongly associated with rheumatoid arthritis (RA), particularly in patients without a family history of RA», *Ann Rheum Dis*, vol. 60, 2001, p. 223-227.

332. A. J. Silman, J. Newman et A. J. Macgregor, «Cigarette smoking increases the risk of rheumatoid arthritis: results from a nationwide study of disease-discordant twins», *Arthritis Rheum*, vol. 39, 1996, p. 732-735.

333. N. G. Papadopoulos, Y. Alamanos, P. V. Voulgari et al., «Does cigarette smoking influence disease expression, activity and severity in early rheumatoid arthritis patients?», *Clin Exp Rheumatol*, vol. 23, 2005, p. 861-866.

334. S. M. Carty, N. Snowden, A. J. Silman, «Should infection still be considered as the most likely triggering factor for rheumatoid arthritis?», *J Rheumatol*, vol. 30, 2003, p. 425-429.

335. H. Tiwana, C. Wilson, P. Cunningham et al., «Antibodies to four gram-negative bacteria in rheumatoid arthritis which share sequences with the rheumatoid arthritis susceptibility motif», *Br J Rheumatol*, vol. 35, 1996, p. 592-594.

336. N. Balandraud, J. Roudier et C. Roudier, «Esptein-Barr virus and rheumatoid arthritis», *Autoimmun Rev*, vol. 3, 2004, p. 362-367.

337. T. Rashid et A. Ebringer, «Rheumatoid arthritis is linked to *Proteus* – the evidence», *Clin Rheumatol*, vol. 26, 2007, p. 1036-1043.

338. C. Wilson, T. Rashid, H. Tiwana et al., «Cytotoxicity responses to peptide antigens in rheumatoid arthritis and ankylosing spondylitis», *J Rheumatol*, vol. 30, 2003, p. 972-978; A. Ebringer, T. Rashid et C. Wilson, «Rheumatoid arthritis, Proteus, anti-CCP antibodies and Karl Popper», *Autoimmun Rev*, vol. 9, 2010, p. 216-223.

339. C. J. Henderson et R. S. Panush, «Diets, dietary supplements, and nutritional therapies in rheumatic diseases », *Rheum Dis Clin North Am*, vol. 25, 1999, p. 937-968.

340. *Ibid.*

341. D. J. Pattison, R. A. Harrison et D. P. Symmons, « The role of diet in susceptibility to rheumatoid arthritis: a systematic review », *J Rheumatol*, vol. 31, 2004, p. 1310-1319.

342. P. C. Calder et P. Yaqoob, « Understanding omega-3 polyunsaturated fatty acids », *Postgrad Med, vol.* 121, 2009, p. 148-157.

343. D. J. Pattison, R. A. Harrison et D. P. Symmons, « The role of diet in susceptibility to rheumatoid arthritis: a systematic review », *J Rheumatol*, vol. 31, 2004, p. 1310-1319.

344. L. G. Darlington, N. W. Ramsey et J. R. Mansfield, « Placebo-controlled, blind study of dietary manipulation therapy in rheumatoid arthritis », *Lancet*, vol. 1, 1986, p. 236-238.

345. L. G. Darlington, N. W. Ramsey et J. R. Mansfield, « Placebo-controlled, blind study of dietary manipulation therapy in rheumatoid arthritis », *Lancet*, vol. 1, 1986, p. 236-238; L. G. Darlington et N. W. Ramsey, « Review of dietary therapy for rheumatoid arthritis », *Br J Rheumatol*, vol. 32, 1993, p. 507-514.

346. G. E. Hein, M. Köhler, P. Œznep *et al.*, « The advanced glycation end product pentosidine correlates to IL-6 and other relevant inflammatory markers in rheumatoid arthritis », *Rheumatol Int*, vol. 26, 2005, p. 137-141; T. Miyata, W. Ishiguro, Y. Yasuda *et al.*, « Increased pentosidine, an advanced glycation end product, in plasma and synovial fluid from patients with rheumatoid arthritis and its relation with inflammatory markers », *Biochem Biophys Res Commun*, vol. 244, 1998, p. 45-49.

347. L. Sköldstam, L. Hagfors et G. Johansson, « An experimental study of a Mediterranean diet intervention for patients with rheumatoid arthritis », *Ann Rheum Dis*, vol. 62, 2003, p. 208-214; G. McKellar, E. Morrison, A. McEntegart *et al.*, « A pilot study of a Mediterranean-type diet intervention in female patients with rheumatoid arthritis living in areas of social deprivation in Glasgow », *Ann Rheum Dis*, vol. 66, 2007, p. 1239-1243.

348. L. Sköldstam, L. Hagfors et G. Johansson, « An experimental study of a Mediterranean diet intervention for patients with rheumatoid arthritis », *Ann Rheum Dis*, vol. 62, 2003, p. 208-214.

349. M. De Lorgeril, S. Renaud, N. Mamelle *et al.*, « Mediterranean alpha-linolenic acid rich diet in secondary prevention of coronary heart disease », *Lancet*, vol. 343, 1994, p. 1454-1459.

350. L. Hagfors, I. Nilsson, L. Sköldstam *et al.*, « Fat intake and composition of fatty acids in serum phospholipids in a randomized, controlled, Mediterranean dietary intervention study on patients with rheumatoid arthritis », *Nurt Metab (Lond)*, vol. 10, 2005, p. 2-26.

351. G. McKellar, E. Morrison, A. McEntegart *et al.*, « A pilot study of a Mediterranean-type diet intervention in female patients with rheumatoid arthritis living in areas of social deprivation in Glasgow », *Ann Rheum Dis*, vol. 66, 2007, p. 1239-1243.

352. T. C. Campbell et T. M. Campbell, *Le Rapport Campbell. Révélations stupéfiantes sur les liens entre l'alimentation et la santé à long terme*, Outremont, Éditions Ariane, 2008, 488 p.

353. www.arthristis.ca; V. K. Dik, M. J. L. Peters, M. A. C. Dijkmans *et al.*, « The relationship between disease-related characteristics and conduction disturbances in ankylosing spondylitis», *Scand J Rheumatol*, vol. 39, 2010, p. 38-41.

354. M. A. Brown, S. H. Laval, S. Brophy *et al.*, «Recurrence risk modelling of the genetic susceptibility to ankylosing spondylitis», *Ann Rheum Dis*, vol. 59, 2000, p. 883-886.

355. M. H. Sombekke, D. Arteta, M. A. van de Wiel *et al.*, «Analysis of multiple candidate genes in association with phenotypes of multiple sclerosis», *Mult Scler*, vol. 16, 2010, p. 652-659.

356. R. A. Marrie, N. Yu, J. Blanchard *et al.*, «The rising prevalence and changing age distribution of multiple sclerosis in Manitoba», *Neurology*, vol. 74, 2010, p. 465-471.

357. A. Ebringer, T. Rashid et C. Wilson, «Bovine spongiform encephalopathy, multiple sclerosis, and creutzfeldt-jakob disease are probably autoimmune diseases evoked by Acinetobacter bacteria», *Ann NY Acad Sci*, vol. 1050, 2005, p. 417-428.

358. A. D. Woolf et B. Pfleger, «Burden of major musculoskeletal conditions», *Bull World Health Organ*, vol. 81, 2003, p. 646-656.

359. R. C. Lawrence, C. G. Helmick, F. C. Arnett *et al.*, «Estimates of the prevalence of arthritis and selected musculoskeletal disorders in the United States», *Arthritis Rheum*, vol. 41, 1998, p. 778-799.

360. M. B. Goldring et S. R. Goldring, «Osteoarthritis», *J Cell Physiol*, vol. 213, 2007, p. 626-634.

361. P. Qvist, A. C. Bay-Jensen, C. Christiansen *et al.*, «The disease modifying osteoarthritis drug (DMOAD): is it in the horizon?», *Pharmacol Res*, vol. 58, 2008, p. 1-7.

362. B. Haraoui, J.-P. Pelletier, J.-M. Cloutier *et al.*, «Synovial membrane histology and immunopathology in rheumatoid arthritis and osteoarthritis.

In vivo effects of antirheumatic drugs», *Arthritis Rheum*, vol. 34, 1991, p. 153-163; R. R. Da, Y. Qin, D. Baeten *et al.*, «B cell clonal expansion and somatic hypermutation of Ig variable heavy chain genes in the synovial membrane of patients with osteoarthritis», *J Immunol*, vol. 178, 2007, p. 557-565.

363. S. Ashraf et D. A. Walsh, «Angiogenesis in osteoarthritis», *Curr Opin Rheumatol*, vol. 20, 2008, p. 573-580; J. Martel-Pelletier, J.-P. Pelletier, «Is osteoarthritis a disease involving only cartilage or other articular tissues?», *Joint Diseases and Related Surgery*, vol. 21, 2010, p. 2-14.

364. S. Ashraf et D. A. Walsh, «Angiogenesis in osteoarthritis», *Curr Opin Rheumatol*, vol. 20, 2008, p. 573-580.

365. D. A. Walsh, C. S. Bonnet, E. L. Turner *et al.*, «Angiogenesis in the synovium and at the osteochondral junction in osteoarthritis», *Osteoarthritis Cartilage*, vol. 15, 2007, p. 743-751.

366. S. Ashraf et D. A. Walsh, «Angiogenesis in osteoarthritis», *Curr Opin Rheumatol*, vol. 20, 2008, p. 573-580.

367. S. Ashraf et D. A. Walsh, «Angiogenesis in osteoarthritis», *Curr Opin Rheumatol*, vol. 20, 2008, p. 573-580; D. A. Walsh, C. S. Bonnet, E. L. Turner *et al.*, «Angiogenesis in the synovium and at the osteochondral junction in osteoarthritis», *Osteoarthritis Cartilage*, vol. 15, 2007, p. 743-751.

368. R. D. Leslie, H. Beyan, P. Sawtell *et al.*, «Level of an advanced glycated end products is genetically determined: a study of normal twins», *Diabetes*, vol. 52, 2003, p. 2441-2444.

369. N. Verzijl, J. DeGroot, S. R. Thorpe *et al.*, «Effect of collagen turnover on the accumulation of advanced glycation end

products», *J Bio Chem*, vol. 275, 2000, p. 39027-39031.

370. V. Prakash Reddy et A. Beyaz, «Inhibitors of the Maillard reaction and AGE breakers as therapeutics for multiple diseases», *Drug Discov Today*, vol. 11, 2006, p. 646-654.

371. J. DeGroot, «The AGE of the matrix: chemistry, consequence and cure», *Curr Opin Pharmacol*, vol. 4, 2004, p. 301-305.

372. H. Vlassara, «Advanced glycation in health and disease: role of the modern environment», *Ann NY Acad Sci*, vol. 1043, 2005, p. 452-460.

373. J. DeGroot, «The AGE of the matrix: chemistry, consequence and cure», *Curr Opin Pharmacol*, vol. 4, 2004, p. 301-305; J. DeGroot, N. Verzijl, M. J. Wenting-van Wijk *et al.*, «Accumulation of advanced glycation end products as a molecular mechanism for aging as a risk factor in osteoarthritis», *Arthritis Rheum*, vol. 50, 2004, p. 1207-1215.

374. F. Wolfe, «The relation between tender points and fibromyalgia symptom variables: evidence that fibromyalgia is not a discrete disorder in the clinic», *Ann Rheum Dis*, vol. 56, 1997, p. 268-271.

375. R. M. Bennett, J. Jones, D. C. Turk *et al.*, «An internet survey of 2,596 people with fibromyalgia», *BMC Musculoskelet Disord*, vol. 8, 2007, p. 27. Disponible gratuitement: <www.biomedcentral.com/1471-2474/8/27>.

376. D. J. Clauw, «Fibromyalgia: an Overview», *Am J Med*, vol. 122, 2009, p. 1-16.

377. *Ibid.*

378. D. J. Clauw, «Fibromyalgia: an Overview», *Am J Med*, vol. 122, 2009, p. 1-16; V. De Silva, A. El-Metwally, E. Ernst *et al.*, «Evidence for the efficacy of complementary and alternative medi-cines in the management of fibromyalgia: a systematic review», *Rheumatology (Oxford)*, vol. 49, 2010, p. 1063-1068.

379. V. S. Malik, B. M. Popkin, G. A. Bray *et al.*, «Sugar-sweetened beverages, obesity, type 2 diabetes mellitus, and cardiovascular disease risk», *Circulation*, vol. 121, 2010, p. 1356-1364.

380. S. M. Ruchat, M. C. Vohl, S. J. Weisnagel *et al.*, «Combining genetic markers and clinical risk factors improves the risk assessment of impaired glucose metabolism», *Ann Med*, vol. 42, 2010, p. 196-206.

381. S. J. Kenny, R. E. Aubert et L. S. Geiss, «Prevalence and incidence of non-insulin-dependent diabetes», dans National Diabetes Data Group (dir.), *Diabetes in America*, 2e éd., Washington, DC, National Institute of Diabetes and Digestive and Kidney Disease, 1995.

382. C. L. Leibson, P. C. O'Brien, E. Atkinson *et al.*, «Relative contributions of incidence and survival to increasing prevalence of adult-onset diabetes mellitus: a population-based study», *Am J Epidemiol*, vol. 146, 1997, p. 12-21.

383. J. P. Bastard, M. Maachi, C. Lagathu *et al.*, «Recent advances in the relationship between obesity, inflammation, and insulin resistance», *Eur Cytokine Netw*, vol. 17, 2006, p. 4-12.

384. L. Duvnjak et M. Duvnjak, «The metabolic syndrome – an ongoing story», *J Physio Pharmacol*, vol. 60, 2009, p. 19-24.

385. *Ibid.*

386. W. T. Cefalu, «The physiologic role of incretin hormones: clinical applications», *J Am Osteopath Ass*, vol. 110, 2010, p. S8-S14.

387. N. Rajendran et D. Kumar, «Role of diet in the management of inflammatory bowel disease», *World J Gastroenterol*, vol. 16, 2010, p. 1442-1448.

388. V. Binder, « Epidemiology of IBD during the twentieth century: an integrated view », *Best Pract Res Clin Gastroenterol*, vol. 18, 2004, p. 463-479.

389. P. Laszlo Lakatos, « Recent trends in the epidemiology of inflammatory bowel diseases: up or down? », *World Gastroenterol*, vol. 14, 2006, p. 6102-6108; X. Han, « Intestinal permeability as a clinical surrogate endpoint in the development of future Crohn's disease therapies », *Recent Pat Inflamm Allergy Drug Discov*, vol. 4, 2010, p. 159-176.

390. G. M. White, « Recent findings in the epidemiologic evidence, classification, and subtypes of acne vulgaris », *J Am Acad Dermatol*, vol. 39, 1998, p. S34-S37.

391. H. R. Ferdowsian, S. Levin, « Does diet really affect acne?" » *Skin Therapy lett*, vol. 15, 2010, p. 1-2.

392. *Ibid.*

393. *Ibid.*

394. Food and Drug Administration, HHS, « Classification of benzoyl peroxide as safe and effective and revision of labelling to drug facts format; topical acne drug products for over-the-counter human use; final rule », *Fed Regist*, vol. 75, 2010, p. 9767-9777; A. D. Katsambas et C. Dessinioti, « Hormonal therapy for acne: why not as first line therapy? Facts and controversies », *Clin Dermatol*, vol. 28, 2010, p. 17-23; G. F. Webster, « Light and laser therapy for acne: sham or science? Facts and controversies », *Clinics in Dermatology*, vol. 28, 2010, p. 31-33.

395. J. M. Spergel, « Epidemiology of atopic dermatitis and atopic march in children », *Immunol Allergy Clin North Am*, vol. 30, 2010, p. 269-280.

396. S. J. Brown et W. H. McLean, « Eczema genetics: current state of knowledge and future goals », *J Invest Dermatol*, vol. 129, 2009, p. 543-552.

397. M. Wang, C. Karlsson, C. Olsson *et al.*, « Reduced diversity in the early fecal microbiota of infants with atopic eczema », *J Allergy Clin Immunol*, vol. 121, 2008, p. 129-134.

398. S. G. Plötz et J. Ring, « What's new in atopic eczema? », *Expert Opin Emerg Drugs*, vol. 15, 2010, p. 249-267.

399. D. H. Broide, « Molecular and cellular mechanisms of allergic disease », *J Allergy Clin Immunol*, vol. 108, 2001, p. S65-S71.

400. S. N. Georas, F. Rezaee, L. Lerner *et al.*, « Dangerous allergens: why some allergens are bad actors », *Curr Allergy Asthma Rep*, vol. 10, 2010, p. 92-98.

401. B. Bloom, R. A. Cohen et G. Freeman, « Summary health statistics for U.S. children: National Health Interview Survey, 2007 », *Vital Health Stat*, vol. 10, 2009, p. 1-80.

402. T. To, S. Dell, P. Dick *et al.*, « The burden of illness experienced by young children associated with asthma: a population-based cohort study », *J Asthma*, vol. 45, 2008, p. 45-49.

403. D. H. Broide, « Molecular and cellular mechanisms of allergic disease », *J Allergy Clin Immunol*, vol. 108, 2001, p. S65-S71.

404. D. K. Agrawal et Z. Shao, « Pathogenesis of Allergic Airway Inflammation », *Curr Allergy Asthma Rep*, vol. 10, 2010, p. 39-48.

405. Z. Liu, N. Li et J. Neu, « Tight junctions, leaky intestines, and pediatric diseases », *Acta Pœdiatrica*, vol. 94, 2005, p. 386-393.

406. P. G. Jackson, M. H. Lessof, R. W. Baker *et al.*, « Intestinal permeability in patients with eczema and food allergy », *Lancet*, vol. 1, 1981, p. 1285-1286.

407. A. Benard, P. Desreumeaux, D. Huglo *et al.*, « Increased intestinal permeability in bronchial asthma», *J Allergy Clin Immunol*, vol. 97, 1996, p. 1173-1178.

408. D. F. Legler, M. Bruckner, W. Uetz-von Allmen *et al.*, «Prostaglandin E$_2$ at new glance: novel insights in functional diversity offer therapeutic chances», *Int J Biochem Cell Biol*, vol. 42, 2010, p. 198-201.

409. P. C. Calder, «Polyunsaturated fatty acids and inflammatory processes: new twists in an old tale», *Biochimie*, vol. 91, 2009, p. 791-795.

410. D. F. Legler, M. Bruckner, W. Uetz-von Allmen *et al.*, «Prostaglandin E$_2$ at new glance: novel insights in functional diversity offer therapeutic chances», *Int J Biochem Cell Biol*, vol. 42, 2010, p. 198-201.

411. P. C. Calder, «Polyunsaturated fatty acids and inflammatory processes: new twists in an old tale», *Biochimie*, vol. 91, 2009, p. 791-795.

412. B. Sears B, *Le régime anti-inflammatoire. Comment vaincre ce mal silencieux qui détruit votre santé*, Montréal, Éditions de l'Homme, 2006, 411 p. L. Gannari et J. P. Bilezikian, «Glucocorticoid-induced osteoporosis: hope in the HORIZON», *Lancet*, vol. 373, 2009, p. 1225-1226; N. E. Lane et W. Yao, «Glucocorticoid-induced bone fragility», *Ann NY Acad Sci*, vol. 1192, 2010, p. 81-83.

413. J. Pergolizzi, R. H. Böger, K. Budd *et al.*, «Opioids and the managements of chronic severe pain in the elderly: consensus statement of an International Expert Panel with focus on the six clinically most often used World Health Organization Step III opioids (buprenorphine, fentanyl, hydromorphone, methadone, morphine, oxycodone)», *Pain Pract*, vol. 8, 2008, p. 287-313.

414. A. Gibofsky et R. L. Barkin, «Chronic pain of osteoarthritis: considerations for selecting an extendes-release opioid analgesic», *Am J Therapeut*, vol. 15, 2008, p. 241-255.

415. *Ibid.*

416. J. Manzanares, M. Julian et A. Carrascosa, «Role of the cannabinoid system in pain control and therapeutic implications for the management of acute and chronic pain episodes», *Curr Neuropharmacol*, vol. 4, 2006, p. 239-257.

417. C. Sostres, C. J. Gargallo, M. T. Arroyo *et al.*, «Adverse effects of non-steroidal anti-inflammatory drugs (NSAIDs, aspirin and coxibs) on upper gastrointestinal tract», *Best Pract Res Clin Gastroenterol*, vol. 24, 2010, p. 121-132.

418. B. Caldwell, S. Aldington, M. Weatherall *et al.* «Risk of cardiovascular events and celecoxid: a systematic review and meta-analysis», *J R Soc Med*, vol. 99, 2006, p. 132-140; L. C. Chen et D. M. Ashcroft, «Risk of myocardial infarction associated with selective COX-2 inhibitors: meta-analysis of randomised controlled trials», *Pharmacoepidemiol Drug Saf*, vol. 16, 2007, p. 762-772.

419. S. D. Solomon, J. J. McMurray et M. A. Pfeffer *et al.*, «Adenoma prevention with Celecoxib (APC) Study Investigators. Cardiovascular risk associated with celecoxib in a clinical trial for colorectal adenoma prevention», *Engl J Med*, vol. 352, 2005, p. 1071-1080.

420. FDA, «Joint Meeting of the Arthritis Advisory Committee and the Drug Safety and Risk Management Advisor Committee», 16-18 février 2005. [www.fda.gov/ohrms/dockets/ac/05/minutes/2005-4090L1_Final.pdf]; R. Chou, M. Helfand, K. Peterson *et al.*, «Comparative effectiveness and safety of analgesics for osteoarthritis» (Internet), Rockville (MD): Agency for Healthcare Research and Quality (US), 2006. Report No. L06-EHC009-EF. AHRQ Comparative Effectiveness Reviews; J. Witter, «Celebrex capsules (celecoxib) medical officer review», www.fda.gov/ohrms/dockets/ac/01/briefing/3677b1_03_med.pdf.

421. F. Silverstein, L. Simon et G. Faich, «Reporting of 6-month vs 12-month data in a clinical trial of celecoxib», *JAMA*, vol. 286, 2001, p. 2399-2400.

422. A. Inotal et A. Mészáros, «Economic evaluation of nonsteroidal anti-inflammatory drug strategies in rheumatoid arthritis», *Int J Technol Assess Health Care*, vol. 25, 2009, p. 190-195.

423. D. W. Kaufman, J. P. Kelly, L. Rosenberg *et al.*, «Recent patterns of medication use in the ambulatory adult population of the United States: the Slone survey», *JAMA*, vol. 287, 2002, p. 337-344.

424. N. J. Shaheen, R. A. Hansen, D. R. Morgan *et al.*, «The burden of gastrointestinal and liver diseases», *Am J Gastroenterol*, vol. 101, 2006, p. 2128-2138.

425. American Geriatrics Society Panel on Pharmacological Management of Persistent Pain in Older Persons, «Pharmacological management of persistent pain in older persons», *J Am Geriat Soc*, vol. 57, 2009, p. 1331-1346.

426. C. Sostres, C. J. Gargallo, M. T. Arroyo *et al.*, «Adverse effects of non-steroidal anti-inflammatory drugs (NSAIDs, aspirin and coxibs) on upper gastrointestinal tract», *Best Pract Res Clin Gastroenterol*, vol. 24, 2010, p. 121-132.

427. American Geriatrics Society Panel on Pharmacological Management of Persistent Pain in Older Persons, «Pharmacological management of persistent pain in older persons», *J Am Geriat Soc*, vol. 57, 2009, p. 1331-1346.

428. J. D. Katz et T. Shah, «Persistent pain in the older adult – What should we do now in light of the 2009 American Geriatrics Society Clinical Practice Guideline?», *Pol Arch Med Wewn*, vol. 119, 2009, p. 795-800.

429. D. W. Kaufman, J. P. Kelly, L. Rosenberg *et al.*, «Recent patterns of medication use in the ambulatory adult population of the United States: the Slone survey», *JAMA*, vol. 287, 2002, p. 337-344.

430. S. Staube, M. R. Tramèr, R. Andrew Moore *et al.*, «Mortality with upper gastrointestinal bleeding and perforation: effects of time and NSAID use», *BMC Gastroenterol*, vol. 9, 2009, p. 41-48.

431. J. W. J. Bijlsma, «Patient benefit-risk in arthritis – a rheumatologist's perspective», *Rheumatology* (*Oxford*), vol. 49 (Suppl. 2), 2010, p. ii11-ii17; J. Brun et R. Jones, «Non-steroidal anti-inflammatory drugs-associated dyspepsia: the scale of the problem», *Am J Med*, vol. 110 (1A), 2001, p. 12S-13S.

432. S. Hernández-Dias et L. A. Garcia-Rodriguez, «Association between nonsteroidal anti-inflammatory drugs and upper gastrointestinal tract bleeding/perforation. An overview of epidemiological studies published in the 1990s», *Arch Intern Med*, vol. 160, 2000, p. 2093-2099.

433. C. Sostres, C. J. Gargallo, M. T. Arroyo *et al.*, «Adverse effects of non-steroidal anti-inflammatory drugs (NSAIDs, aspirin and coxibs) on upper gastrointestinal tract», *Best Pract Res Clin Gastroenterol*, vol. 24, 2010, p. 121-132; S. Staube, M. R. Tramèr, R. Andrew Moore *et al.*, «Mortality with upper gastrointestinal bleeding and perforation: effects of time and NSAID use», *BMC Gastroenterol*, vol. 9, 2009, p. 41-48.

434. B. Schlansky et J. H. Hwang, «Prevention of non-steroidal anti-inflammatory drug-induced gastropathy», *J Gastroenterol*, vol. 44, 2009, p. 44-52.

435. *Ibid.*

436. R. Chou, M. Helfand, K. Peterson *et al.*, «Comparative effectiveness and safety of analgesics for osteoarthritis» (Internet), Rockville (MD): Agency for Healthcare Research and Quality (US), 2006. Report No. L06-EHC009-EF. AHRQ Comparative Effectiveness Reviews.

437. A. Risser, D. Donovan, J. Heintzman *et al.*, «NSAID prescribing precautions», *Am Fam Physician*, vol. 80, 2009, p. 1371-1378.

438. J. W. J. Bijlsma, «Patient benefit-risk in arthritis – a rheumatologist's perspective», *Rheumatology (Oxford)*, vol. 49 (Suppl. 2), 2010, p. ii11-ii17.

439. A. Risser, D. Donovan, J. Heintzman *et al.*, «NSAID prescribing precautions», *Am Fam Physician*, vol. 80, 2009, p. 1371-1378.

440. *Ibid.*

441. T. C. Campbell et T. M. Campbell, *Le Rapport Campbell. Révélations stupéfiantes sur les liens entre l'alimentation et la santé à long terme*, Outremont, Éditions Ariane, 2008, 488 p.

442. P. Kopelman et J. Lennard-Jones, «Nutrition and patients: a doctor's responsibility», *Clin Med*, vol. 2, 2002, p. 391-394.

443. T. C. Campbell et T. M. Campbell, *Le Rapport Campbell. Révélations stupéfiantes sur les liens entre l'alimentation et la santé à long terme*, Outremont, Éditions Ariane, 2008, 488 p.

444. *Ibid.*

445. *Ibid.*

446. *Ibid.*

447. *Ibid.*

448. *Ibid.*

449. *Ibid.*

450. *Ibid.*

451. M. Angell, «Is academic medicine for sale?», *New Engl J Med*, vol. 342, 2000, p. 1516-1518.

452. T. C. Campbell et T. M. Campbell, *Le Rapport Campbell. Révélations stupéfiantes sur les liens entre l'alimentation et la santé à long terme*, Outremont, Éditions Ariane, 2008, 488 p.

453. R. Maillard, «Marketing sur ordonnance», *Protégez-Vous*, mai 2010, p. 8-12; R. Maillard, «La grande manipulation», *Protégez-vous*, mai 2010, p. 18-19.

454. R. Maillard, «Marketing sur ordonnance», *Protégez-Vous*, mai 2010, p. 8-12.

455. *Ibid.*

456. R. Maillard, «La grande manipulation», *Protégez-vous*, mai 2010, p. 18-19.

457. R. Maillard, «Marketing sur ordonnance», *Protégez-Vous*, mai 2010, p. 8-12.

458. T. C. Campbell et T. M. Campbell, *Le Rapport Campbell. Révélations stupéfiantes sur les liens entre l'alimentation et la santé à long terme*, Outremont, Éditions Ariane, 2008, 488 p.

459. S. Champagne, «À l'école de la douleur», *La Presse*, 19 juillet 2010, cahier A.

460. *Ibid.*

Table des matières

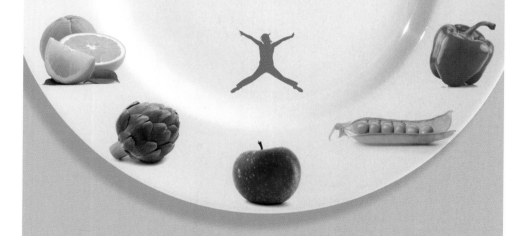

Annexes

Système digestif

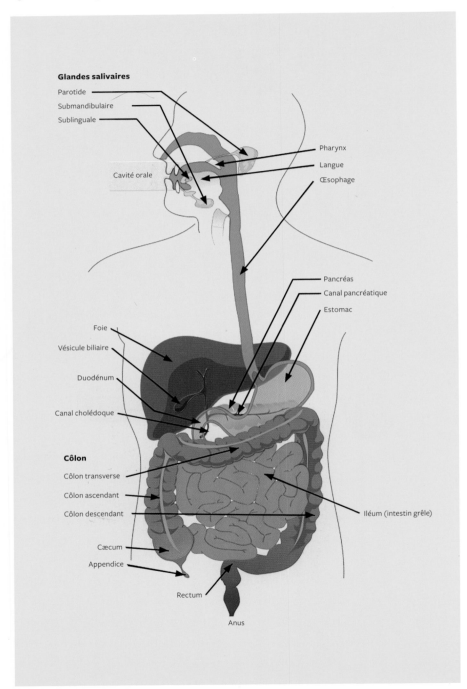

Glandes salivaires

Parotide

Submandibulaire

Sublinguale

Pharynx

Langue

Cavité orale

Œsophage

Pancréas

Canal pancréatique

Estomac

Foie

Vésicule biliaire

Duodénum

Canal cholédoque

Côlon

Côlon transverse

Côlon ascendant

Côlon descendant

Iléum (intestin grêle)

Cæcum

Appendice

Rectum

Anus

ANNEXE 2

Caractéristiques de l'intestin grêle

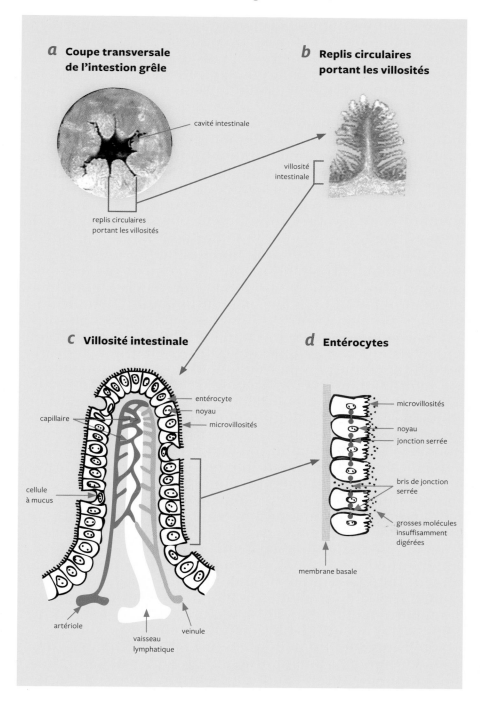

a **Coupe transversale de l'intestion grêle**

cavité intestinale

villosité intestinale

replis circulaires portant les villosités

b **Replis circulaires portant les villosités**

c **Villosité intestinale**

entérocyte

noyau

microvillosités

capillaire

cellule à mucus

artériole

vaisseau lymphatique

veinule

d **Entérocytes**

microvillosités

noyau

jonction serrée

bris de jonction serrée

grosses molécules insuffisamment digérées

membrane basale

Péristaltisme intestinal

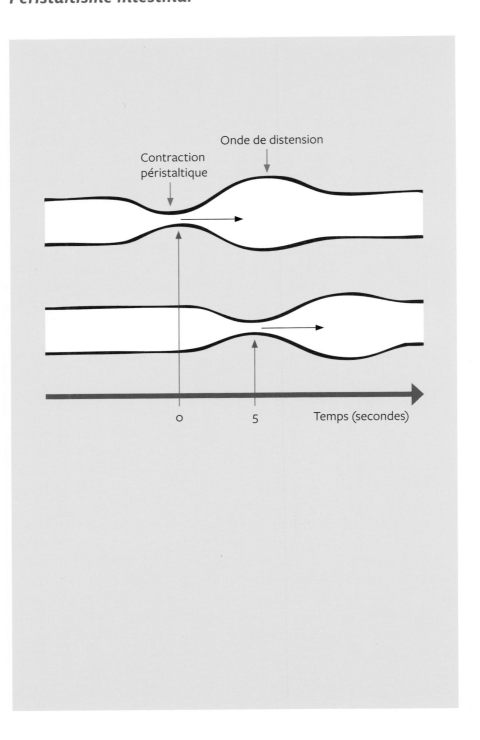

Les lymphocytes B sont impliqués dans la réponse immunitaire spécifique par la production d'anticorps

Un lymphocyte B naïf n'a pas encore rencontré l'antigène auquel il est spécifique

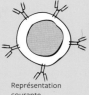

Représentation courante

Microscopie électronique

Activation du lymphocyte B par la liaison avec l'antigène qui lui est spécifique

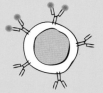

Migration vers les organes lymphoïdes périphériques où les lymphocytes B se multiplient et se différentient

Ganglion lymphatique

Plasmocyte sécréteur d'anticorps

Anticorps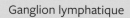

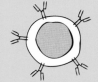

Cellule B mémoire
(à longue vie)

Les lymphocytes T sont impliqués dans la réponse immunitaire spécifique cellulaire

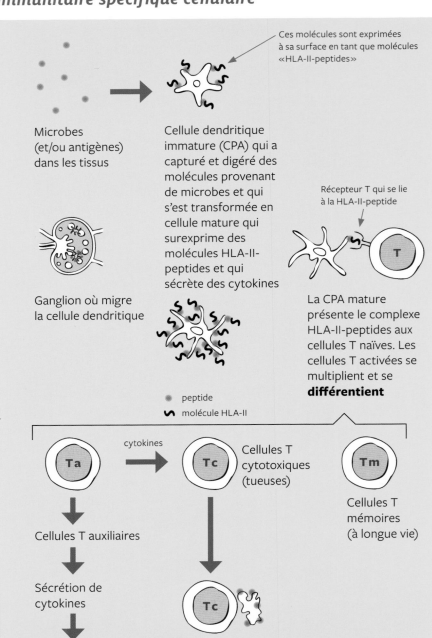

Ces molécules sont exprimées à sa surface en tant que molécules «HLA-II-peptides»

Microbes (et/ou antigènes) dans les tissus

Cellule dendritique immature (CPA) qui a capturé et digéré des molécules provenant de microbes et qui s'est transformée en cellule mature qui surexprime des molécules HLA-II-peptides et qui sécrète des cytokines

Récepteur T qui se lie à la HLA-II-peptide

Ganglion où migre la cellule dendritique

La CPA mature présente le complexe HLA-II-peptides aux cellules T naïves. Les cellules T activées se multiplient et se **différentient**

● peptide
〰 molécule HLA-II

Ta — cytokines → Tc

Cellules T cytotoxiques (tueuses)

Tm

Cellules T mémoires (à longue vie)

Cellules T auxiliaires

Sécrétion de cytokines

Activation des autres cellules immunitaires

Destruction de la cellule anormale et/ou infectée

Les différents globules blancs ou leucocytes impliqués dans la réponse immunitaire innée ou non spécifique

a) Ces leucocytes sont présents normalement dans la circulation sanguine et traversent dans les tissus par diapédèse* lorsqu'il y a présence d'un foyer infectieux ou inflammatoire.

Polynucléaires:

Neutrophile: activité de phagocytose – capture, ingestion et digestion des particules inertes ou vivantes. Activateur de badéricidie.

Éosinophile: destruction des parasites recouverts d'anticorps.

Basophile: action immunomodulatrice, rôle majeur dans l'inflammation. Peut être présent dans les muqueuses.

Monocyte: cellule précurseur qui se transforme en macrophage lorsqu'elle quitte la circulation sanguine pour passer dans les tissus.

Cellule dendritique immature: toutes les cellules dendritiques expriment les molécules HLA-II. Elles conservent leur forme immature tant que leurs molécules HLA-II n'ont pas lié leur antigène (complémentarité large).

Les différents globules blancs ou leucocytes impliqués dans la réponse immunitaire innée ou non spécifique (suite)

b) Ces leucocytes sont présents uniquement dans les tissus.

Macrophage : cellule phagocytaire qui a également un rôle de cellule présentatrice d'antigène.

Mastocyte : libère des granules contenant de l'histamine et de la sérotonine. Cellule qui intervient dans l'inflammation et les réactions d'hypersensibilité.

Cellule dendritique : devient mature et active dans les ganglions lymphatiques. Capture les antigènes et les présente aux lymphocytes T.

*Diapédèse : permet le passage des leucocytes entre les vaisseaux sanguins et les tissus.

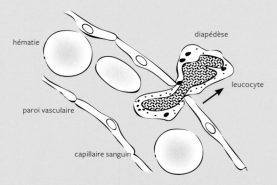

hématie

diapédèse

leucocyte

paroi vasculaire

capillaire sanguin

Rôle des molécules HLA de classe I
(réponse immunitaire spécifique ou adaptative)

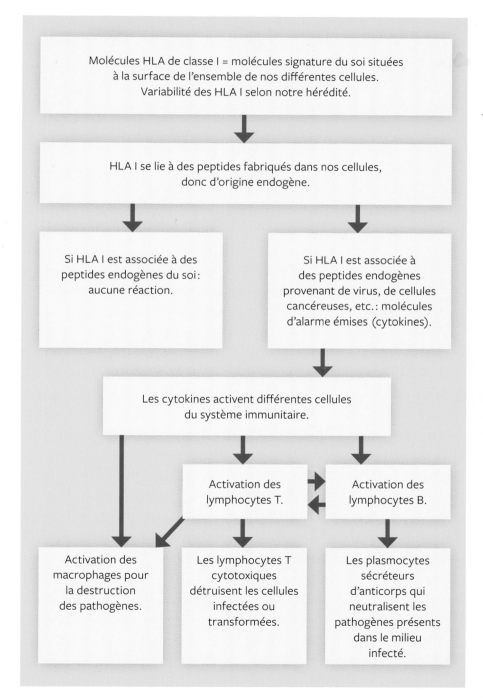

Molécules HLA de classe I = molécules signature du soi situées à la surface de l'ensemble de nos différentes cellules. Variabilité des HLA I selon notre hérédité.

HLA I se lie à des peptides fabriqués dans nos cellules, donc d'origine endogène.

Si HLA I est associée à des peptides endogènes du soi : aucune réaction.

Si HLA I est associée à des peptides endogènes provenant de virus, de cellules cancéreuses, etc. : molécules d'alarme émises (cytokines).

Les cytokines activent différentes cellules du système immunitaire.

Activation des lymphocytes T.

Activation des lymphocytes B.

Activation des macrophages pour la destruction des pathogènes.

Les lymphocytes T cytotoxiques détruisent les cellules infectées ou transformées.

Les plasmocytes sécréteurs d'anticorps qui neutralisent les pathogènes présents dans le milieu infecté.

Rôle des molécules HLA de classe II
(Réponse immunitaire spécifique)

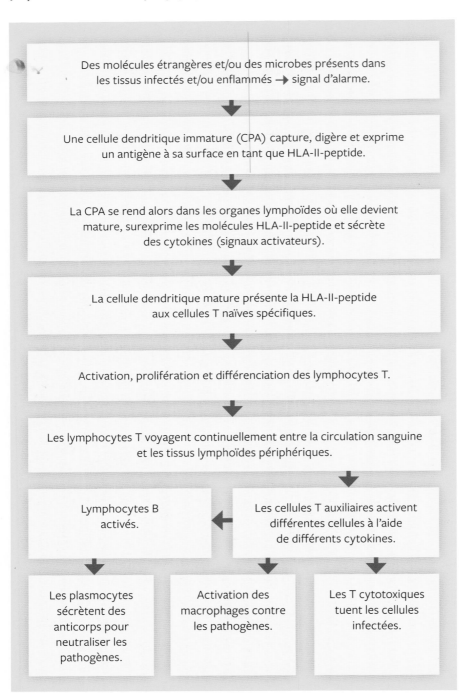

Hypothèse sur la cause de la maladie cœliaque

Maladie auto-immune associée à un HLA de classe II, soit HLA-DQ2 ou DQ8*

*note: partout ci-dessous où l'on retrouve le terme DQ2, DQ8 aurait également pu être utilisé

Revoir les étapes des causes de l'hyperméabilité de l'intestin grêle (Annexe 11).

L'hyperméabilité du grêle entraîne le passage de gluten à travers la muqueuse du grêle.

Individu porteur du HLA-DQ2.

Phagocytose du gluten et présentation du peptide gliadine par APC (cellule dendritique le plus souvent) sous forme de complexe «HLA-DQ2-peptide gliadine».

L'association «HLA-DQ2-gliadine» activerait de façon anormale les lymphocytes T auxiliaires.

Sécrétion par les cellules T de différentes cytokines qui provoquent de l'inflammation aiguë.

Avec apport continu de gluten dans l'alimentation, l'inflammation aiguë devient chronique avec délabrement de l'intestin grêle et les problèmes de santé qui s'ensuivent.

Si l'apport en gluten cesse,

l'inflammation disparaît, l'intestin grêle retrouve graduellement une physiologie et une fonctionnalité normales.

Causes de l'hyperméabilité de l'intestin grêle

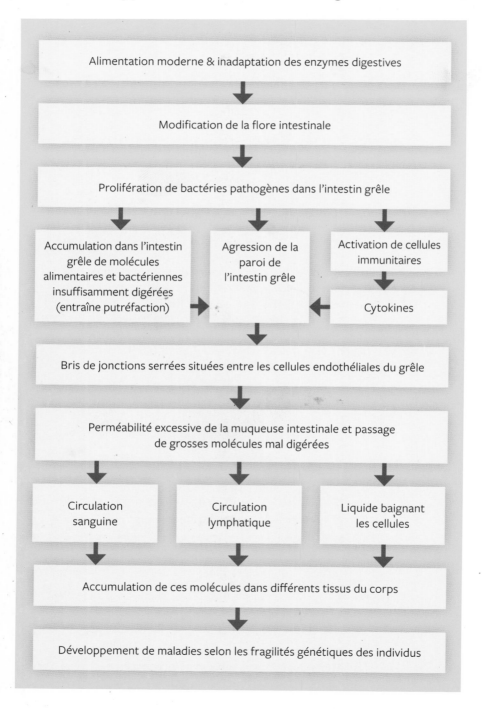